CONFRONTANDO
EL CÁNCER

CONFRONTANDO EL CÁNCER

UNA GUÍA PARA PACIENTES Y SUS FAMILIARES

DR. ELMER HUERTA

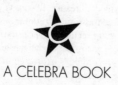

A CELEBRA BOOK

CELEBRA
Published by the Penguin Group
Penguin Group (USA) LLC, 375 Hudson Street,
New York, New York 10014

USA | Canada | UK | Ireland | Australia | New Zealand | India | South Africa | China

penguin.com
A Penguin Random House Company
First published by Celebra,
a division of Penguin Group (USA) LLC

First Printing, November 2014

LIBRARY OF CONGRESS CATALOGING-IN-PUBLICATION DATA:
Huerta, Elmer E.
Confrontando el cancer/Dr. Elmer Huerta.
p. cm.
ISBN 978-0-147-51201-7 (paperback)
1. Cancer—Popular works. 2. Cancer—Prevention—Popular works. I. Title.
RC163.H83 2014
616.99'405—dc23   2014011550

Printed in the United States of America

1 3 5 7 9 10 8 6 4 2

Set in Simoncini Garamond

Designed by Sabrina Bowers

A mi madre, a quien le prometí que iba a escribir un libro de ayuda sobre el cáncer para el público en su memoria. Ella murió de cáncer en 2006.

Contenido

INTRODUCCIÓN   **1**

PRIMERA PARTE:
EL CÁNCER: ORIGEN, HISTORIA Y CONCEPTOS GENERALES

CAPÍTULO 1
¿Qué es el cáncer?
El origen del cangrejo está en los genes...   7

CAPÍTULO 2
El cáncer a través de los tiempos
Yo pensaba que el cáncer era una enfermedad moderna...   26

CAPÍTULO 3
El cáncer no es exclusivo de los seres humanos
¿Mi gato con cáncer?   34

CAPÍTULO 4
El cáncer no respeta a nadie
Nunca pensé que el cáncer le podía dar a mi bebé recién
nacido doctor...   42

CAPÍTULO 5
Los tumores y el cáncer
Tengo un tumor doctor, ¿será que tengo cáncer?   54

CAPÍTULO 6
Cáncer localizado versus cáncer diseminado y la extensión del cáncer
¿Cuán avanzado está mi cáncer, doctor?   68

SEGUNDA PARTE:
TRATAMIENTO Y SUPERVIVENCIA DEL CÁNCER

CAPÍTULO 7
El tratamiento del cáncer
Doctor, ¿qué tipo de tratamiento voy a recibir para mi cáncer?   85

CAPÍTULO 8
La cirugía
El método más antiguo en el tratamiento del cáncer   94

CAPÍTULO 9
La radioterapia
Un arma de gran importancia en el tratamiento del cáncer   108

CAPÍTULO 10
La quimioterapia
Un tratamiento intenso pero con muchos beneficios   128

CAPÍTULO 11
La hormonoterapia
Usando o bloqueando las hormonas naturales contra el cáncer   158

CAPÍTULO 12
La inmunoterapia
Usar el propio organismo para vencer el cáncer   170

CAPÍTULO 13
Los tratamientos dirigidos contra el cáncer
"Balas" dirigidas a las células cancerosas   182

CAPÍTULO 14
La recaída del paciente de cáncer
Una prueba de fuego   189

CAPÍTULO 15
Estudios clínicos
Cómo ayudar a otros seres humanos aprovechando
la enfermedad propia   197

CAPÍTULO 16
Cuando la ciencia no puede ofrecer más
Cómo llegar al fin de la vida, humana y dignamente   213

CAPÍTULO 17
Tratamientos alternativos y complementarios
¡Cuidado! No todo lo que brilla es oro...   226

CAPÍTULO 18
La supervivencia del cáncer
Nueva vida después del cáncer   245

TERCERA PARTE:
PREVENCIÓN, DETECCIÓN... Y UN FUTURO PROMETEDOR

CAPÍTULO 19
Prevención y detección precoz del cáncer
Más de la mitad de los cánceres pueden prevenirse o detectarse   267

CAPÍTULO 20
Detección del cáncer en órganos específicos
Cómo no morir de un cáncer que puede ser encontrado a tiempo   282

CAPÍTULO 21
El futuro del cáncer
La promesa de los tratamientos personalizados   298

EPÍLOGO   311

RECURSOS:
Dónde conseguir ayuda   315

AGRADECIMIENTOS   335

CONFRONTANDO EL CÁNCER

Introducción

Según el Instituto Nacional del Cáncer de los Estados Unidos, uno de cada dos hombres y una de cada tres mujeres desarrollarán algún tipo de cáncer en el transcurso de sus vidas.

Esa dura estadística hace que el cáncer, una de las enfermedades más temidas por el ser humano, sea también una de las más frecuentes, pues de acuerdo a la misma fuente, el número de casos de cáncer se duplicará en el año 2050.

A pesar del temor que ocasiona la simple mención de la palabra "cáncer", es nuestro deber decirte en estas primeras líneas que en la actualidad el cáncer es una enfermedad perfectamente manejable y que las cosas han cambiado mucho desde el tiempo en que tus padres o abuelos sufrieron esta enfermedad.

En 1960, por ejemplo, solo 30% de las personas que desarrollaban un cáncer lograban pasar los primeros cinco años después del diagnóstico. En la actualidad, aproximadamente 80% de las personas que sufren cáncer sobrepasan los primeros cinco años y con excelente calidad de vida. Es más, en esa época la sobrevida del paciente con cáncer era tan rara que "se inventó" el famoso término de "curación del cáncer a cinco años". En la actualidad, ya se habla de curación a diez, quince o veinte años.

En este libro pondremos al cáncer en su verdadero contexto científico. Con la ciencia como bandera desmitificaremos la enfermedad y describiremos en qué consiste, cómo se origina, cómo se estudia y clasifica, cómo se trata, cómo se vive con ella, cómo se enfrenta el momento en el que ya no hay nada que hacer, cómo se distribuye en la población y cómo las mejores armas para combatirla son la prevención y la detección precoz.

Pero veremos también que el cáncer no es exclusivo de los seres humanos y que ataca también a plantas y animales, y que es falso que es una enfermedad moderna, pues veremos que ha existido desde los albores de la humanidad. Y, por último, le echaremos una mirada a los años que vienen, a cómo vemos que serán el estudio y el tratamiento del cáncer en el futuro.

En mi experiencia como médico cancerólogo y educador a través de la radio y televisión, pienso que no hay momento más grave en la vida de una persona y la de su familia que el momento en que el médico anuncia que el paciente tiene cáncer. El mundo se viene abajo, el futuro desaparece y la idea de la muerte y la desesperanza no deja percibir la realidad. Si el paciente o su familia pensaban que conocían algunos de los conceptos básicos acerca de lo que es el cáncer, al enfrentarse con la enfermedad los invade la duda y la confusión. En ese momento se busca una luz, un faro que permita ver claramente el horizonte en ese mar agitado.

Eso es precisamente en lo que pretendemos que se convierta este libro. En una guía de fácil lectura, en el compañero inseparable del paciente en la jornada del cáncer, en el libro que está encima del velador del dormitorio para consultar cuando se llega a casa después de la conversación con el médico. El libro que aclare dudas y que se convierta en la nave que te permita navegar a un puerto seguro.

Pero también pretendemos que este libro sea de utilidad para los familiares de los pacientes con cáncer, un libro que les permita entender la situación y los tratamientos por los que está pasando su ser querido. Y por qué no, deseamos que este libro sea también leído por el lector interesado en su salud, para que sepa cómo actuar en la prevención y la detección del cáncer y que a su vez esté listo para poder atender a un familiar o amigo o ayudarse a sí mismo si contrae la enfermedad.

En este libro no encontrarás falsas promesas ni tratamientos o conceptos que no hayan sido científicamente probados, pues he visto de cerca el daño que las falsas esperanzas de los comerciantes del dolor humano han provocado en pacientes y familiares. He visto cómo hombres y mujeres con cánceres curables abandonaban tratamientos salvavidas en busca de una carísima "alternativa natural", solo para verlos después regresar arrepentidos y ya con el cáncer avanzado y más difícil de controlar.

En mi carrera de cancerólogo he visto miles de casos de cáncer, he hablado con miles de pacientes y familiares y es a ellos a quienes dedico este libro. Escrito en palabras sencillas y con afán pedagógico, espero que estas páginas se conviertan en una fuente de consulta imprescindible para entender que el cáncer es una enfermedad seria pero manejable y que si sabemos usar todas las armas con que dispone la ciencia, podemos derrotarla.

El cáncer puede prevenirse, puede detectarse temprano y puede tratarse adecuadamente. El cáncer es la enfermedad crónica más curable que existe que afecta al ser humano.

Pero por sobre todas las cosas, tenemos que saber que durante toda la jornada del cáncer existen soluciones para cada una de las molestias que nos ocasiona la enfermedad, y que si el cáncer nos gana la batalla tenemos que aprender a aceptarlo sabiendo que nos está ganando un fenómeno complejo tan perteneciente a la naturaleza como lo son un terremoto o un maremoto.

En mi experiencia como médico he aprendido que el mejor aliado que tiene el médico es un paciente motivado y bien informado. Espero que en este libro encuentres el arma de conocimiento que tú y tu familia necesitan para pelearle cada centímetro del terreno de vida al cáncer y, por qué no, ganarle la batalla.

PRIMERA PARTE

EL CÁNCER:
Origen, historia y conceptos generales

CAPÍTULO 1

¿Qué es el cáncer?

El origen del cangrejo está en los genes...

Hipócrates, el padre de la medicina, bautizó la enfermedad modernamente conocida como cáncer con el nombre de *"karkinos"*, que en griego significa cangrejo, en el año 400 a. C. Casi quinientos años después, el filósofo greco-romano Aulo Cornelio Celso tradujo la palabra *"karkinos"* y usó por primera vez la palabra "cáncer", que en latín significa cangrejo. Cien años después, Galeno, otro famoso médico greco-romano, dio validez al término "cáncer" cuando describió que el tumor canceroso se extendía dentro del seno como los "brazos y las pinzas de un cangrejo".

Se piensa que esos eruditos compararon al cáncer con el cangrejo por tres razones: porque el tumor canceroso es duro como la caparazón del animal, porque el cáncer avanzado duele como cuando el cangrejo te atrapa con sus pinzas y porque una vez que te atrapa con su pinza, el cangrejo no te suelta.

Fue precisamente Hipócrates quien postuló la primera explicación sobre el origen del cáncer: un exceso y almacenamiento de bilis negra, uno de los cuatro fluidos del cuerpo que, según Hipócrates, balanceaban la salud del organismo (los otros eran sangre, bilis amarilla y flema).

Hipócrates consideraba que la depresión dependía también de un exceso de bilis negra, un líquido que nunca pudo ser encontrado simplemente porque no existe.

Ese concepto hipocrático del cáncer se mantuvo durante cientos de años hasta 1854, año en que el médico alemán Rodolfo Virchow, considerado el padre de la patología, descubrió mirando por un microscopio que el tumor canceroso estaba compuesto por células deformes y aumentadas de tamaño, y postuló la teoría de que el cáncer era consecuencia del crecimiento desordenado de las células *en un órgano determinado*. Más adelante, en el capítulo 21, veremos cómo los modernos estudios genéticos del cáncer están echando por tierra esa manera de clasificar al cáncer de acuerdo al órgano en que se origina.

Podemos decir, entonces, sin lugar a equivocarnos, que el verdadero estudio científico del origen del cáncer empieza recién hace poco más de ciento cincuenta años. Desde entonces la ciencia ha aprendido mucho acerca de lo que es el cáncer, de cómo se origina, de cómo se desarrolla, de cómo se disemina, de cómo logra evadir los controles del cuerpo, de cómo se hereda, de cómo se trata y de cómo en muchos casos se cura.

En este primer capítulo, entonces, trataremos los conceptos modernos acerca de lo que es el cáncer y cuál es su origen.

EL CÁNCER NO APARECE DE UN DÍA PARA OTRO

Un concepto fundamental para entender el desarrollo del cáncer es que el cáncer no es una enfermedad que aparece de un día para otro, es decir, no existe tal cosa como que uno se acuesta una noche sin cáncer y amanece con cáncer al día siguiente. El cáncer es una enfermedad que se desarrolla siguiendo un proceso lento y progresivo, el cual puede durar muchos años y cuyo desarrollo inicial es silencioso y traicionero, es decir, no da síntomas.

PARA ENTENDER LA CAUSA DEL CÁNCER HAY QUE ENTENDER UN POCO DE GENÉTICA

Debido a que el cáncer es un proceso genético de comienzo a fin, es importante recordar algunos conceptos e hitos históricos elementales de genética. Tenemos que aclarar que cuando decimos que el cáncer es un padecimiento genéticamente determinado, no estamos diciendo que el cáncer sea siempre una enfermedad hereditaria. Y esto porque *no hay que confundir lo genético con lo hereditario.*

La genética es una amplia ciencia que tiene como objeto el estudio de los genes y tiene al estudio de la herencia de las enfermedades como una de sus varias disciplinas. Otras disciplinas de la genética son el estudio de la estructura y función de los genes y el estudio de la distribución y variación de los genes en las diversas poblaciones. "Hereditario" significa que una cierta característica se pasa obligatoriamente de padres a hijos.

Esto es importante porque a pesar de que el 100% de los cánceres tiene un mecanismo genético en su origen y desarrollo, solo de 5 a 10% de los cánceres son hereditarios, es decir se trasmiten de padres a hijos. Esto nos permite concluir que 90 a 95% de los cánceres ocurren en personas que no tienen historia familiar de cáncer.

EL CURA MENDEL Y SUS ESTUDIOS GENÉTICOS: LAS CARACTERÍSTICAS HEREDITARIAS NO SE HEREDAN AL AZAR

Gregorio Mendel fue un cura austrohúngaro que a partir de 1860 estudió durante siete años 29.000 plantas de guisantes en la huerta del monasterio en el que vivía. A Mendel le fascinaba saber cómo se distribuían tres características de las plantas: el color de las flores, el tamaño de la planta y el aspecto de las semillas.

Lo que Mendel descubrió después de miles de experimentos cruzando las plantitas, fue que las características hereditarias de las plantas se trasmitían de acuerdo a leyes estrictas y predecibles, leyes que contradecían las creencias de la época que sostenían que las características hereditarias no tenían leyes de trasmisión y eran completamente al azar. Esas leyes constituyen la base de la genética y se las conoce como las Leyes de la Herencia de Mendel.

Mendel no supo nunca cómo se trasmitían los rasgos genéticos de las plantas (color de flores, tamaño de las plantas y aspecto de las semillas). Sus estudios se limitaron a *describir* el modo preciso en que la trasmisión de rasgos hereditarios seguía leyes precisas y predecibles. Ese fue un legado muy valioso para la ciencia.

El cura Mendel falleció en 1884 y sus importantísimos estudios de trasmisión de rasgos hereditarios fueron olvidados y no reaparecerían sino hasta más de veinte años después.

LOS HUEVOS DE SALAMANDRA DE WALTHER FLEMMING: DESCUBRIMIENTO DE LOS CROMOSOMAS

Los huevos de la salamandra son únicos porque son células gigantes. Walther Flemming, biólogo alemán, empezó a estudiarlos en 1879. En ese año hizo un descubrimiento increíble para la época: vio en el microscopio que en el centro o núcleo de la célula del huevo de salamandra había unas estructuras como hilos que se coloreaban de azul profundo con la anilina. Por colorearse fuertemente, Flemming las llamó "cromosomas" (en griego, cromo significa color, soma cuerpo) o sea "cuerpos coloreados".

Flemming descubrió también que cada vez que las células de los huevos de salamandra se dividían o multiplicaban, los catorce cromosomas que contenía el núcleo se duplicaban, por lo que cada célula hija tenía el mismo número de cromosomas que las células progenitoras.

Al igual que el cura Mendel, Flemming nunca supo exactamente cuál era la función de los cromosomas que había descubierto. Al igual que Mendel, sólo se limitó a describir sus hallazgos sin saber que había descubierto la división celular y la replicación de los cromosomas.

LOS CROMOSOMAS SE RELACIONAN CON EL ORIGEN DEL CÁNCER

David Paul von Hansemann fue un patólogo alemán que observó que los cromosomas de las células cancerosas tenían cromosomas incompletos, deformes y en números anormales, por lo que fue el primer científico que postuló que el cáncer podría tener su origen en una alteración de esos misteriosos cromosomas. Otro biólogo alemán, Theodor Boveri, en sus estudios con huevos de erizos de mar, postuló en 1914 que debido a que los cromosomas llevaban información fundamental para la multiplicación celular, el cáncer era consecuencia de una anormalidad en la función de los cromosomas.

THOMAS MORGAN Y SUS MOSCAS DE LA FRUTA: DESCUBRIMIENTO DE LOS GENES

Hasta aquí, el postular que los cromosomas eran el origen del cáncer eran meras especulaciones; no se sabía exactamente lo que era un cromosoma. Faltaba saber qué estructuras específicas *dentro* de los cromosomas podían ser las causantes del cáncer.

Esa respuesta la dio el embriólogo norteamericano Thomas Morgan en 1915, ganador del Premio Nobel de Medicina en 1933. Al estilo del cura Mendel, el Dr. Morgan estudió el modo en el que algunas características hereditarias, como el color de los ojos y la forma y tamaño de las alas, se trasmitían en las moscas de la fruta. Al observar que solo los machos tenían ojos blancos, Morgan postuló que *dentro* de los cromosomas (en este caso cromosomas sexuales o determinantes del sexo de la mosca) debían existir ciertas estructuras responsables de acarrear las características genéticas de los seres vivos. A esta estructura se la llamó "*gene*", en inglés ("gen" en español), y se la consideró la unidad fundamental de la herencia.

DESCUBRIMIENTO DE LA COMPOSICIÓN QUÍMICA DE GENES Y CROMOSOMAS

Recapitulando, Mendel descubrió las leyes de la herencia e investigadores posteriores descubrieron los cromosomas y se intuyó que en ellos debían existir estructuras más finas llamadas genes, responsables de transmitir los rasgos hereditarios. Pero nadie sabía en realidad qué eran esos genes, de qué tipo de sustancia química estaban compuestos ni cómo era que acarreaban las características hereditarias.

Fue recién en 1944 que el bacteriólogo norteamericano Oswald Avery y sus colegas Colin MacLeod y Maclyn McCarty descubrieron que los cromosomas (y por lo tanto los genes) estaban en realidad compuestos de una sustancia química llamada *Ácido Desoxirribonucleico* o *ADN*. Esta sustancia, considerada la "molécula de la vida" es fundamental para entender lo que es el cáncer.

GENES. MUCHO MÁS QUE TRASMISORES DE CARACTERES HEREDITARIOS: FABRICANTES DE PROTEÍNAS

Es muy importante saber que además de trasmitir los caracteres hereditarios, los genes constituyen los verdaderos caballitos de batalla de las funciones de las células.

Si comparamos a los genes con los planos de un edificio, los genes no solo contienen información acerca de la estructura del edificio, sino que tienen también la capacidad de "producir" los materiales que se van a necesitar. En otras palabras, los genes no solamente llevan instrucciones de cómo construir el edificio, sino también saben qué tipo de materiales (madera, acero, concreto, cables eléctricos, etc.) se necesitarán para construirlo. Estos "materiales" son las proteínas que se elaboran por orden de los genes.

El gen es el plano maestro y las proteínas que se producen bajo sus órdenes son los "materiales" con los que se va a construir el edificio. Es decir, el trabajo fundamental de los genes es ser el molde en el que se forman diversos tipos de proteínas, sustancias que en buena cuenta son las que "hacen el verdadero trabajo" de cumplir las funciones de las células y tejidos.

En ese sentido, las proteínas cumplen miles de funciones en las células. Por ejemplo, gracias a proteínas especializadas llamadas "receptores celulares", las células pueden comunicarse y reconocerse entre sí; mediante otro tipo de proteínas llamadas "enzimas celulares", las células producen energía y se deshacen de sus desechos tóxicos. Pero además de esas actividades puramente funcionales, las proteínas les dan estructura a las células, formando una especie de esqueleto que les permite albergar a las diversas estructuras celulares.

Si el gen funciona bien, la proteína que produce será normal; si el gen es anormal, la proteína que produce será anormal y tendrá funciones diferentes a las normales, un concepto fundamental para entender lo que es el cáncer.

NUESTROS CROMOSOMAS Y GENES HAN SIDO HEREDADOS DE NUESTROS PADRES

Nuestros 46 cromosomas, y por tanto todos nuestros genes (se calculan en aproximadamente 30.000), han sido heredados de nuestros padres a través de la fecundación del óvulo por el espermatozoide y la formación del huevo. El óvulo y el espermatozoide son las llamadas células sexuales o gametos y contienen solo 23 cromosomas cada uno. Una vez desarrollado el huevo (el cual progresa de embrión a feto dentro del útero de la madre), todas las miles de millones de células de nuestro organismo

adulto contienen 46 cromosomas, excepto obviamente los espermatozoides y ovulos que solo tienen 23 cromosomas porque darán origen a
un nuevo ser.

Cada uno de los 30.000 genes heredados de nuestros padres produce
entonces proteínas que son las que determinan nuestra carga hereditaria, tales como características físicas, intelectuales y nuestra predisposición al cáncer y a otras enfermedades.

GENES MUTANTES: LA CLAVE DEL ORIGEN DEL CÁNCER

Si por alguna razón tenemos algún gen defectuoso, este gen producirá
entonces una proteína defectuosa, la cual acarreará entonces una función celular también defectuosa y una enfermedad determinada. Un
gen se vuelve defectuoso como consecuencia de una *mutación*, y la mutación de un gen es la que origina el cáncer.

Las razones por las que los genes mutan son muchas. Algunas veces
heredamos un gen defectuoso de nuestros padres (como el gen BRCA1
que predispone al cáncer de mama, por ejemplo), pero la mayoría de
las veces nuestros genes mutan en el trascurso de nuestra vida por ex-
ponernos a agentes físicos y químicos del medio ambiente tales como
rayos X, rayos ultra violeta o el humo del cigarrillo.

LOS ONCOGENES, GENES MUTANTES FACILITADORES O "ACELERADORES" DEL CÁNCER

En 1911, un científico norteamericano llamado Peyton Rous hizo un
descubrimiento importante y que por décadas no tuvo explicación. Encontró que un raro cáncer de pollos (cáncer de tipo *sarcoma*) era producido por un virus, el cual fue bautizado como Virus del Sarcoma de
Rous (RSV, por sus siglas en inglés). Lo interesante es que Rous fue el

primer científico que logró reproducir el cáncer en otros pollos inyectándoles un concentrado líquido, *sin células*, del tumor.

El modo en que este virus causaba cáncer en pollos permaneció un misterio durante sesenta años. Fue recién en 1970 cuando investigadores norteamericanos descubrieron que el virus del sarcoma de Rous insertaba un trozo de su material genético dentro del cromosoma de la célula del pollo. Ese trozo de material genético, bautizado como el "gen src" (de la palabra sarcoma) hacía que la célula produjera una enorme cantidad de una proteína anormal que favorecía la división y multiplicación celular, lo que ocasionaba el cáncer.

Debido a que ese "gen src" causaba cáncer, se lo bautizó con el nombre de "oncogén" (onco significa cáncer) o gen productor de cáncer, y fue el primer oncogén de una larga lista descubierta hasta ahora.

Pero lo interesante vino en 1976 cuando los investigadores Harold Varmus y Michael Bishop descubrieron que el gen src no era exclusivo del virus del sarcoma de Rous (RVS), sino que era un gen normalmente presente en los cromosomas de animales *y seres humanos*.

A esa copia normal del oncogén src, la bautizaron "proto-oncogén" ("proto" significa precursor), y tiene como función principal controlar la velocidad de división o multiplicación celular.

Ese crucial hallazgo permitió entonces postular la teoría genética del cáncer, que dice que el cáncer es consecuencia de la mutación de un determinado proto-oncogén, mutación que como dijimos puede producirse en el trascurso de la vida como consecuencia de exposición a factores físicos o químicos del medio ambiente.

Los proto-oncogenes pueden compararse con el acelerador de un automóvil. Un proto-oncogén mantiene al vehículo normalmente "acelerado" a una velocidad constante (digamos a cincuenta millas por hora), pero un oncogén (o sea un proto-oncogén mutado) hace que el acelerador se quede "trabado" y hace que el vehículo acelere a doscientas millas por hora y tenga un "accidente", el cual en esta comparación sería el desarrollo del cáncer. Para ser más precisos, la acción del oncogén hace que al quedarse "aceleradas", las células normales empiecen a multiplicarse desordenadamente y formen tumores cancerosos.

Un proto-oncogén llamado "ras", descubierto en 1982 en diversos tipos de cáncer del ser humano, despertó un entusiasmo enorme y una carrera para descubrir un medicamento que lograra modificarlo. Mucho tiempo y millones de dólares se gastaron en encontrar un medicamento que bloqueara la proteína anormal que producía el oncogén "ras" y que con esto se pudiera curar el cáncer. Lamentablemente ese entusiasmo no logró traducirse en un avance significativo.

Si bien es cierto que el src fue el primer oncogén descubierto, posteriormente se han descrito decenas de ellos, entre ellos el "myc", "jun" y el "p3K", causantes de diversos tipos de cáncer en animales y seres humanos.

LOS GENES SUPRESORES DE TUMORES O LOS "FRENOS" DEL CÁNCER

Así como hemos visto que nuestros proto-oncogenes normales mutan y se convierten en oncogenes causantes del cáncer, existen también genes que tienen el efecto exactamente contrario. Son los llamados "genes supresores de tumores", los cuales nos están protegiendo de que se produzca un cáncer.

Los genes supresores de tumores más estudiados son el "p53", descubierto en 1979 y el "RB", descubierto en 1983. El p53 está mutado en un 70% de los casos de cáncer de colon, en un 30 a 50% de los casos de cáncer de mama y en un 50% de los casos de cáncer de pulmón. El gen RB está asociado a un raro tipo de cáncer del ojo de los niños llamado "retinoblastoma".

En condiciones normales, estos genes supresores de tumores impiden que las células empiecen a dividirse sin control, es decir las están *frenando* y están impidiendo que se vuelvan cancerosas. Cuando estos genes supresores mutan, o sea se dañan, entonces las células *pierden el freno* y empiezan a dividirse sin control y se vuelven cancerosas.

Dos tipos de genes supresores de cáncer, hechos famosos por el caso de la actriz Angelina Jolie, son los genes BRCA1 y BRCA2. Estos genes se heredan de los padres y su presencia puede aumentar el riesgo de desarrollar cáncer de mama hasta en un 90% al llegar a los setenta años de edad. Angelina Jolie, cuya madre fue diagnosticada con cáncer a los cuarenta y siete años y falleció a los cincuenta y seis, descubrió que tenía una mutación del gen BRCA1 y su riesgo de desarrollar cáncer de mama fue estimado en 87%. Para evitar el cáncer en el futuro, Angelina Jolie decidió operarse y extraerse ambos senos en mayo de 2013.

EL SUICIDIO CELULAR: LA APOPTOSIS

Los dos tipos de genes que hemos revisado, el proto-oncogén y el gen supresor de tumores, controlan la multiplicación celular a través de un interesante y misterioso fenómeno: la "apoptosis" o el suicidio celular. Cuando una célula se da cuenta de que "está vieja" o de que ha sido intoxicada por algún elemento químico y no se puede recuperar, desencadena el fenómeno de apoptosis. Para esto la mitocondria, una estructura celular que regula la producción de energía, se autodestruye "plantando una bomba" en su interior. Al "explosionar" la mitocondria, la célula "revienta" en muchos pedazos y deja de existir.

La apoptosis es un fenómeno muy común en la vida celular. Se calcula que en un adulto "se suicidan" de cincuenta a setenta mil millones de células cada día. En niños de entre ocho y catorce años, se autoeliminan de veinte a treinta mil millones de células cada día. Este fenómeno de apoptosis nos demuestra que nuestro organismo está en un continuo balance entre división y muerte celular. El cáncer no es más que una perturbación de ese equilibrio, un exceso de división celular y menor muerte celular.

INFLUENCIA DEL MEDIO AMBIENTE EN LA GENÉTICA: LA EPIGENÉTICA

Hasta ahora hemos visto entonces que el cáncer se produce por la mutación de los proto-oncogenes y los genes supresores de tumores. La mutación de esos genes hace que se produzcan proteínas anormales que activan mecanismos de multiplicación celular y detienen el fenómeno natural de la apoptosis. El problema es que esa teoría da la impresión de que todo está fríamente calculado y programado en los genes, y que nada podemos hacer para cambiar el funcionamiento de dichos genes. Pero desde tiempos inmemoriales se ha reconocido que el medio ambiente es muy importante en la producción de diversas enfermedades.

La gran pregunta sería entonces: ¿Puede el medio ambiente influir sobre la función de nuestros genes? ¿Es posible modificar los genes por acción del medio ambiente?

Un reciente estudio responde afirmativamente a esas preguntas y reafirma un concepto que se ha venido estudiando por los últimos veinte años. Y, me atrevo a decir, será la llave maestra para entender y controlar no solo el cáncer sino muchas otras enfermedades que afectan al ser humano. Me refiero a la "epigenética".

Desde hace tiempo se sabe que los hijos nacidos de madres obesas tienen mayor probabilidad de tener obesidad y sufrir de enfermedades relacionadas a esa condición, tales como diabetes y enfermedades del corazón. Por otro lado, recientes observaciones demostraron que si la madre obesa se hacía una cirugía de reducción de estómago para corregir su obesidad y lograba bajar de peso, los hijos que tendría a partir de entonces tendrían peso normal, es decir perderían su "capacidad" de sufrir de obesidad. No se sabía la causa de este misterio. ¿Qué tenía que ver la corrección de la obesidad en la desaparición del riesgo de obesidad de los hijos? La madre era la misma, tenía sus mismos genes y lo único que había cambiado era su peso. ¿Cómo era posible que un hecho tan simple como bajar de peso pudiera cambiar tanto el destino del niño?

Pues esas son las respuestas que investigadores de la Universidad Laval de Quebec en Canadá trataron de responder con una interesante investigación. Estudiaron a los hijos de veinte mujeres que se hicieron una cirugía de estomago para bajar de peso; en promedio, cada mujer bajó cien libras de peso después de la operación. El asunto es que algunos de esos hijos habían nacido antes, y otros después de la cirugía para bajar de peso. En total fueron cincuenta hijos los nacidos de esas mujeres, veinticinco nacieron antes de la cirugía y veinticinco después. Tal como se había visto en estudios anteriores, se comprobó una vez más que los hijos nacidos antes de la cirugía eran obesos y los nacidos después de la cirugía tenían peso normal.

Lo revolucionario del estudio fue que los investigadores estudiaron en cada uno de esos cincuenta hijos un grupo de 5.698 genes que regulan la obesidad y los riesgos de enfermedades del corazón. Lo que se encontró fue simplemente increíble: ¡los genes eran diferentes en los hijos nacidos antes y después de que las madres bajaran de peso!

¿Cómo se explica que los genes de los veinticinco hijos nacidos después de que las madres bajaran de peso fueran "más sanos" que los genes de los veinticinco hijos nacidos cuando las madres eran obesas?

La única explicación es que el ambiente intrauterino en que se desarrollaron los fetos nacidos de madres que habían bajado de peso después de la operación ejerció una extraordinaria influencia en la actividad de los genes de los hijos. Es como cuando maceramos una carne para la barbacoa del fin de semana. La carne macerada en salsa de soya y pimienta tendrá un sabor diferente de aquella macerada en vinagre y comino... Del mismo modo los bebes "macerados" en el útero de una madre obesa tendrán un "diferente sabor genético" que los bebes "macerados" en el útero de una madre de peso normal.

Esa es la epigenética, es decir la moderna especialidad de la genética que trata de explicar los cambios genéticos que se producen como consecuencia del medio ambiente en que vivimos. Esta teoría nos ayuda a entender entonces el rol del medio ambiente en la mutación de los proto-oncogenes y los genes supresores de tumores, y por tanto en nuestro riesgo de desarrollar cáncer.

¿Cuál será la influencia que tienen sobre la expresión de nuestros genes, y por tanto sobre nuestro riesgo de padecer cáncer, los diferentes tipos de alimentos que consumimos, la calidad del aire que respiramos, los compuestos químicos a los que estamos expuestos en nuestra moderna vida diaria, la radiación de teléfonos, televisores y computadoras y, por qué no, el estrés que vivimos y las alteraciones en nuestra salud mental (depresiones, estrés, ansiedad)? Estoy seguro de que en los próximos años la moderna disciplina de la epigenética nos responderá todas esas preguntas.

En suma, no todo en el desarrollo del cáncer es genético, es decir no todo está en el plano maestro que traemos al momento de nacer. La influencia del medio ambiente es extraordinaria y el modo en que vivimos puede cambiar nuestros planos y por tanto nuestro riesgo de enfermedad.

LA PROGRESIÓN DEL CÁNCER

Una vez entendido que el cáncer es, de principio a fin, un trastorno genético en el cual ocurre un desbalance en la función de los genes que estimulan o frenan la división celular, es importante ahora entender que el cáncer no se produce de un momento a otro. Como dijimos al inicio del capítulo, no existe tal cosa como que uno se acueste una noche sin cáncer y amanezca con cáncer al día siguiente. El cáncer es una enfermedad que se desarrolla siguiendo un proceso lento y progresivo que dura muchos años y cuyo desarrollo inicial es silencioso y traicionero, es decir no da síntomas.

En ese transcurso, las células normales sufren cambios progresivos en su forma y tamaño, cambios que pueden ser observados bajo el microscopio, y que pueden ser aprovechados para la detección precoz del cáncer, con un examen de citología, por ejemplo.

LAS DISPLASIAS

Se conoce como "displasia" (en griego, "dis" significa diferente, "plasia" forma) al proceso por el cual las células normales empiezan a mostrar cambios visibles al microscopio. Es importante entender que esas llamadas "células displásicas" no siempre son precursoras del cáncer pues pueden producirse por muchas otras razones además de una mutación genética que las lleve al cáncer. En otras palabras, no todas las células displásicas van a desembocar en un cáncer. Por ejemplo, la inflamación duradera del cuello del útero por una infección por el virus papiloma humano (VPH), la irritación de la lengua por una dentadura en mal estado o el uso del alcohol o el tabaco van a producir células displásicas en los tejidos afectados, pero no todas estas displasias van a avanzar al cáncer. El progreso al cáncer va a depender de una serie de factores, entre los cuales están la susceptibilidad personal y la duración del estímulo irritante.

NO TODAS LAS DISPLASIAS SON IGUALES

De acuerdo a la intensidad del estímulo que las origina, las displasias son de tres tipos, y a pesar de que no siempre van a llegar al cáncer, cuanto más alto el *grado* de la displasia, mayor la posibilidad de que una displasia llegue a cáncer. Los tres grados de la displasia son: displasia *leve*, displasia *moderada* y displasia *severa*.

Veamos un cáncer en el que este concepto puede demostrarse claramente: el cáncer de cuello de útero. Veamos también cómo esos cambios pueden ser aprovechados para la detección de ese cáncer con el uso de la citología o el Papanicolaou.

Debido al estímulo irritante que produce el virus papiloma humano (VPH) sobre las células del cuello uterino, las células normales empiezan a cambiar y se producen las primeras células alteradas. Esos primeros cambios reciben el nombre de ASCUS (del inglés Atypical

Squamous Cells of Undetermined Significance) o células escamosas atípicas de origen indeterminado.

El ASCUS no es un cáncer y lo cierto es que muy pocas de esas células llegarán al cáncer, pero en el caso de que lo hagan, primero deberán convertirse en células de displasia leve. De continuar el estímulo inflamatorio del VPH, la displasia leve se convertirá en una displasia moderada y de continuar la irritación, las células llegarán a la displasia severa. Es muy importante saber que esos cambios, desde el ASCUS hasta el cáncer, pueden demorar entre diez y quince años, por lo que el seguimiento de las citologías anormales es clave en el control del cáncer de cuello uterino.

Se calcula que cada año en los Estados Unidos, de 250.000 a un millón de mujeres son diagnosticadas con algún tipo de displasia cervical, la mayoría de ellas entre los veinticinco y treinta y cinco años de edad. La mayor parte de las displasias pueden ser tratadas y curadas adecuadamente, pero sin tratamiento se calcula que un 30 a 50% de las displasias pueden terminar en cáncer.

Lo importante es saber que esos cambios pueden ser fácilmente detectados con exámenes muy simples. En el caso del cuello del útero, las anormalidades iniciales pueden descubrirse con un examen de citología o Papanicolaou y, en el caso de que este fuera anormal, se profundiza el estudio con un examen llamado colposcopía, en el que el cuello del útero es examinado con un lente de aumento y se toman pequeñas biopsias o trozos de tejido para su examen y determinación de las displasias.

EL CÁNCER *IN SITU*

Si el estímulo irritante persiste, la célula con displasia severa sufre una profunda alteración en sus cromosomas y se convierte en una célula cancerosa, la cual está lista para adquirir la capacidad de invadir los tejidos sanos que la rodean.

El cáncer es entonces una enfermedad producida por una alteración en el ritmo de división celular en la que, debido a cambios genéticos en sus cromosomas, las células empiezan a sufrir cambios en su aspecto y comportamiento y comienzan a dividirse sin control.

Cada célula humana tiene un tiempo determinado de división normal. Algunos tejidos son muy activos en su ritmo de recambio, otros son mucho más lentos. Por ejemplo, las células de la piel se dividen y se recambian una vez cada treinta días, las células del aparato digestivo, incluyendo el esófago, el estómago y el intestino, se dividen y renuevan cada tres días y los glóbulos blancos pueden regenerarse cada ocho a doce horas. Por su parte, otros tejidos —como las células de la mama, del músculo o del cerebro— tienen ritmos de recambio muy lentos, que se miden en meses o en años.

Cuando ese ritmo normal de división celular se altera, se produce el cáncer, una enfermedad que desde que empieza sigue un proceso muy ordenado y preciso.

En el año 2011, Robert Weinberg y Douglas Hanahan, científicos del Instituto Suizo de Investigación Experimental del Cáncer, esbozaron una teoría muy interesante: que el cáncer se desarrolla como un intruso que no "inventa" mecanismos biológicos raros ni especiales para desarrollarse. El cáncer prolifera aprovechándose de los mecanismos normales de funcionamiento celular. Es decir, el cáncer es un intruso que se aprovecha de nuestros propios mecanismos biológicos para destruirnos.

EL MANIFIESTO DEL CÁNCER: SUS NUEVE PRINCIPIOS

En su magnífico artículo "Señas de identidad del cáncer", publicado el 4 de marzo de 2011 en la revista *Cell*, Weinberg y Hanahan postulan que tomando como base el fenómeno de inestabilidad del genoma (los cromosomas) que genera constantes cambios genéticos, y el de inflamación que fomenta múltiples cambios en las funciones celulares, el cáncer se caracteriza por nueve capacidades biológicas adquiridas en múltiples pasos durante su desarrollo.

1. Inicia, desarrolla y mantiene un *sistema autónomo de señales moleculares* que favorece la multiplicación celular. Al ocurrir la mutación de los proto-oncogenes, se refuerzan los mecanismos de multiplicación celular autónoma. Es decir, promueve la formación de un "ente biológico independiente, constantemente acelerado, desbocado".

2. Desarrolla mecanismos que "estropean los frenos" del sistema que controla la multiplicación celular. Al mutar los genes supresores de tumores, se favorece la formación del "ente independiente, constantemente acelerado, desbocado".

3. Desarrolla mecanismos que impiden el fenómeno normal de muerte o suicidio celular (apoptosis) con lo que se consiguen células inmortales.

4. Permite que las células inmortales continúen multiplicándose indefinidamente. Esto favorece el crecimiento del "ente independiente, constantemente acelerado, desbocado" del que hablamos antes.

5. El tumor canceroso se fabrica su propia fuente de alimentación. Para esto, favorece la formación de vasos sanguíneos que traen alimentos frescos, alimentos que le son extraídos al organismo normal.

6. Las células cancerosas desarrollan la capacidad de moverse y trasladarse, con lo cual logran dos importantes características que explican el daño que ocasiona el cáncer: invaden tejidos adyacentes y viajan a distancia para colonizar órganos sanos (metástasis).

7. Aprenden a administrar la energía que producen, adaptándose incluso a un medio ambiente adverso, como el de la falta de oxígeno, por ejemplo. Esto hace que las células cancerosas sigan creciendo y creciendo a pesar de que la víctima esté en muy malas condiciones generales de salud (el paciente ya no come ni bebe).

8. Aprenden a evadir los controles del sistema de defensa del cuerpo. Es decir, son como terroristas que han aprendido a conocer el sistema de inteligencia de la organización o país que están atacando.

9. Los tumores reclutan como "rehenes" a poblaciones de células normales a quienes usan para cumplir múltiples funciones que hacen que se mantenga un "microambiente tumoral", vital para que las células cancerosas rebeldes puedan cumplir su nefasta misión de acabar con el organismo que les dio origen.

El Dr. Harold Varmus, descubridor de los proto-oncogenes, dijo en su discurso de aceptación del Premio Nobel de Medicina en 1989 que el cáncer no es otra cosa que una versión distorsionada de nosotros mismos.

Esa frase es muy aguda y penetrante porque nos dice que el cáncer es en realidad nuestro propio organismo que se ha vuelto rebelde y quiere consumirnos. Es como una especie de terrorista de nuestra propia existencia.

Ahora que hemos aprendido qué es el cáncer y cómo se desarrolla en el ser humano, ¿sabes cuán antigua o cuán moderna es la enfermedad del cáncer? ¿Has escuchado hablar de la reina Atocha y su operación de cáncer de mama hace más de dos mil años...?

CAPÍTULO 2

El cáncer a través de los tiempos

Yo pensaba que el cáncer era una enfermedad moderna...

Muchas personas están convencidas de que el cáncer es una enfermedad de los tiempos modernos y dicen "antes no había cáncer". Nada más alejado de la verdad. El cáncer ha existido desde los albores de la humanidad.

Como prueba de eso, un reciente estudio de la Universidad de Kansas ha encontrado que la costilla de un hombre de Neanderthal, encontrada en una excavación en lo que ahora es Croacia, ha revelado que tiene un tumor óseo llamado displasia fibrosa. La costilla está tan bien conservada que una radiografía de la misma revela claramente al tumor infiltrando y destruyendo el hueso. Si bien es cierto que la displasia ósea es un tumor no canceroso, este hallazgo demuestra que los hombres prehistóricos también sufrían de tumores.

Un reciente estudio de una momia egipcia albergada en el Museo de Ciencias Naturales de La Plata en Argentina ha revelado que una de ellas, un varón llamado Horwetjaw, podría haber muerto de un cáncer de los huesos llamado mieloma múltiple.

Pero quizás la documentación más antigua que existe sobre el cáncer es el Papiro de Smith. En 1862, el egiptólogo norteamericano Edwin Smith compró un antiguo papiro en la ciudad de Luxor. El Sr. Smith conservó el papiro sin poderlo traducir y a su muerte en 1906, este fue donado por su hija a la Sociedad Histórica de Nueva York, la que exhibió el papiro en el Museo de Brooklyn. Fue recién en 1930 que el papiro fue traducido y al comprobarse que el papiro era un tratado médico quirúrgico, fue donado en 1932 a la Academia de Medicina de Nueva York.

La medicina en el antiguo Egipto, como la medicina en la mayor parte del antiguo mundo, era básicamente un arte mágico y religioso. Lo interesante del Papiro de Smith es que, por primera vez, el médico Imhotep describe de una manera exacta y científica cuarenta y ocho tipos de enfermedades y diversos tipos de lesiones, la mayor parte de ellas fracturas y heridas de diversas partes del cuerpo. Una sola vez en el papiro el autor invoca la magia como método de curación, y en él Imhotep establece por primera vez los pronósticos médicos, es decir, establece lo que va a pasar en el futuro con el paciente enfermo. Habla así de pronóstico favorable, incierto y desfavorable, situación esta última en la que Imhotep dice que el médico nada puede hacer.

Lo interesante con respecto al cáncer es el caso número cuarenta y cinco, en el que Imhotep describe un cáncer de mama, creyéndose que esta es la descripción más antigua que existe de esa enfermedad. En ella Imhotep dice que el cáncer de mama se palpa como una "dura fruta" dentro de la mama y que esa dureza es "fría" al tacto. A pesar de que en la mayoría de los cuarenta y ocho casos, Imhotep recomienda diversos tipos de tratamientos y dice que los casos son favorables o inciertos, en este caso del cáncer de mama es categórico en decir que el pronóstico es desfavorable y que el médico no puede hacer nada.

Hipócrates, el gran médico griego que vivió entre 460 y 375 a. C., describe muy elocuentemente el caso de una mujer con cáncer de mama y asocia por primera vez que esta enfermedad aparece más frecuentemente cuando la mujer ha dejado de menstruar (la enfermedad es más frecuente después de que cesa la menstruación en la menopausia). En su descripción, Hipócrates dice que el tumor de mama crece inconteniblemente, que es duro, frío al tacto y que no contiene pus. Describe también con mucha acuciosidad que el tumor se extiende a otras partes del cuerpo y que, a medida que el cáncer progresa, la mujer desarrolla un "gusto amargo en su boca", rechaza los alimentos, desarrolla dolores en el seno y en la espalda y cuello del mismo lado, se queja de mucha sed y baja mucho de peso. Dice Hipócrates que cuando la mujer llega a ese estado, ya no hay tratamiento posible y que la muerte es inminente. Dice también Hipócrates con una extraordinaria visión al futuro, que si el médico intenta dar un tratamiento cuando el cáncer está avanzado, lo único que logra es acortarle la vida a la mujer.

Como prueba de que el cáncer de mama era una enfermedad relativamente frecuente en la mujer, los tratados de famosos médicos de la antigüedad como Leónidas (alrededor de 100 d. C.) y Galeno (129 a 200 d. C.) describieron muchos casos de cáncer de mama y desarrollaron tratamientos basados en el grado de avance del cáncer. Fue Leónidas precisamente el primer médico que se dio cuenta de que el cáncer de mama se extendía de una manera progresiva de la mama a la axila y, de allí, al resto del cuerpo.

LA HISTORIA DE LA REINA ATOSSA

La reina Atossa de Persia vivió entre 550 y 475 a. C. y además de ser conocida por ser la esposa del rey Darío I, su fama como una de las mujeres más poderosas de la antigüedad fue reconocida por muchos historiadores. De acuerdo al historiador Heródoto, Atossa empezó a desarrollar un "bulto" en uno de sus senos, el cual ocultó por algunos días. Solo cuando el dolor se hizo insoportable, ella llamó a Democedes, un famoso médico griego de la corte, quien aparentemente curó el tumor de Atossa, de quien se cuenta que tuvo hijos y llegó a vivir muchos años. Por mucho tiempo, la historia de Atossa fue aceptada como el primer caso de cáncer de mama en la antigüedad. En los últimos años, sin embargo, se ha discutido la posibilidad de que el caso de Atossa no fuera un cáncer sino un absceso que fue operado y curado por el médico griego.

EL CÁNCER EN LAS CULTURAS AMERICANAS ANTIGUAS

Con excepción de los cuerpos momificados de la cultura inca en América del Sur, no existe un adecuado registro de casos de cáncer en los pobladores de las antiguas culturas de América. Los estudios de las tradiciones mayas y aztecas no reconocen al cáncer como un problema que haya ocurrido en esa cultura. Obviamente, el cáncer sí debe haber ocurrido en esas poblaciones, pero ese hecho no ha quedado documentado.

Debido a la costumbre de momificar a sus muertos, los incas en América del Sur nos han dado la oportunidad de conocer que sufrieron de diversos tipos de cáncer. El estudio de más de mil momias de Perú y Chile ha revelado cánceres de músculo (rabdomiosarcoma) y un tumor benigno del tejido graso llamado lipoma. También se han encontrado evidencias de cáncer en los huesos de las momias.

EL CASO DEL CÁNCER DE PULMÓN

Si bien hemos visto que el cáncer de mama existió desde siempre, la historia del cáncer de los pulmones nos demuestra cómo el ser humano puede causar una epidemia de cáncer en sus semejantes.

Contaba el Dr. Alfred Ochsner, uno de los mejores cirujanos de cáncer del siglo pasado y ex presidente de la Sociedad Americana Contra el Cáncer, que siendo estudiante de Medicina en 1919, un profesor de patología lo llamó a ver "un extraño caso de cáncer", un caso del cual probablemente "no vería otro" el resto de su vida: un cadáver con cáncer de pulmón. Y eso era cierto: el cáncer de pulmón a comienzos del siglo pasado era una rareza, casi no existía. A pesar de que siempre se sospechó que el cigarrillo era nocivo para la salud, no se había establecido todavía la relación de causa y efecto entre el fumar y el cáncer de las vías respiratorias. Debido a que el cáncer relacionado al uso del cigarrillo demora aproximadamente treinta años en desarrollarse, y que la epidemia de tabaquismo empezó después de la Primera Guerra Mundial en 1918, la epidemia de cáncer de pulmón empezó recién a fines de los años cuarenta y fue recién en 1950 que se publicó el primer estudio científico que relacionaba al cigarrillo con el cáncer de pulmón.

En la actualidad, el cáncer de pulmón es la causa número uno de muerte en hombres y mujeres en los Estados Unidos, calculándose que en el año 2014, un total de 224.210 personas serán diagnosticadas con cáncer de pulmón (116.000 hombres y 108.210 mujeres) y 159.260 personas morirán de la enfermedad (86.930 hombres y 72.330 mujeres). Se calcula que siete millones de personas mueren cada año en el mundo por alguna enfermedad relacionada con el cigarrillo y que, en total, en el siglo pasado el cigarrillo causó la muerte de más de cien millones de personas en el mundo.

¡Que increíble realidad! Es chocante darse cuenta de cómo el ser humano ha sido capaz de causar tan grande epidemia de cáncer al inventar y promocionar sin misericordia un producto tan letal como el cigarrillo. En poco más de cincuenta años, el cáncer de pulmón pasó de ser una rareza médica a ser la causa más frecuente de muerte por cáncer en hombres y mujeres.

Dos frases que se escuchan muy a menudo son:

➤ Ahora hay más cáncer que antes, el cáncer es una plaga moderna...

➤ El cáncer esta aumentando cada día más, muchas de mis amistades y familiares se están enfermando de cáncer...

Veamos qué explicaciones se pueden dar para saber de dónde han surgido esas ideas.

¿EXISTE AHORA MÁS CÁNCER QUE ANTES?

Al revisar la historia del cáncer, hemos visto que esta enfermedad ha existido siempre y que hay documentación escrita, restos óseos y momias que lo demuestran. ¿De dónde nace entonces la idea de que el cáncer es una plaga moderna? Quizás la explicación más simple es recordar qué es la expectativa de vida.

A principios del siglo XX, la expectativa de vida en América Latina era de aproximadamente cuarenta y cuatro años para la mujer y cuarenta y un años para el hombre. En los Estados Unidos, esos números eran de cuarenta y tres para el hombre y cuarenta y ocho para la mujer. La cosa era peor en los tiempos antiguos. Durante el Imperio Romano, por ejemplo, el promedio de vida del ser humano era de solo veintiocho años y durante la Edad Media la gente vivía en promedio sólo hasta los treinta y tres años.

En la actualidad, el varón en América Latina vive un promedio de setenta y cuatro años y la mujer llega a los setenta y siete años. En los Estados Unidos, el varón vive un promedio de setenta y seis años y la mujer ochenta y un años, mientras que en Japón, el país con más longevos en el mundo, el varón vive un promedio de setenta y nueve años y la mujer ochenta y seis años.

Sin duda que esa casi duplicación en la expectativa de vida en solo cien años es consecuencia de los adelantos en la salud pública. Vacunas que han controlado numerosas enfermedades infecciosas, el advenimiento de los antibióticos, la disponibilidad del agua potable y los sistemas de alcantarillado, la refrigeración de los alimentos y el simple lavado de manos han sido muy importantes. Además, los adelantos en el cuidado de la salud de la madre gestante y del niño, el desarrollo de ambientes de trabajo más seguros, el reconocimiento de los peligros para la salud de fumar cigarrillos, una mayor seguridad en el tránsito de las carreteras y la enorme disminución de muertes por enfermedades del corazón gracias a la educación del público han hecho que se logre ese milagro.

Sabiendo que el cáncer es una enfermedad que ocurre mucho más frecuentemente en personas mayores —60% de los casos nuevos y 70% de las muertes ocurren en personas mayores de sesenta y cinco años—, no hay duda de que el cáncer era menos frecuente antes simplemente porque la gente no llegaba a vieja con la frecuencia que lo hace ahora. Es decir, tener un mayor número de personas mayores hace que el cáncer sea más frecuente en los tiempos modernos. Indudablemente la pregunta persiste: Si bien es cierto que antes la gente no llegaba a vieja con la frecuencia que lo hace en los tiempos modernos, existe la percepción de que los viejos de antes no se morían tan frecuentemente de cáncer y mucha gente dice que "sus abuelitos se morían de viejos" pero no de cáncer. ¿Cómo se explica esto?

La respuesta más factible es que así como por un lado los adelantos de salud pública han logrado alargar la vida del ser humano, por otro lado "los adelantos" de la sociedad moderna están haciendo todo lo posible por acortarla. La mala alimentación, la vida sedentaria, el uso del cigarrillo, el constante estrés de la gente, la falta de buenos hábitos de dormir, la exposición a múltiples sustancias químicas en el aire, el agua y los alimentos, además de la falta de una cultura preventiva están haciendo que el cáncer sea una enfermedad más frecuente que antes.

En resumen, el cáncer es más frecuente ahora porque vivimos más y porque nuestro medio ambiente es más propicio para que desarrollemos la enfermedad.

EL CÁNCER ES MÁS FRECUENTE AHORA QUE EN MI NIÑEZ; ANTES NO SE VEÍA TANTO CÁNCER...

Esa es la otra frase que se suele escuchar con mucha frecuencia y tiene su explicación.

Para entender esta situación hay que entender lo que se llama el fenómeno de la cohorte. En la antigua Roma, los batallones del ejército eran denominados "cohortes". Esas cohortes, compuestas por miles de soldados, eran lanzadas en bloque a la batalla, y en batallas muy encarnizadas los sobrevivientes de cada cohorte eran muy pocos porque la mayoría moría en la pelea.

En la vida se produce también ese fenómeno de la cohorte. Pongamos, por ejemplo, a todas las personas nacidas en el año 1950. De las miles de personas nacidas ese año, algunos mueren de niños, otros de adolescentes o jóvenes, pero debido a que en nuestra época moderna la mayoría llega a vieja con facilidad, la mayoría muere en la vejez. Ahora bien, si tú naciste en el año 1960, tu "cohorte" esta compuesta por hombres y mujeres que nacieron alrededor de 1960 y por tanto envejecen al mismo ritmo. Recuerda tu época de escuela, por ejemplo, todos tus compañeros y compañeras eran casi de la misma edad; del mismo modo, tus amigos y amigas eran también aproximadamente de la misma edad.

Siendo el cáncer una enfermedad muy rara antes de los treinta años, la posibilidad de que algunos de tus amigos murieran de cáncer era muy remota. Pero a medida que envejeces y tu "cohorte" también envejece, la posibilidad de que el cáncer vaya apareciendo en los amigos de tu edad es mucho mayor. Esa es la explicación a que cada vez que aparece con mayor frecuencia un caso de cáncer en un miembro de tu cohorte, tú tengas la impresión de que el cáncer es ahora mucho más frecuente que antes. Mucha gente dice, refiriéndose a ese fenómeno, que "el cáncer es ahora una plaga" o que "ahora todo causa cáncer".

Ahora que hemos aprendido que el cáncer ha existido desde los albores de la humanidad, es importante saber a quiénes ataca la enfermedad. ¿Sabes si los animales y las plantas pueden también sufrir de cáncer? ¿Has escuchado de cáncer en las boas, los pájaros, los caballos o los insectos?

Las respuestas a estas preguntas las encontrarás en el próximo capítulo...

CAPÍTULO 3

El cáncer no es exclusivo de los seres humanos

¿Mi gato con cáncer?

Nunca olvidaré que mi primer paciente oncológico fue un perro...

Sucedió en Lima cuando, recién graduado como especialista en cáncer, fui contratado por una importante clínica privada para hacerme cargo del departamento de oncología médica. Durante mi primera tarde en la consulta, llegó el primer paciente a la cita.

Se trataba de un hombre como de cincuenta años con enormes bigotes blancos, suaves modales y que no parecía estar enfermo. Entre avergonzado y temeroso, me pidió disculpas y me confesó que el paciente no era él, sino su mascota, su perrito querido a quien le habían diagnosticado un tumor canceroso de la encía, y quería que yo le diera tratamiento con quimioterapia. Me trajo el resultado de la biopsia y era cierto, el perro tenía un carcinoma epidermoide de la encía. Era la primera vez en mi vida que veía la biopsia de un tumor canceroso de un animal.

La verdad es que ese pedido me sorprendió. Nunca había visto a un perro con cáncer y acordé con el caballero en buscar información para tratar a su mascota. Era la época en que no había Internet o buscadores electrónicos y me acuerdo que tuve que ir a la facultad de Medicina Veterinaria e investigar un poco sobre el cáncer en perros y cómo tratarlo.

Le di tratamiento con quimioterapia y el tumor respondió muy bien desapareciendo por un buen tiempo. Lamentablemente, el tumor regresó con el tiempo y el paciente me dijo que tuvo que sacrificar a su animalito porque casi no podía comer por el tamaño del tumor. Ese fue mi primer contacto con el cáncer en un animal.

Debido a que perros y gatos son las mascotas más frecuentemente adoptadas en los hogares, es conveniente dedicarle un acápite especial al cáncer que desarrollan esas queridas mascotas. Al respecto, y como veremos más adelante, es muy interesante apreciar la similitud que existe entre la frecuencia del cáncer entre los seres humanos y estos dos tipos de animales domésticos. Perros y gatos sufren de los mismos tipos de cáncer que los humanos, se afectan por las hormonas, por el humo del cigarrillo de sus dueños, por la luz solar, etc.

Al igual que los seres humanos, el hecho de que en la actualidad llegan a viejos gracias a la domesticación hace que sean más capaces de desarrollar cáncer. Eso nos indicaría que los mamíferos son capaces de desarrollar los mismos tipos de cáncer siempre y cuando vivan el tiempo suficiente.

CÁNCER EN PERROS

El cáncer es una enfermedad muy común entre los perros. Al respecto, se sabe por ejemplo que la primera causa de muerte en un perro mayor de dos años es el cáncer, que más de la mitad de perros mayores de diez años va a desarrollar cáncer y que cada año, en los Estados Unidos, un millón de perros son diagnosticados con un cáncer (comparar con un millón seiscientos mil en seres humanos).

Los perros pueden sufrir de los mismos tipos de cáncer que sus amos: próstata, mama, piel, linfoma, sarcoma y cáncer de huesos, entre otros. Al igual que los seres humanos, no todos los perros tienen el mismo riesgo de desarrollar cáncer. Los golden retrievers, bóxers y perros montañeses de Berna sufren más alta incidencia que otras razas de perros. Y del mismo modo que existen grandes estudios sobre la frecuencia y prevención del cáncer en seres humanos, la Fundación de Salud Animal Morris y la Universidad de Colorado están llevando a cabo el "Estudio de la Salud de los Golden Retrievers". Esa investigación estudiará la frecuencia del cáncer en tres mil perros de esa raza, los cuales serán observados durante los próximos diez a catorce años. El estudio está a medio camino y el objetivo es conocer cuáles son los factores genéticos, de alimentación u otros que expliquen por qué más de la mitad de los perros de esa raza mueren de cáncer.

Con respecto al tratamiento, los perros reciben el mismo tipo de tratamiento que los seres humanos: cirugía, radioterapia y quimioterapia. Se están probando también vacunas contra el cáncer en perros. Es más, los seres humanos tenemos que estar muy agradecidos con los perros porque muchos medicamentos que se usan para el cáncer han sido usados primero en esos fieles animales.

CÁNCER EN GATOS

Aunque con menor frecuencia que los perros, los felinos también sufren de cáncer, y esta enfermedad explica la mitad de todas las muertes en gatos cada año y es la primera causa de muerte en gatos longevos.

Los gatos sufren de diversos tipos de cáncer, siendo el linfoma o cáncer del sistema linfático uno de los más frecuentes. Este cáncer es producido por un virus, llamado el Virus de Leucemia Felina, el cual es muy contagioso entre los gatos. Otros cánceres en gatos ocurren en músculos, huesos, piel, boca y glándulas mamarias en las hembras. Al respecto, desde que existe la costumbre de castrar a las gatas tiernas para que no tengan crías, se ha observado una reducción sustancial de la frecuencia del cáncer mamario en las gatas adultas. A diferencia de los perros, no existen razas de gatos más susceptibles a sufrir de cáncer. Una excepción podría ser la de gatos blancos que pueden sufrir un mayor número de casos de cáncer de piel, el cual se desarrolla en el rostro, alrededor de la nariz y los párpados.

En términos de prevención, es muy importante que los gatos reciban la vacuna contra el Virus de Leucemia Felina y sean criados dentro de casa. Algunos interesantes estudios relacionan también la mayor frecuencia de cáncer de las vías respiratorias en gatos que respiran aire contaminado con el humo del cigarrillo de sus dueños. Con respecto al tratamiento, los gatos, al igual que los perros, pueden recibir los mismos tipos de tratamiento que reciben los seres humanos: cirugía, radioterapia y quimioterapia.

CÁNCER EN PECES

Aunque con menor frecuencia, los peces también sufren de cáncer, siendo el cáncer de piel uno de los más frecuentes. Al respecto, recientes observaciones en Australia han reportado que los peces están presentando mayor frecuencia de cáncer de piel, probablemente relacionado a la exposición a los rayos ultravioleta. Se sabe que el agujero de ozono en la atmosfera, que deja pasar los peligrosos rayos ultravioleta a la Tierra, es mucho más grande en la Antártida, habiéndose medido, por ejemplo, una disminución de entre un 5 y 9% de la capa de ozono sobre Australia desde los años sesenta.

Si bien es cierto que las ballenas blancas o belugas no son peces sino mamíferos, una alarmante investigación de la Universidad de Montreal ha revelado que un estudio de 129 ballenas blancas muertas entre 1983 y 1999 en el golfo de San Lorenzo, reveló que el 27% murió por un cáncer, principalmente del intestino, estómago e hígado. Se sospecha que la alta concentración de deshechos tóxicos en el río San Lorenzo, proveniente de múltiples fábricas río arriba, explica los casos de cáncer en las ballenas blancas. Interesantemente, las ballenas blancas del ártico, que viven en aguas sin contaminación, casi no sufren de cáncer. En general se considera que muchos casos de cáncer en peces y mamíferos acuáticos son debidos a la contaminación de las aguas por químicos como el bifenil policlorinado (PCB, por sus siglas en inglés) y los hidrocarbonos aromáticos policíclicos (PAH, por sus siglas en inglés).

CÁNCER EN OTROS ANIMALES

El cáncer es una enfermedad relativamente común en los animales, siendo muy raras las especies animales que no sufren de cáncer. Una de ellas, la rata topo desnuda de África, es un animal en el que no se ha podido demostrar que sufra de cáncer. Esto ha originado interesantes estudios destinados a descubrir el porqué de ese misterio. Se espera que esas características tan particulares puedan ser aplicadas a la prevención del cáncer en los seres humanos. Al respecto, no es cierto que los tiburones no sufran de cáncer, por lo que es falso también que el cartílago de tiburón tenga algún efecto beneficioso en la prevención o en el tratamiento del cáncer. Esa falsa creencia y el comercio indiscriminado del cartílago de los tiburones esta amenazando la supervivencia de ese magnífico pez.

Otras especies con mayor tendencia a desarrollar cáncer incluyen las conejas, que tienen una altísima frecuencia de cáncer en el útero, por lo que muchos veterinarios recomiendan hacer una histerectomía preventiva cuando las conejitas son adoptadas como mascotas. El tumor de hueso llamado osteosarcoma es relativamente común en lobos, osos, camellos y osos polares.

El cáncer en caballos merecería un capítulo aparte, ya que es bien sabido por los dueños de caballos blancos o de color gris, que tienen una mayor predisposición a sufrir de cáncer de piel del tipo melanoma. Los caballos de color gris en ciertas razas tienen un 80% de probabilidad de desarrollar cáncer de piel de tipo melanoma maligno, por lo que sus dueños les aplican enormes cantidades de cremas protectoras solares antes de exponerlos al sol. Del mismo modo, los toros y las vacas desarrollan cáncer en el párpado si este es de color blanco.

Se ha visto también que algunos tipos de leones marinos, delfines y ballenas azules desarrollan cáncer de los genitales femeninos, probablemente causado por el mismo virus papiloma humano (VPH) que puede ocasionar cáncer en los seres humanos.

También se puede encontrar cáncer en pájaros como los pericos, que tienen alta frecuencia de cáncer en riñones, ovarios y testículos. Con respecto a los reptiles, también se han observado casos de leucemia en boas y cánceres respiratorios en serpientes de cascabel.

Debido a su corta vida, al parecer, los insectos no desarrollan cáncer, aunque recientemente se ha descubierto que ciertas moscas de la fruta, que solo viven tres semanas, pueden nacer con un tipo de cáncer espontáneo que se manifiesta durante su corta vida.

ANIMALES EN PELIGRO DE EXTINCIÓN DEBIDO AL CÁNCER

Por increíble que parezca, existen algunas raras especies animales que están en peligro de extinción debido al cáncer. Entre ellas esta el demonio de Tasmania de Australia que está desapareciendo debido a un raro tipo de cáncer en el rostro producido por un virus que se contagia por los mordiscos que se infligen unos a otros durante sus peleas. Del mismo modo, otro marsupial australiano, el bandicoot occidental, está desapareciendo por un tipo de cáncer causado por el VPH, y el pollo de la pradera de Attwater está también desapareciendo debido a múltiples tumores causados por virus.

CÁNCER EN PLANTAS

Aunque muy raramente, las plantas también sufren de cáncer. Un tipo de tumor vegetal, llamado "agallas", es causado por la infección por una bacteria llamada *Agrobacterium tumefaciens*, la cual puede ingresar a la planta cuando esta sufre un rasguño. Una vez ingresada, la bacteria logra inyectar su genoma dentro del genoma de la célula vegetal, con lo cual la célula se divide sin control y se origina el tumor.

El cáncer en las plantas nos muestra un hecho muy curioso porque, a diferencia de las células animales, las células vegetales tienen paredes de celulosa rígidas como si fueran una caja de cartón. Esa rigidez de las paredes celulares impide que las células cancerosas se puedan movilizar en los espacios entre las células, con lo que el cáncer de plantas no forma metástasis o siembras del cáncer a distancia. En otro hecho extraordinario, las plantas no mueren por el cáncer, simplemente se debilitan.

COROLARIO

En resumen, si recordamos que el cáncer es una enfermedad en la que, por mutaciones en los genes que controlan la división celular, las células adquieren la capacidad de multiplicarse desordenadamente, no debe extrañarnos entonces que los animales, compuestos también por miles de millones de células en constante división, puedan también sufrir de cáncer. Y lo mismo puede decirse de las plantas, compuestas también de células y tejidos en constante multiplicación.

Podemos decir, sin lugar a equivocarnos, que en aquel organismo viviente en el que se está multiplicando una célula, es posible que se desarrolle un cáncer, sea ese un organismo humano, animal o vegetal.

Hemos aprendido entonces que el cáncer puede afectar a plantas y animales además de al ser humano. Pero dentro de los seres humanos,

¿puede atacar al feto dentro del útero de la madre? ¿Puede un recién nacido sufrir de cáncer? ¿Cuán frecuente es en niños y adolescentes? ¿Existen seres humanos que sufren menos de cáncer? ¿Cómo se distribuye el cáncer en el mundo? ¿Quién sufre más de cáncer, el pobre o el rico, el hombre o la mujer? Exploremos estos interrogantes en el capítulo que sigue…

CAPÍTULO 4

El cáncer no respeta a nadie

Nunca pensé que el cáncer le podía
dar a mi bebé recién nacido doctor...

Si bien es cierto que el cáncer es una enfermedad que puede ocurrir en todos los seres humanos, su frecuencia y distribución pueden variar de acuerdo a la edad, el sexo, la educación, la ocupación, el estado socioeconómico y el lugar en que se vive. En este capítulo veremos cómo se distribuye el cáncer en el ser humano, quiénes están en mayor riesgo de sufrirlo, en qué partes del mundo ocurre con mayor frecuencia, qué costos origina en la sociedad y qué riesgo personal corremos de sufrir la enfermedad y de morir por su causa.

EL CÁNCER OCURRE A CUALQUIER EDAD

Entre los recuerdos más intensos que tengo de mi época de trabajo como residente de oncología en el pabellón de niños con cáncer del Instituto Nacional de Enfermedades Neoplásicas en Perú, está haber enfrentado casos de cáncer en recién nacidos. Más de una vez tuvimos que enfrentar la sorpresa, la angustia y el dolor de padres de familia a cuyos bebes recién nacidos se les había diagnosticado leucemia o un neuroblastoma congénitos. La pregunta era siempre: ¿Por qué le ha pasado esto a mi bebé? ¿Es nuestra la culpa? ¿Cómo puede pasar esto si nosotros no tenemos ningún familiar con cáncer?

Los datos de los Estados Unidos indican que la incidencia de casos de cáncer en niños menores de quince años alcanza su máximo pico en niños menores de un año de edad. Al respecto, se calcula que 10% de los casos de cáncer en niños menores de quince años ocurre en bebes menores de un año. Los cánceres más frecuentes a esta edad son el neuroblastoma (cáncer de células del sistema nervioso), la leucemia linfática aguda, el tumor de la retina del ojo (retinoblastoma) y un tipo de tumor de los riñones llamado nefroblastoma o tumor de Wilms. En general, el pronóstico del cáncer en niños menores de un año no es bueno, calculándose que menos del 35% sobrevive los cinco años (comparado con 80 a 90% después del primer año de vida).

Desde el punto de vista oncológico, el cáncer en niños representa una variedad tan agresiva y temprana de cáncer, que constituye un modelo de estudio de la enfermedad, especialmente de sus aspectos genéticos. Cuando en el capítulo 1 revisábamos el origen del cáncer y hablábamos de los genes supresores de tumores, uno de ellos, el RB, fue descubierto precisamente en niños con un tumor de la retina o retinoblastoma.

A diferencia de los adultos, en quienes el cáncer es una combinación de cambios genéticos e influencia del medio ambiente, se cree que el cáncer en recién nacidos y niños pequeños es enteramente de naturaleza genética, producido por mutaciones genéticas al momento de la concepción. Ni la historia familiar, ni algo que hayan podido hacer los padres durante el embarazo tiene influencia alguna en la aparición del cáncer.

A pesar de que en los Estados Unidos existen treinta millones de personas entre niños de un año y jóvenes de veinte años, el cáncer ocurre también en ellos, aunque es relativamente raro. Se calcula que cada año se diagnostican aproximadamente 15.000 casos y que 2.500 niños y adolescentes mueren de cáncer en los Estados Unidos, constituyendo la cuarta causa de muerte, detrás de los accidentes, los homicidios y los suicidios. La posibilidad de que un niño desarrolle cáncer antes de los veinte años es de 1 en 300, mientras que para una niña es de 1 en 333. En general se estima que solo el 2% de todos los cánceres de tipo invasivo ocurren en personas menores de treinta años de edad.

Los tipos de cáncer más comunes en niños y niñas menores de veinte años son las leucemias y los linfomas o cánceres del sistema de defensa o inmunológico. Es muy importante notar que en varones de entre quince y diecinueve años, el cáncer de los testículos es uno de los tipos de cáncer más comunes, enfermedad que es ahora felizmente curable con tratamiento de quimioterapia.

Si se acepta que solo el 2% de los cánceres ocurre antes de los treinta años, entonces el 98% de todos los casos de cáncer invasivo ocurre después de los treinta años de edad, principalmente después de los sesenta años que es donde se presentan la mayoría de los casos. Para ser más específicos, como ya hemos mencionado anteriormente, 60% de los casos nuevos y 70% de las muertes por cáncer ocurren en personas mayores de sesenta y cinco años.

HOMBRES Y MUJERES: ¿QUIÉNES SUFREN MÁS CÁNCER?

En general, el cáncer es una enfermedad que ataca por igual a hombres y mujeres, existiendo sin embargo algunas diferencias interesantes. En la niñez y adolescencia por ejemplo, el cáncer ocurre ligeramente más en los varones que en las mujeres. De los veinte hasta los sesenta años, las mujeres sufren más casos de cáncer que los varones, debido principalmente a que el enorme número de casos de cáncer de mama que ocurre en ellas aumenta más temprano que los otros cánceres que ocurren en los adultos. Después de los sesenta años, que como dijimos es la edad en que tanto hombres como mujeres sufren la mayor parte de casos de cáncer, esta enfermedad afecta dos veces más a los hombres que a las mujeres, debido principalmente a un súbito aumento del cáncer de próstata, de pulmón y de colon o intestino grueso.

Aparte de los tipos de cánceres que ocurren en órganos exclusivos de cada sexo —como la próstata y el testículo en varones, y el útero y los ovarios en las mujeres— todos los demás tipos de cáncer ocurren por igual en hombres y mujeres. Con respecto al cáncer de mama, se sabe que el 1% de los cánceres de esos órganos ocurre en varones mayores de sesenta años.

Tanto para hombres como para mujeres, sin embargo, es importante saber cuál será la probabilidad de desarrollar la enfermedad en algún momento de su vida. Al respecto, científicos del Instituto Nacional del Cáncer de los Estados Unidos han hecho interesantes cálculos que reflejan importantes diferencias entre hombres y mujeres.

Ese riesgo, tanto de ser diagnosticado en el trascurso de la vida como de morir, se expresa como un porcentaje y como una probabilidad. Por ejemplo, el riesgo de que una mujer tenga cáncer de mama durante el trascurso de su vida es de 12%, lo cual significa que a una de cada ocho mujeres (100/12) se le diagnosticará cáncer de mama en el trascurso de su vida. Del mismo modo, una mujer tiene 2,76% de probabilidades de morir de la enfermedad, lo que es igual a decir que una de cada treinta y seis mujeres (100/2,76) morirá de cáncer de mama. Obviamente estas son estadísticas nacionales de millones de mujeres, y el riesgo personal de ser diagnosticado y de morir de cáncer cambia de acuerdo a las características personales. Por sorprendente que parezca, en los Estados Unidos el riesgo de que se le diagnostique cáncer a un hombre es mayor que el de una mujer. Uno de cada dos hombres y una de cada tres mujeres serán diagnosticados con cáncer en el trascurso de su vida, realidad que se demuestra en la siguiente tabla publicada por el Instituto Nacional del Cáncer de los Estados Unidos, donde se ve que la probabilidad de desarrollar un cáncer invasivo es de aproximadamente 45% en hombres y 38% en mujeres. Del mismo modo, se puede ver que el riesgo de morir por cáncer en un hombre es un poco mayor que el de una mujer (23% y 19% respectivamente).

HOMBRES

Cáncer invasivo en:	Riesgo de ser diagnosticado		Riesgo de morir	
	%	1 en...	%	1 en...
Vejiga (incluye cáncer *in situ*)	3,82	26	0,90	111
Cerebro y sistema nervioso	0,69	145	0,50	200
Mama	0,13	769	0,03	3.333
Colon y recto	5,01	20	2,07	48
Esófago	0,80	125	0,79	127
Sistema linfático: Enfermedad de Hodgkin	0,25	400	0,04	2.500
Riñón y pelvis renal	2,05	49	0,61	164
Laringe (caja de la voz)	0,60	167	0,21	476
Sangre: Leucemia	1,65	61	1,02	98
Hígado y vías biliares	1,23	81	0,87	115
Pulmón y bronquios	7,62	13	6,61	15
Piel: Melanoma	2,54	39	0,43	233
Médula ósea: Mieloma múltiple	0,80	125	0,46	217
Sistema linfático: Linfoma Non-Hodgkin	2,36	42	0,87	115
Cavidad oral y faringe	1,52	66	0,38	263
Páncreas	1,50	67	1,34	75
Próstata	15,33	7	2,71	37
Estómago	1,08	93	0,50	200
Testículos	0,39	256	0,02	5.000
Tiroides	0,55	182	0,05	2.000
TOTAL	**43,92**	**2**	**22,94**	**4**

MUJERES

Cáncer invasivo en:	Riesgo de ser diagnosticado		Riesgo de morir	
	%	1 en...	%	1 en...
Vejiga (incluye cáncer *in situ*)	1,15	87	0,34	294
Cerebro y sistema nervioso	0,55	182	0,40	250
Mama	12,29	8	2,74	36
Cérvix (cuello del útero)	0,66	152	0,23	435
Colon y recto	4,65	22	1,90	53
Esófago	0,23	435	0,21	476
Sistema linfático: Enfermedad de Hodgkin	0,20	500	0.03	3.333
Riñón y pelvis renal	1,20	83	0,34	294
Laringe (caja de la voz)	0,14	714	0,05	2.000
Sangre: Leucemia	1,17	85	0,72	139
Hígado y vías biliares	0,51	196	0,45	222
Pulmón y bronquios	6,26	16	4,99	20
Piel: Melanoma	1,60	63	0,21	476
Médula ósea: Mieloma múltiple	0,61	164	0,37	270
Sistema linfático: Linfoma Non-Hodgkin	1,93	52	0,70	143
Cavidad oral y faringe	0,68	147	0,18	556
Ovario	1,37	73	0,99	101
Páncreas	1,48	68	1,32	76
Estómago	0,67	149	0,34	294
Tiroides	1,61	62	0,07	1.429
Cuerpo del útero	2,69	37	0,55	182
TOTAL	38,00	3	19,34	5

Fuente: Lifetime Risk (Percent) of Being Diagnosed with Cancer by Site and Race/Ethnicity: Males, 18 SEER Areas, 2008–2010 and Females, 18 SEER Areas, 2008–2010. Lifetime Risk (Percent) of Dying from Cancer by Site and Race/Ethnicity: Males, Total US, 2008–2010 and Females, Total US, 2008–2010. 2013. www.cancer.org/cancer/cancerbasics/lifetime-probability-of-developing-or-dying-from-cancer.

EL CÁNCER EN LOS HISPANOS

El término "hispano" o "latino" en los Estados Unidos no denota raza alguna sino que engloba a personas de diferentes grupos raciales provenientes de los múltiples países de América Latina y que viven en ese país. Al no ser una raza, sino un grupo étnico, el término "hispano" o "latino" (que se usa indistintamente) incluye a personas de raza negra, blanca, asiática o india.

El cáncer en los hispanos tiene algunas particularidades que lo diferencian en relación al cáncer que ocurre en las poblaciones anglosajonas, negras, asiáticas e indio-americanas en los Estados Unidos. Si bien es cierto que la frecuencia de los llamados "cuatro grandes cánceres" (pulmón, mama, colon o intestino grueso y próstata) es ligeramente menor entre los hispanos comparados con otros grupos, los cánceres asociados a algún tipo de infección son más frecuentes en los hispanos. Entre estos están el del cuello de útero, producido por el virus papiloma humano (VPH), el del estómago, asociado a la infección crónica por la bacteria Helicobacter pylori y el del hígado, causado por la infección crónica por los virus de hepatitis B y C (HBV y HCV). Se piensa que debido a que aproximadamente la mitad de los hispanos que viven en los Estados Unidos ha nacido en algún país de América Latina, región en la que esos tipos de cáncer son más frecuentes, estos tipos de cáncer serían también los más frecuentes en los latinos de los Estados Unidos.

Otra característica del cáncer en los hispanos es que por lo general se encuentran en un estado más avanzado y por tanto menos curable que el cáncer descubierto en otros grupos. Es posible que la falta de seguro médico, la barrera idiomática, la pobreza, la ausencia de centros de salud que sean étnica y culturalmente aceptables y la falta de una cultura preventiva en los latinos explique esa triste realidad.

En los últimos años se viene investigando la posibilidad de que el cáncer de mama en la mujer hispana tenga características genéticas que lo hagan más agresivo. Estos cánceres, llamados "triple negativo" y que se caracterizan por atacar a mujeres más jóvenes (menores de cuarenta años), son también más frecuente en mujeres afroamericanas.

CÁNCER EN RICOS Y POBRES

Por increíble que parezca, las condiciones socioeconómicas de una persona determinan sin ninguna duda su riesgo de padecer cáncer. En los Estados Unidos, por ejemplo, las personas con menor grado de educación (característica considerada como una aproximación fidedigna del estado de riqueza o pobreza de la persona), sufren mayor número de casos de cáncer comparadas con las personas con mayor educación (y supuestamente con mejores condiciones socioeconómicas). Es tan clara esta relación, que en 1989 el Dr. Samuel Broder, entonces director del Instituto Nacional del Cáncer de los Estados Unidos, causó una enorme controversia cuando dijo que la pobreza es un carcinógeno muy poderoso. Un carcinógeno (de *carcinos* o cáncer y *genos*, productor), es una sustancia como el cigarrillo o los virus papiloma humano (VPH) que causan cáncer. De tal modo que decir que la pobreza causa cáncer es una afirmación que, aunque es dura, es muy cierta.

Las siguientes son algunas de las razones por las que las personas pobres tienen más riesgo de sufrir de cáncer:

➤ Más frecuencia de consumo de cigarrillos. Las estadísticas son muy claras en los Estados Unidos: cuanto más pobre es una persona, más fuma cigarrillos. Obviamente, esto hace que los tipos de cáncer asociados al uso del cigarrillo sean más frecuentes en estas personas. El cáncer de pulmón es por ejemplo de cuatro a cinco veces más frecuente en los pobres que en las personas más acomodadas.

➤ Mayor consumo de "comida chatarra" o "comida basura", debido a que este tipo de alimentación procesada y ultra procesada es generalmente muy barata y por lo tanto más accesible a las personas pobres. Diversas investigaciones han revelado también que los mercados de las zonas más pobres de la ciudad carecen de frutas y verduras, y si se encuentran, tienen precios inaccesibles.

➤ Menor frecuencia de actividad física. Por lo general, la gente más pobre vive en las zonas menos afluentes de la ciudad, áreas que son más peligrosas, no tienen parques y en las cuales niños y adultos tienen que permanecer dentro de casa. Esa combinación de mayor consumo de comida chatarra y menor actividad física lleva al desarrollo de obesidad en la gente más pobre, la cual está ligada a diversos tipos de cáncer (colon, mama, próstata, páncreas).

➤ Mayor consumo de alcohol. La mayor parte de los vecindarios pobres tiene un número exageradamente alto de tiendas que venden alcohol, lo cual favorece su abuso. La combinación de alcohol y tabaco es un factor muy poderoso para el desarrollo de cáncer de boca, garganta y esófago.

Si bien es cierto que la falta de un adecuado acceso a los servicios de salud no es una causa de cáncer en sí misma, esta barrera para conseguir un cuidado médico de calidad hace que la gente más pobre no tenga revisiones anuales preventivas y llegue muy tarde a ver al médico, cuando su cáncer ya está muy avanzado y es mucho más difícil de tratar. Cuanto más tarde se atiende un cáncer, menor es el tiempo que sobrevive el paciente. Por eso se dice que la falta de un cuidado médico adecuado hace que la gente con cáncer viva menos tiempo.

EL CÁNCER EN EL MUNDO

La distribución del cáncer en el mundo puede clasificarse de acuerdo a la riqueza de los países: países ricos, países de medianos ingresos económicos y países pobres. El cáncer en los países más afluentes está básicamente concentrado en cuatro tipos de tumores: pulmón, próstata, colon o intestino grueso y mama. La razón de esa concentración de casos es, como mencionamos anteriormente, el mayor uso de alimentos procesados y ultra procesados, de cigarrillos y la frecuencia de obesidad, especialmente por los sectores más pobres dentro de un país rico. En los países ricos, casi no existen el cáncer de estomago, de cuello de útero y de hígado.

En los países pobres, los cánceres más frecuentes son aquellos que están relacionados a las infecciones: el de cuello de útero, producido por el virus papiloma humano (VPH); el de estómago, asociado a la infección crónica por la bacteria Helicobacter pylori; y el de hígado, causado por la infección crónica por los virus de hepatitis B y C (HBV y HCV). La frecuencia de los llamados "tumores de la riqueza" —mama, próstata, colon y pulmón— es mucho menor, muy probablemente debido a que el consumo de comida chatarra, la obesidad y el consumo de cigarrillos no son tan comunes como en los países ricos.

En los países de mediano ingreso se observa una extraña combinación de ambos tipos de cáncer —el de los países más ricos y el de los países más pobres—. Esto es consecuencia de la enorme desigualdad en el ingreso económico en la población, lo que hace que algunos segmentos de la sociedad más afluentes tengan comportamientos de riesgo diferentes a los de los más pobres (tabaco, alimentos procesados, etc.).

Debido a que la mayor parte de la población mundial vive en los países pobres, se calcula que el 70% de todos los casos de cáncer del mundo ocurre en esos países. Los más frecuentes a nivel global son el cáncer de mama, estómago, pulmón, hígado y colon, los cuales constituyen más del 50% de todos los casos de cáncer.

Se calcula que en el año 2008 se diagnosticaron 12,7 millones de casos de cáncer en el mundo y 7,6 millones de personas murieron de la enfermedad, calculándose que para el año 2030 se diagnosticarán 21 millones de casos de la enfermedad y para el año 2050, ese número subirá a 27 millones de casos. De acuerdo a la Organización Mundial de la Salud, si los países pobres del mundo no elaboran y ejecutan programas de control del cáncer en sus regiones, no habrá dinero que les alcance para tratar los millones de casos que se presentarán. Esa aseveración adquiere mayor impacto cuando se calcula que una tercera parte de los cánceres son prevenibles y otra tercera parte son cánceres que pueden detectarse temprano, y por tanto curarse.

LOS COSTOS DEL CÁNCER

Los costos que ocasiona el cáncer en la sociedad pueden medirse de varias maneras. Una es teniendo en cuenta el costo personal. El cáncer es una enfermedad muy cara y que ocasiona enormes gastos a los pacientes y sus familias. Existen algunos medicamentos, llamados medicamentos biológicos, que pueden costar hasta cien mil dólares al año. Sin duda que para una persona que no tiene seguro médico, el diagnóstico de cáncer representa un reto económico muy fuerte y es imposible que pueda acceder a los mejores tratamientos. Este hecho hace que su sobrevida no sea la más adecuada. Incluso para las personas que tienen un seguro médico los costos pueden ser enormes, por lo que se ha documentado en los Estados Unidos que el cáncer es la primera causa de bancarrota financiera.

Por otro lado también hay que tener en cuenta el costo total para un país, el cual suma todos los gastos que se ocasionan en tratar la enfermedad, y que en los Estados Unidos llega a 201 mil millones de dólares por año. Ese gasto total incluye el costo directo del cuidado del cáncer (77 mil millones de dólares) y los costos indirectos, causados por la pérdida de productividad debido a la muerte prematura de las víctimas del cáncer (estimado en 124 mil millones de dólares).

Obviamente que la situación es más desesperante en los países pobres, lugares en los que amplios sectores de la población no tienen cobertura de salud y donde el diagnóstico no solo es una condena de muerte, sino también el inicio de la ruina para la familia.

Más allá de a quién afecte y en qué circunstancias, una de las situaciones más dramáticas en la vida de una persona ocurre cuando ella misma se encuentra un bulto en alguna parte del cuerpo, o cuando el médico le dice que le ha encontrado un tumor tras un examen.

En el próximo capítulo veremos qué es un tumor, cómo se estudia y cómo se sabe si el tumor es un tumor benigno o maligno...

CAPÍTULO 5

Los tumores y el cáncer

Tengo un tumor doctor, ¿será que tengo cáncer?

Sin ninguna duda, una de las palabras que más temor y respeto despierta en un ser humano es la palabra "tumor" y esto porque el público piensa que la palabra tumor es sinónimo de la palabra cáncer. Cuánta gente pierde el sueño porque cuando el médico le dice que va a estudiar el pequeño tumor que le ha encontrado en la piel, cree que el diagnóstico de cáncer es seguro.

Nada más alejado de la verdad. Lo cierto es que la palabra tumor no significa mucho, no nos dice si el problema del paciente es inofensivo o malo, benigno o maligno, o sea no canceroso o canceroso. Lo único que la palabra tumor, del latín *tumere* (hinchazón), nos dice es que en alguna parte del cuerpo hay una formación de células que se han multiplicado exageradamente pero cuya naturaleza hay que determinar después de estudiarlo.

La palabra tumor es una palabra "educada", que pertenece al lenguaje médico. Un sinónimo de tumor, muy usado por los médicos y de connotación mucho más "educada", es la palabra "nódulo". Así, se habla de nódulo pulmonar, nódulo hepático, nódulo renal, nódulo superficial o profundo de la piel, para referirse a algún tipo de tumor, generalmente redondeado como una "bolita" en alguno de esos órganos. Los nódulos o tumores pueden ser "solitarios" cuando se encuentra un solo tumor, o "múltiples" cuando se encuentra más de uno. Al igual que la palabra tumor, la palabra nódulo tampoco dice si el nódulo es benigno o maligno.

Otra palabra medicamente "educada" es la palabra "masa", que implica la presencia de un tumor más grande que un nódulo. Así, se habla de una masa pulmonar, de una masa hepática, de una masa abdominal, cuando el tumor que se encuentra en alguno de esos órganos es grande e incluso en ocasiones puede palparse. Al igual que "tumor" y "nódulo", la palabra "masa" tampoco nos dice si lo que se tiene es cáncer o no.

Pero el lenguaje popular tiene también muchas palabras para referirse a lo que los médicos llaman tumor o nódulo. Algunas de esas palabras, son "bulto", "pelota", "chibola", "crecimiento", y los diminutivos de esas palabras, "bultito", "pelotita" o "chibolita".

¿CÓMO SE ENCUENTRAN LOS TUMORES?

Los tumores pueden ser encontrados por los propios pacientes, quienes al tocarse alguna parte del cuerpo sienten "un bultito" que les llama la atención. Los "bultitos" dolorosos, calientes y que enrojecen la piel son por lo general de tipo inflamatorio (por lo general infecciones) y no son cancerosos. Una notable excepción es un tipo raro de cáncer de mama llamado "carcinoma inflamatorio de la mama", el cual aparece como una zona dura, roja, caliente y dolorosa de la mama. Muchas veces estos tumores, (que constituyen aproximadamente el 4% de los casos de cáncer de mama) son tratados erróneamente como si fueran una infección.

Los tumores pueden ser también descubiertos cuando, por su ubicación, se produce un síntoma determinado que llama la atención del paciente y del médico. Un ejemplo de este caso es el tumor de cuello o de tórax que comprime el nervio frénico que controla el diafragma o músculo de la respiración, por lo que se produce un hipo constante que no se alivia por varios días o semanas. Otro síntoma muy común, y que puede indicar que un tumor está creciendo en las vías biliares, el hígado o el páncreas, es el color amarillo de la piel del paciente (ictericia).

Los tumores pueden ser muchas veces encontrados de casualidad, cuando, por ejemplo, se está examinando el abdomen de un paciente con una tomografía computarizada (*CT Scan* en inglés) para ver si hay piedras en la vesícula biliar y se encuentra un tumor del riñón que no daba ningún síntoma. Lo mismo sucede cuando por casualidad se hace una radiografía o tomografía computarizada del pecho en un paciente que sufre de alguna infección pulmonar y se descubre un tumor pulmonar que no da síntomas.

Si tú te encuentras un tumor al examinar tu cuerpo, es conveniente que veas inmediatamente al médico para que se determine la naturaleza del tumor. Muchas veces, un médico experimentado puede decir con solo tocar el tumor si este es benigno y no merece mayor atención, o si el tumor es sospechoso de cáncer y, por lo tanto, debe ser inmediatamente estudiado. Lo importante es buscar una consulta inmediata.

¿DÓNDE NACEN LOS TUMORES?

Los tumores pueden originarse en diversas partes del cuerpo —en la piel por ejemplo, pueden ser distinguidos a simple vista o pueden ser tocados dentro de la grasa—. Los tumores pueden ser más profundos y tocarse en el músculo, en el tendón o incluso pueden palparse en el hueso.

Pero los tumores también pueden encontrarse en órganos internos del pecho (tórax) y del vientre (abdomen). Obviamente los tumores del tórax sólo pueden descubrirse con algún tipo de examen de imagen como los rayos X, los sonogramas (o ecografías), las tomografías computarizadas o las resonancias magnéticas nucleares (MRI, por sus siglas en inglés). Por su parte, los tumores o masas abdominales pueden encontrarse palpando el abdomen y luego estudiándolos con cualquiera de los métodos de imagen mencionados anteriormente. También pueden encontrarse tumores en el cerebro, en el pulmón, en el riñón, la tiroides, el páncreas, el hígado y en general en cualquier órgano interno.

Los tumores pueden también ser encontrados en los espacios que existen entre los órganos. Por ejemplo, el espacio localizado entre los intestinos en el abdomen se llama "cavidad peritoneal" por lo que pueden encontrarse entonces los llamados tumores peritoneales. Del mismo modo, los tumores pueden encontrarse en la cavidad pleural o espacio localizado entre la pleura o cáscara del pulmón y la pared del tórax, y se habla entonces de un tumor pleural. Otro ejemplo es el tumor que puede encontrarse en el mediastino o espacio que existe en el tórax y está localizado entre el corazón, los pulmones y la columna vertebral, y en este caso se habla entonces de un tumor mediastinal.

Obviamente, cada una de las localizaciones en las que aparece un tumor tiene un significado médico determinado. Pero el punto que queremos dejar muy en claro es que el hecho de encontrar un tumor, nódulo, masa, bolita, pelotita o chibolita dentro del cuerpo *no nos dice si ese tumor es bueno o es malo*, es decir, si es o no es canceroso. La única manera de saber si el tumor es canceroso o no, es haciendo un examen muy importante llamado "biopsia".

LA BIOPSIA

Una vez encontrado e identificado el tumor, el médico puede ordenar una biopsia o estudio microscópico del tumor que consiste en extraer un pequeño trozo del tumor y estudiarlo bajo un microscopio.

Quiero ser claro en decir que *la única manera de saber si un tumor es o no es cáncer, es mediante una biopsia* o estudio microscópico de un pequeño trozo del tumor.

Existen múltiples métodos para poder extraer la "muestra" o biopsia del tumor, los cuales se escogen de acuerdo a la localización, tamaño y tipo de cáncer que se sospecha. En ocasiones, se prefiere tomar minúsculas partes del tumor, en otras, puede extraerse todo un órgano para examinarlo completamente.

Los siguientes, son los tipos más comunes de biopsia en la práctica médica.

1. Biopsia por aguja. Este es un tipo muy común de biopsia porque no se necesita "cortar" el tejido para sacar una muestra. Este tipo de biopsia se prefiere cuando se presentan nódulos evidentemente superficiales como en la glándula tiroides o la piel o en tejidos relativamente superficiales como el hueso o la mama. Pero las biopsias con aguja pueden hacerse también en tejidos u órganos internos o profundos como los pulmones, los riñones o el hígado. En estos casos, las biopsias se hacen bajo estricta visualización a través de una ecografía o "sonograma" o una tomografía computarizada. Es decir, estos exámenes de imagen "guían" el lugar al que se dirige la punta de la aguja.

De acuerdo al grosor de la aguja que se usa para obtener la biopsia, las biopsias por aguja son de dos tipos: biopsias por aguja fina y biopsias por aguja gruesa.

Las biopsias por aguja fina usan una agujita muy fina (como las que se usan para poner una vacuna) y una jeringa hipodérmica. En este tipo de biopsia, el médico dirige la punta de la aguja al nódulo, "hinca" el tumor y luego aspira líquido y células con la jeringa. Esa muestra es puesta en una lámina de vidrio y luego enviada al laboratorio para su examen microscópico. Este tipo de biopsia puede ser guiada también por una ecografía o tomografía computarizada.

Obviamente, la mayor ventaja de este tipo de biopsia es que no se necesita hacer ningún corte en la piel y puede hacerse en el consultorio externo del hospital o en la oficina del médico. Se puede además dar un diagnóstico inmediato, incluso el mismo día. La mayor desventaja es que a veces la cantidad de material que se obtiene no da un adecuado número de células para tener un diagnóstico preciso y hay entonces necesidad de repetir la biopsia con aguja o hacer otro tipo de biopsia.

Las biopsias por aguja gruesa, como su nombre lo indica, usan una aguja mucho más gruesa y necesitan anestesia local para no provocar dolor. En este tipo de biopsia, la aguja gruesa es introducida en el tumor y se obtiene un trozo cilíndrico o "tarugo" del tumor para su análisis.

Obviamente la principal ventaja de este tipo de biopsia (llamada *core biopsy* en inglés) es que se obtiene un trozo importante de tejido para el análisis, el cual no se hace tan rápido como el de la muestra de aguja fina. Por ser un tejido que necesita procesarse, el resultado de este tipo de biopsia puede demorar varios días.

Un tipo muy usado de este tipo de biopsia con aguja gruesa (*core biopsy*) es el que se hace en un nódulo de la mama. En este caso, la biopsia se llama "biopsia estereotáctica de la mama" porque la aguja gruesa localiza el nódulo o área sospechosa con la ayuda de una ecografía y deja unos pequeños trozos de metal (clips metálicos) en la zona biopsiada, los cuales servirán como puntos de referencia en el futuro.

2. Biopsia de médula ósea. Este es un tipo especial de biopsia con aguja gruesa que se hace en la médula o tuétano del hueso, órgano en el que se fabrican los elementos de la sangre y en el que se originan las leucemias o cánceres de la sangre. Debido a que la médula ósea es un órgano muy frecuentemente invadido mediante metástasis por diversos tipos de tumores, como el cáncer de mama, próstata o linfomas, parte del estudio de un paciente con estos tipos de cáncer puede incluir una biopsia de la médula ósea.

La biopsia de médula ósea se puede hacer teóricamente en cualquier hueso, pero se hace casi exclusivamente en el hueso de la cadera (hueso ilíaco). A diferencia de la aspiración de la medula ósea, en la que se obtiene sangre de la médula ósea con una aguja para su examen, la biopsia requiere sacar un "tarugo" o trozo cilíndrico del hueso de la cadera con una aguja gruesa. Esta biopsia requiere anestesia local y se hace para estudiar enfermedades de la sangre y descartar que el cáncer haya llegado a los huesos.

3. Biopsia quirúrgica: por escisión y por incisión. En ocasiones, es necesario obtener grandes porciones del tumor o incluso el tumor entero y los tejidos que lo rodean. En esos casos, el médico puede hacer una biopsia escisional o una biopsia incisional. En ambas biopsias hay que usar anestesia local y *hacer un corte de la piel* para obtener la muestra. La diferencia radica en que en la biopsia escisional, *se saca todo el tumor*, incluyendo los tejidos que lo rodean. En la biopsia incisional, también hay que usar anestesia local y cortar la piel, pero *solo se obtiene un trozo de un tumor grande*, no todo el tumor completo. En ocasiones, cuando el tumor está dentro del tórax o del abdomen, hay que usar anestesia general para hacer estos tipos de biopsia.

4. Biopsia endoscópica. Muchas veces los tumores están localizados en zonas internas del cuerpo a las que solo es posible llegar usando un aparato llamado "endoscopio" (de "*endo*" que en griego significa interno y "*scopio*" que significa mirar), con el cual es posible observar el interior de alguna parte del cuerpo. Existen diversos tipos de endoscopios, los cuales tienen su propia fuente de luz fría y cámara de televisión para observar y grabar el procedimiento.

Los endoscopios que observan el esófago, estómago y duodeno (primera parte del intestino delgado) se llaman gastroscopios; los que observan el colon o intestino grueso, colonoscopios; los que observan la nariz, rinoscopios; los que observan la laringe o caja de la voz, laringoscopios; los que observan la vejiga urinaria, cistoscopios; los que observan el útero, histeroscopios; los que observan los bronquios, broncoscopios; etc. Cada uno de esos aparatos puede usarse para examinar un órgano interno y obtener una biopsia, la cual se realiza con unas pequeñas pinzas que tienen los endoscopios.

5. Biopsia endoscópica de cavidades corporales. Estas son una variación de las biopsias endoscópicas. Mientras que en las biopsias endoscópicas se examina un órgano a través de un orificio natural (boca, nariz, ano, uretra), en la biopsia de cavidad corporal se tiene que hacer un corte para entrar a una cavidad del cuerpo, examinarla y tomar las biopsias necesarias. Un ejemplo es la "laparoscopía", en la que a través de pequeños cortes en la piel del abdomen se introduce un aparato llamado laparoscopio a la cavidad abdominal. Gracias a este laparoscopio se pueden ver los órganos internos y hacer cirugías importantes o tomar las biopsias necesarias. Otro ejemplo es la "toracoscopía", en la que a través de un corte entre las costillas, se introduce un aparato para estudiar y biopsiar los pulmones o el espacio entre la cáscara del pulmón y la pared del tórax (cavidad pleural). La mediastinoscopía es otro examen parecido, en el que el aparato se introduce al mediastino o espacio entre el corazón, la columna y los pulmones. En esta cavidad mediastinal crecen raros tumores, tales como linfomas y timomas o tumores de la glándula timo.

6. Biopsia a cielo abierto o exploratoria. En este tipo de biopsias, se tiene que hacer una operación grande y abrir el tórax (toracotomía) o el abdomen (laparotomía) para explorar los órganos y hacer las biopsias necesarias. Obviamente, esto se hace cuando los métodos menos invasivos no pueden ser usados y se hacen siempre bajo anestesia general.

CÓMO PREPARARSE PARA UNA BIOPSIA

La preparación depende del tipo de biopsia que se va a realizar. Una biopsia por aguja, hecha en el consultorio del médico, casi no requiere preparación, pero una biopsia endoscópica sí la requerirá. Es importante preguntar previamente si se está permitido consumir alimentos o líquidos antes de la biopsia.

Es también siempre aconsejable informarle al médico si se sufre de alergias a algún medicamento, así como informar sobre los medicamentos que se están tomando, incluyendo hierbas y suplementos. Esto porque muchos medicamentos pueden provocar un mayor riesgo de sangrado. Es posible que el médico te diga que tienes que dejar de tomar temporalmente algunos medicamentos como aspirina, Coumadina (warfarina) y antiinflamatorios no esteroidales (AINS, por sus siglas en francés) como el ibuprofeno. La razón, repito, es que diversos tipos de medicamentos pueden provocar un mayor riesgo de sangrado.

COMPLICACIONES DE LAS BIOPSIAS

La recuperación después de una biopsia depende también del tipo de biopsia que se haya hecho. Muchas veces la recuperación es inmediata y se pueden reiniciar las actividades normalmente; en otros casos habrá que guardar reposo. Es muy importante preguntar al médico si el sitio de la biopsia necesita algún tipo de cuidado y limpieza.

Como cualquier acto quirúrgico, es posible que la hemorragia (sangrado excesivo) y la infección puedan complicar una biopsia. La experiencia del médico y las condiciones higiénicas del lugar en el que se realiza la biopsia pueden determinar la frecuencia de esas complicaciones. Es muy importante entender, sin embargo, que, en general, el beneficio de una biopsia en diagnosticar el cáncer sobrepasa de largo a las posibles complicaciones que se puedan presentar.

PREGUNTAS QUE DEBEMOS HACERLE AL MÉDICO ANTES DE UNA BIOPSIA

¿Qué es lo que va a suceder durante la biopsia?

¿Quién realizará la biopsia?

¿Cuánto tiempo durará el procedimiento?

¿Va a ser doloroso?

¿Me darán anestesia local o general?

¿Existe riesgo de infección, sangrado u otros efectos secundarios después de la biopsia?

¿Cuáles son los riesgos de no hacerse la prueba?

¿Dejará la biopsia una cicatriz en mi cuerpo?

¿Tendré que permanecer en el hospital después de la biopsia?

¿Tendré que evitar alguna actividad después de la biopsia?

¿Necesito que alguien me lleve a casa después de la biopsia?

¿Cuándo voy a conocer los resultados de la biopsia?

¿Cómo voy a saber los resultados?

¿Quién me va a explicar los resultados?

¿Necesitaré someterme a algún examen o procedimiento adicional?

¿Cómo debo prepararme para la biopsia?

¿Existen restricciones sobre lo que puedo comer o beber el día anterior?

¿CÓMO SE PROCESA UNA BIOPSIA?

Una vez obtenida la biopsia, la muestra es remojada en formol, un líquido que "fija" los tejidos e impide que se descompongan. Una vez "fijado", el tejido es remojado en cera o parafina líquida caliente, la que al enfriarse, se solidifica con el trozo de tejido en su interior. Una vez solidificado, el "taco de parafina" con la muestra en su interior es cortado en finísimas "rebanadas" usando un aparato llamado "micrótomo". Esas "rebanadas" son luego coloreadas usando diversos tintes químicos, quedando listas para ser colocadas en láminas de vidrio que son las que examina el patólogo en el microscopio.

En ocasiones puede ser necesario hacer un diagnóstico inmediato de la biopsia, usualmente mientras los cirujanos esperan en la sala de operaciones. Esto ocurre cuando, por ejemplo, se necesita saber si el tumor del cual se ha obtenido la biopsia es o no maligno, para que así los cirujanos puedan decidir si deben ampliar el tipo de cirugía. Para eso se hace la llamada "biopsia por congelación", en la que la muestra de biopsia es congelada, coloreada y examinada al instante.

Si el procesamiento de la biopsia por congelación es instantáneo y el de las biopsias en formol y parafina demora de tres a cuatro días, mucha gente se pregunta, ¿y por qué entonces no usar solamente las biopsias por congelación? ¿No sería más rápido y más económico hacer solo biopsias por congelación? La respuesta es "no". Y eso es porque las biopsias por congelación no duran, no pueden ser preservadas y conservadas por mucho tiempo, mientras que las biopsias conservadas en los bloques de parafina pueden durar muchos años y es posible reanalizarlas en el futuro si fuera necesario.

EL RESULTADO DE LA BIOPSIA

El resultado de la biopsia puede obtenerse en un tiempo variable, dependiendo del tipo de examen practicado. En las biopsias con aguja fina, la lectura de la muestra se puede hacer al instante, lo mismo que en las biopsias por congelación. Otros tipos de biopsias podrán necesitar que las muestras sean procesadas de manera diferente para su interpretación y, dependiendo de la complejidad del caso, pueden necesitar segundas opiniones. En este caso, el resultado puede tardar hasta dos semanas.

¿QUIÉN INTERPRETA UNA BIOPSIA?

El médico que interpreta la biopsia es el patólogo (del griego *"pathos"*, enfermedad y *"logos"*, estudio) y la lectura de las biopsias se hace en el laboratorio de patología.

El médico patólogo está especializado en la lectura de las biopsias, sabiendo diferenciar entre los tejidos normales y los tejidos anormales. El médico patólogo es experto también en los análisis o exámenes de laboratorio de los líquidos y secreciones corporales y en el examen de los órganos para establecer los diagnósticos de las enfermedades.

No debemos confundir al médico patólogo con el citotecnólogo, quien es el profesional de la salud especializado en la interpretación de los cambios que experimentan las células en su forma y tamaño en los diferentes procesos que las afectan. Algunos ejemplos de esos cambios son los precancerosos, inflamatorios e infecciosos. El citotecnólogo no es un médico.

Cada biopsia es informada en un documento llamado "informe anátomo-atológico".

EL INFORME O REPORTE PATOLÓGICO

El informe o reporte patológico es un documento médico en el que el patólogo describe lo que ha visto en la biopsia que ha examinado y luego pronuncia el llamado diagnóstico histológico de la biopsia. El informe debe decir claramente si la muestra del paciente es benigna (no cancerosa) o maligna (cáncer). En el caso de que la muestra sea cancerosa, usualmente el patólogo realiza pruebas adicionales para conocer algunas características especiales del cáncer. Estos datos adicionales son muy útiles para que el oncólogo pueda escoger el tratamiento más adecuado para el paciente.

Los informes patológicos usan un lenguaje médico muy especializado porque son una comunicación directa entre profesionales médicos. En los Estados Unidos, los pacientes tienen derecho por ley a recibir una copia de su informe patológico, la cual puede ser usada si se desea obtener una segunda opinión. Si bien es cierto que los informes pueden variar ligeramente de laboratorio a laboratorio, un informe patológico debe contener la siguiente información:

➤ *Datos identificatorios.* Esta sección en la cabecera del informe contiene información acerca del médico que ordenó el examen, del patólogo que examinó la biopsia y del paciente a quien pertenece la muestra. Para eliminar la posibilidad de que el informe sea de una persona con el mismo nombre y apellido que otra, en esta sección se incluye siempre la fecha de nacimiento del paciente. El informe contiene también la fecha y la hora en que fue realizada la biopsia e incluso la hora en que la muestra fue recibida en el laboratorio de patología.

➤ *Datos clínicos.* Esta sección contiene algunos datos relativos a los síntomas del paciente y a las razones por las que se ordenó la biopsia. Es útil porque permite interpretar los datos de la biopsia en el contexto de la enfermedad del paciente.

➤ *Descripción de las características groseras de la muestra.* En medicina, "grosero" significa describir lo que se ve a simple vista, sin la ayuda del microscopio, y es lo que se llama descripción macroscópica (del griego *"macro"* que significa grande y *"scopio"* que significa mirar). Aquí el patólogo describe el color, peso y tamaño en centímetros de la muestra recibida por el laboratorio tal y como se vio a simple vista.

➤ *Descripción microscópica*. Esta sección contiene una detallada descripción de cómo se ve la muestra bajo el microscopio, cómo se ven las células, cómo están agrupadas y cómo invaden los tejidos adyacentes. El patólogo usa en su descripción términos muy técnicos y que pueden fácilmente confundir a la persona sin entrenamiento médico. Esta sección puede contener también información de algunas pruebas adicionales en la biopsia, tales como coloraciones especiales, análisis inmunológicos, de citometría, etc.

➤ *Diagnóstico*. Esta sección es muy importante porque en ella se especifica el tipo de tumor que tiene el paciente y usualmente se describe el grado de agresividad del cáncer. La agresividad se juzga de acuerdo al grado de anormalidad que muestran las células bajo el microscopio, lo que permite deducir la rapidez de crecimiento de las células malignas dentro del organismo del paciente. Esta información permite también deducir la probabilidad de que el tumor se disemine (metástasis).

➤ *Márgenes tumorales*. Esta sección es importante cuando se ha hecho una biopsia por escisión, es decir se ha extraído todo el nódulo o tumor y se incluye el tejido aparentemente sano que lo rodea. En estas condiciones hay tres posibles resultados:

♦ "Márgenes positivos" significa que se encuentran células cancerosas en el borde del material extirpado por lo que es necesario operar otra vez para extraer los tejidos cancerosos que se han quedado en la zona de la operación.

♦ "Márgenes negativos" o libres de enfermedad, significa que no se encuentran células cancerosas en el borde exterior de la muestra. Esto significa que se ha extraído todo el tumor, que no ha quedado cáncer en la zona de la operación.

♦ "Márgenes muy cercanos" es un resultado dudoso, ni negativo ni positivo, y significa que no se sabe si pueden haber quedado células cancerosas en la zona de la operación.

➤ *Comentarios.* En esta sección el patólogo escribe una nota sobre si algunas muestras han sido enviadas para pruebas adicionales o para una segunda opinión.

➤ Firma, nombre y dirección del laboratorio del patólogo.

El informe patológico es el documento más importante para establecer el diagnóstico de cáncer en un paciente y es la prueba de que el cáncer ha sido encontrado en el paciente. Ahora estamos listos para ver si el cáncer está recién empezando y se encuentra solamente localizado en el lugar en el que se lo encontró, o ya se ha extendido a los tejidos vecinos, o ya ha hecho metástasis, es decir, se ha extendido a órganos lejanos y amenaza la vida del paciente.

Estamos listos, entonces, para hacer lo que se llama el *estudio de la extensión del cáncer,* del cual trataremos en el próximo capítulo.

CAPÍTULO 6

Cáncer localizado versus cáncer diseminado y la extensión del cáncer

¿Cuán avanzado está mi cáncer, doctor?

Ningún paciente con cáncer debe empezar un tratamiento sin saber tres cosas fundamentales: el sitio u órgano en el que nació el tumor (tumor primario), el grado de agresividad del tumor (examinado en la biopsia del tumor) y la extensión o diseminación del cáncer.

En el capítulo 1 nos ocupamos del origen del cáncer, en el capítulo 5 nos ocupamos de la biopsia y en este capítulo nos ocuparemos de cómo se estudia la extensión o diseminación de la enfermedad.

Uno de los conceptos más importantes que aprende un médico que se está especializando en cancerología es que una vez diagnosticado, y antes de empezar cualquier tipo de tratamiento, el cáncer debe estudiarse en detalle para ver si se ha diseminado o no. Este concepto es tan importante que ningún paciente de cáncer debe empezar un tratamiento de su enfermedad sin conocer lo que se llama la "extensión de su enfermedad", es decir, sin saber si el cáncer se ha quedado sólo en el lugar en el que se originó o ya se ha extendido o avanzado a otros lugares.

Y esto por un hecho fundamental: El tratamiento del cáncer se escoge de acuerdo a cuán avanzada está la enfermedad.

LAS CARRETERAS DEL CÁNCER

Hasta ahora hemos visto que el cáncer nace en una célula, en un tejido y en un órgano determinados. Por ejemplo, el cáncer puede nacer en las *células* que forman los tubos de salida de leche en los *tejidos* de las glándulas mamarias en el seno. En este ejemplo, la célula está localizada en los pequeños tubos de salida de leche (ductos), el tejido es la glándula mamaria y el órgano es el seno o mama.

Pero como vimos en el capítulo 1, una de las características fundamentales del cáncer es que tiene la capacidad de diseminarse, de extenderse y de invadir otros tejidos, tanto cercanos o aledaños (siembra o metástasis local o regional) como órganos distantes (siembra o metástasis a distancia).

El cáncer que nace en el órgano es llamado "tumor primario" y las siembras se llaman metástasis o "tumores secundarios". Es más, se considera que la verdadera muerte por cáncer está causada por las metástasis y no por el tumor primario. Y si aceptamos entonces que el cáncer es capaz de diseminarse e invadir otros tejidos, la gran pregunta es: ¿Qué vías, qué caminos usan las células cancerosas para viajar a otros tejidos u órganos? La respuesta es: el sistema circulatorio y el sistema linfático.

EL SISTEMA CIRCULATORIO

Sabemos desde la escuela que el sistema circulatorio está compuesto por el corazón, las arterias y las venas. El corazón es la doble bomba mecánica que hace circular la sangre, bombeando la sangre llena de oxígeno a los tejidos a través de las arterias y recibiendo la sangre "sucia" sin oxí-geno a través de las venas. Esta sangre "sucia" sin oxígeno es bombeada a los pulmones para su "limpieza" y oxigenación, y luego regresa al co-razón para ser bombeada a los tejidos y reiniciar el ciclo circulatorio.

En este punto es importante recordar que la sangre es un tipo es-pecial de tejido que está compuesto por dos elementos importantes: el sólido (glóbulos blancos, rojos y plaquetas) y el líquido (plasma). Ob-viamente, los elementos sólidos están flotando en el elemento líquido y debemos decir que el sistema circulatorio no es perfecto en lo que se re-fiere al manejo del plasma o líquido de la sangre.

Lo que sucede es que a nivel de los tejidos, la circulación de la san-gre se hace a nivel de los capilares, tanto arteriales como venosos, en el llamado "lecho capilar". Los capilares (del latín "*capillum*" que sig-nifica cabello), son vasos sanguíneos tan delgados como un cabello y al hacer circular la sangre tienen un "problema": dejan "derramar" parte del plasma de la sangre a los tejidos.

Ese líquido se quedaría allí por siempre si no fuera porque existe un tercer sistema circulatorio, llamado sistema circulatorio linfático, el cual "recoge" el plasma derramado por los capilares arteriales y veno-sos y lo lleva directamente (y por su propia red) al corazón. Ese liquido "recogido" en los tejidos se conoce como linfa y contiene también nu-merosos glóbulos blancos en su interior, los que, como veremos des-pués, son importantes en la función de defensa del sistema linfático.

En resumen, entonces, el cuerpo humano tiene tres sistemas circu-latorios: el arterial (que lleva sangre arterial "limpia" rica en oxígeno), el venoso (que recoge sangre venosa "sucia" pobre en oxígeno) y el lin-fático (que recoge la *linfa* o líquido "derramado" en los tejidos por los capilares).

EL SISTEMA LINFÁTICO

Los capilares linfáticos nacen en los tejidos, en el mismo lugar en el que se conectan entre sí los capilares arteriales y venosos. Esos capilares linfáticos forman una red que "recoge" el líquido derramado en los tejidos por los capilares arteriales y venosos y lo lleva directamente al corazón a través de unos tubos llamados vasos linfáticos, que en su camino se van haciendo más y más gruesos.

Esa función de devolver el plasma derramado en los tejidos es una de las tres funciones del sistema linfático. Las otras dos importantes funciones son absorber las grasas de los alimentos en el intestino delgado y ser parte del sistema inmunológico o de defensa del organismo.

Solo a manera de ilustración, es importante saber que las grasas de los alimentos se absorben directamente a través de una red de capilares linfáticos situados en el intestino delgado y ese líquido linfático espeso lleno de grasa, es llevado directamente a la vena subclavia, una gruesa vena que tenemos debajo de la clavícula izquierda.

Con relación a la función de defensa, el sistema linfático es parte importante del sistema inmunológico. Para esto, los vasos linfáticos atraviesan en su trayecto aproximadamente de seiscientas a setecientas pequeñas estructuras del tamaño de un granito de arroz —llamadas ganglios o nódulos linfáticos— las cuales están distribuidas en todo el cuerpo pero son mucho más numerosas en el cuello, las axilas, las ingles y en la zona aledaña a la columna vertebral. Como veremos después, al estudiar el modo en el que se disemina el cáncer, estos ganglios linfáticos son muy importantes porque *son la primera estación en la que las células cancerosas se alojan* en su proceso de diseminación.

La relación que existe entre los vasos linfáticos y los ganglios linfáticos puede compararse con una gruesa red de pescador. Los conductos linfáticos serían las cuerdas de la red y los nudos de la red serían los ganglios linfáticos. La linfa es el líquido que circula en los vasos linfáticos.

Otros importantes órganos del sistema linfático son el timo, un órgano situado delante del corazón, las amígdalas en la garganta, las adenoides en la parte posterior de las fosas nasales y el bazo. Estos órganos sirven como lugares de "entrenamiento" de los linfocitos, un tipo de glóbulos blancos que son las células fundamentales de la defensa y que circulan tanto en la sangre como en la linfa de los vasos linfáticos.

Por lo que hemos visto, entonces, el sistema linfático conforma un "sistema de carreteras" que está presente en todos los tejidos del cuerpo. Este es el sistema de carreteras preferido de las células cancerosas para viajar de un lugar a otro en el cuerpo.

DISEMINACIÓN DEL CÁNCER

Imaginemos para ilustrar esta sección, que una mujer desarrolla un cáncer en la mama, y que este cáncer nace en células localizadas en la parte alta de la mama, cercana a la axila.

Durante algún tiempo, tiempo que varía de acuerdo a la agresividad del cáncer, las primeras células cancerosas permanecen localizadas en el seno, es decir, están en el sitio en el que han nacido (como ya hemos visto, en latín se dice *in situ*). Este cáncer *in situ* es considerado el tipo más temprano de cáncer que existe porque no ha tenido tiempo de diseminarse; se ha quedado en el sitio en que se originó.

Si pasa el tiempo y ese cáncer no es encontrado a tiempo (en el caso del cáncer de mama con una mamografía), el tumor empieza a crecer progresivamente en tamaño. El tamaño del tumor (que se abrevia con una T) es una característica muy importante del cáncer porque se considera que a mayor tamaño del tumor, mayor la posibilidad de que se disemine el cáncer. Si pasa el tiempo y ese tumor (T) no es encontrado y extraído, las células cancerosas buscan los vasos linfáticos que se encuentran a su alrededor y empiezan a viajar dentro de ellos. Ese viaje es interrumpido porque las células malignas son inmediatamente detenidas por "la policía inmunológica" en los nódulos o ganglios linfáticos (que se abrevia con una N) localizados en la axila del mismo lado del seno afectado.

Esas células cancerosas pueden quedarse durante algún tiempo en el nódulo linfático (N), y su proliferación hace que el ganglio crezca, pasando de ser un granito de arroz a una aceituna o un limón, completamente repleto de cáncer. Los médicos buscan siempre examinar las axilas de sus pacientes con cáncer de mama para detectar con sus dedos esos nódulos o ganglios sospechosos.

Se considera que apenas las células cancerosas llegan a los nódulos o ganglios linfáticos, algunas células cancerosas pasan este filtro y continúan su camino, pudiendo llegar a otros nódulos linfáticos y finalmente a la sangre (recordemos que los vasos linfáticos desembocan en las venas subclavias, localizadas debajo de las clavículas, venas que llevan sangre al corazón).

Una vez en la sangre, las células cancerosas tienen la capacidad de poder llegar a cualquier órgano del cuerpo, sea este el hueso, el pulmón, el cerebro, el hígado o cualquier otro lugar. Eso es lo que se llama una metástasis (que se abrevia con una M).

Al respecto, el estudio de las metástasis es un área de mucho interés para la investigación en el tratamiento del cáncer. Entender cómo viajan las células cancerosas, cómo llegan a los tejidos, cómo se implantan, qué elementos químicos necesitan para empezar a dividirse, etc., son importantes elementos que permitirán crear medicamentos que puedan bloquear las tan temidas metástasis. De hecho existe ya una disciplina llamada antiangiogenesis (de "*angio*" que significa vaso sanguíneo y "*génesis*" que significa formación) que ha producido una serie de medicamentos que bloquean la capacidad que tienen las células cancerosas de promover la formación de sus propios vasos sanguíneos y asegurarse así una adecuada nutrición.

Por lo dicho, es muy importante entonces que cuando una persona es diagnosticada con cáncer, este sea inmediatamente estudiado para ver si es que el cáncer sólo se ha quedado en el órgano en que nació (T) o se ha extendido ya a algún nódulo linfático cercano (N) o ya se ha sembrado en un órgano alejado formando una metástasis (M).

Eso se hace usando una serie de exámenes especializados, que al final se resumen en clasificar el cáncer según el sistema TNM.

EL SISTEMA TNM PARA CLASIFICAR LA EXTENSIÓN DEL CÁNCER

Este sistema fue inventado en 1943 por el profesor francés Pierre Denoix y fue adoptado por la Unión Internacional Contra el Cáncer (UICC) en 1953. En 1968 se publicó la primera edición del libro de clasificación del cáncer de acuerdo al sistema TNM. En la actualidad se usa la séptima edición, publicada en 2009.

Tal como lo describimos anteriormente, el sistema TNM usa el tamaño del tumor (T), la presencia o ausencia de nódulos o ganglios linfáticos invadidos por el cáncer (N) y la presencia o ausencia de metástasis (M) para clasificar el cáncer en etapas. La clasificación TNM es muy útil porque le permite al oncólogo determinar lo siguiente:

➤ Planear el tratamiento del cáncer, incluyendo el tipo de cirugía que se va a usar y si van a ser o no necesarios tratamientos complementarios con medicamentos como la quimioterapia o la radioterapia.

➤ Predecir el riesgo de recurrencia del tumor, es decir, la probabilidad de que el cáncer regrese después del tratamiento original.

➤ Predecir el pronóstico del cáncer, es decir, conocer cuáles son las futuras posibilidades de recuperación del paciente, elemento muy importante para determinar la calidad de vida del paciente después del tratamiento.

➤ Estandarizar el diagnóstico del cáncer usando un lenguaje común y que sea entendido no solo por los médicos del paciente sino también por oncólogos de todo el mundo, independientemente del lenguaje que usen.

➤ Determinar cuán efectivo ha sido el tratamiento que ha recibido el paciente.

➤ Ayudar en la investigación del cáncer porque permite comparar grandes poblaciones de pacientes afectados con el mismo diagnóstico y se pueden descubrir y evaluar nuevos y más eficaces tratamientos del cáncer.

Es importante saber que cada tumor tiene su propio sistema de clasificación TNM y que este sistema es muy útil para clasificar la gran mayoría de los cánceres. Las excepciones al sistema TNM son el cáncer de cerebro, los canceres en niños y los cánceres de la sangre como leucemias, linfomas y el mieloma múltiple, enfermedades que tienen sus particulares sistemas de estudio de extensión y clasificación.

A manera de ilustración, te proporciono el modelo general de uso del sistema TNM, haciendo la salvedad de que sólo debes usarlo como una guía porque cada tumor tiene su propio sistema TNM.

T: Indica el tamaño del tumor primario (órgano en que se origina el tumor).

➤ **Tx**: El tamaño del tumor no puede aún ser determinado (está en estudio).

➤ **Tis**: Cáncer *in situ* (el cáncer más temprano que se puede encontrar).

➤ **T0**: No hay signos de tumor (es raro pero hay cánceres que se originan en tumores tan pequeños que no se pueden encontrar).

➤ **T1**, **T2**, **T3**, **T4**: Diversos tamaños del tumor (varían de acuerdo al tipo de cáncer).

N: Indica el grado de invasión del ganglio o nódulo linfático por el tumor.

➤ **Nx**: La invasión del nódulo o ganglio linfático no puede aún ser determinada (está en estudio).

➤ **N0**: No hay células cancerosas en el nódulo o ganglio linfático.

➤ **N1**: Se encuentran células cancerosas o metástasis en los nódulos
o ganglios linfáticos regionales.

M: Indica la presencia de metástasis a distancia (implante de células
cancerosas en órganos alejados del órgano en que se inició el cáncer).

➤ **M0**: No hay metástasis a distancia.

➤ **M1**: Si se encuentra metástasis en órganos distantes (o sea más allá
de los nódulos o ganglios linfáticos regionales).

Vamos a poner un ejemplo. Imaginemos una mujer que se presenta
con el médico con un tumor en el seno derecho que mide dos centímetros, que no tiene siembra del tumor en los ganglios linfáticos de la
axila y que tampoco tiene siembras a distancia (metástasis). Ella tendría una clasificación TNM de **T1 N0 M0**. (Para el cáncer de mama, un
tumor T1 es aquel que mide menos de dos centímetros, T2 aquel que
mide entre dos y cinco centímetros y T3 aquel que mide más de cinco
centímetros).

AGRUPACIÓN DEL CÁNCER EN "ETAPAS" O GRADOS CON NÚMEROS ROMANOS

Aparte de estudiar el cáncer usando el sistema TNM, los médicos oncólogos usan también otro sistema para agrupar el cáncer de acuerdo
a su grado de avance o extensión. Este sistema agrupa al cáncer en "estadíos", grados o etapas. La palabra estadío (con acento en la "i") no
existe en el idioma castellano, es un anglicismo de la palabra inglesa
"*stage*" que significa grado o estado.

En muchos libros de cancerología escritos en español se han adoptado las palabras "estadío", "estadíos" y "estadiaje" para dar a entender la etapa del cáncer en que se encuentra un paciente. Aunque es más

propio y simple usar la palabra etapa, queremos incluirla en esta descripción porque puedes encontrarla en algún libro o revista.

El sistema de estadiaje del cáncer usa los números romanos I, II, III y IV (además del 0) para describir cuán avanzado se encuentra el cáncer. El estadío I es el más localizado y el IV el más avanzado o metastásico.

Esta es la clasificación por estadíos o etapas usando números romanos:

➤ **Estadío 0**: Cáncer *in situ*.

➤ **Estadío I**: El cáncer está localizado en alguna parte del cuerpo. El cáncer en estadío I puede ser completamente extirpado con cirugía si es lo suficientemente pequeño.

➤ **Estadío II**: El cáncer se encuentra en un momento llamado "localmente avanzado". Esto significa que ya puede tener metástasis a los nódulos o ganglios linfáticos, pero nunca a órganos lejanos (metástasis a distancia). Estos cánceres pueden ser tratados con cirugía, radioterapia o quimioterapia.

➤ **Estadío III**: Este tipo de cáncer es también "localmente avanzado" pero se diferencia del estadío II porque por lo general presenta un cáncer de mayor tamaño y con mayor invasión de los nódulos o ganglios linfáticos. Al igual que el sistema TNM, cada tumor tiene su propia clasificación de lo que es un estadío II o III. En este estadío III tampoco se encuentra metástasis a distancia o siembra del tumor a un órgano distante. El estadío III también puede ser tratado con cirugía, radioterapia o quimioterapia.

➤ **Estadío IV**: Aquí el cáncer ya ha formado metástasis o siembras a órganos distantes del lugar en que se originó y obviamente el cáncer está en una etapa avanzada. El estadío IV también puede ser tratado con cirugía, radioterapia o quimioterapia.

ESTUDIO DE LA AGRESIVIDAD DEL TUMOR

El término agresividad se usa en oncología para expresar el "comportamiento biológico" del cáncer, es decir cuál es la probabilidad que tiene de crecer y avanzar rápidamente. Un cáncer poco agresivo será entonces de crecimiento lento, mientras que un tumor agresivo será uno de crecimiento rápido y muy propenso a diseminarse a distancia y formar metástasis.

La agresividad del tumor puede estudiarse de varias maneras, siendo la más importante el examen microscópico de la biopsia del tumor. Recordemos que en la biopsia el médico patólogo mira directamente las células tumorales y por lo tanto puede darse cuenta de algunas características especiales de las células tumorales. Es en base a esos detalles que se ha establecido un sistema de clasificación de la agresividad del tumor basado en la apreciación del patólogo en estimar *cuán parecidas son las células malignas que está viendo en el microscopio a las células normales que le dieron origen.*

Por ejemplo, si un patólogo examina una biopsia de cáncer de próstata, debe darse cuenta e informar acerca de cuán parecidas son las células cancerosas que está observando a las células normales de la próstata. Si las células cancerosas son muy parecidas, se dice que el tumor es *bien diferenciado*, es decir poco agresivo. Si las células cancerosas son regularmente parecidas, se dice que el tumor es *medianamente diferenciado*, es decir de agresividad intermedia. Pero si las células cancerosas son muy poco parecidas o sea muy diferentes a las células normales que le dieron origen, se dice que el tumor es *pobremente diferenciado* o *indiferenciado*, es decir muy agresivo.

En base al examen microscópico, la agresividad de los tumores puede clasificarse numéricamente usando los grados G:

➤ **GX**: Por alguna razón, el grado no puede ser determinado (grado indeterminado).

➤ **G1**: Tumor bien diferenciado (bajo grado de agresividad).

➤ **G2**: Tumor moderadamente diferenciado (grado intermedio).

➤ **G3**: Tumor pobremente diferenciado (alto grado de agresividad).

➤ **G4**: Tumor indiferenciado (mayor grado de agresividad).

CÁNCERES QUE TIENEN SU PROPIO SISTEMA DE DETERMINACIÓN DE AGRESIVIDAD

Existen algunos tipos de cáncer, entre ellos el de mama y el de próstata, que tienen su propio sistema de evaluación de agresividad.

Agresividad del cáncer de mama: Sistema de Nottingham

Este sistema usa tres características del tumor para establecer un número o "*score*" de agresividad.

➤ **Capacidad de formar túbulos**: Los túbulos son los conductos por los que circula la leche en la glándula mamaria. Cuantos más túbulos normales se encuentran en el tumor, más diferenciado, más "normal" es el cáncer. El puntaje va de 1 a 3, siendo el 1 el más favorable y el 3 el más desfavorable.

➤ **Grado nuclear**: Es la evaluación del tamaño y de la forma del núcleo de las células cancerosas. Cuanto más grandes y deformes los núcleos de las células, más agresivo el tumor. El puntaje va de 1 a 3, siendo el 1 el más favorable y el 3 el más desfavorable.

➤ **Velocidad mitótica**: Mitosis es el fenómeno por el cual se dividen las células; cuanta más mitosis (células dividiéndose) se encuentra, más agresivos los tumores. El puntaje va de 1 a 3, siendo el 1 el más favorable y el 3 el más desfavorable.

Como vemos en las descripciones, cada una de esas características obtiene una puntuación entre 1 y 3, siendo 1 la mejor puntuación y 3 la peor. Una puntuación de 1 significa que las células y los tejidos del tumor se parecen a las células normales, y una puntuación de 3 se refiere a que las células son muy anormales. A continuación, se suman los puntajes de las tres características, obteniéndose un puntaje total que va de 3 a 9.

Por ejemplo, un tumor favorable o de poca agresividad sería aquel que tiene un *score* de 3, producto de sumar 1 en capacidad de formar túbulos, 1 en el grado nuclear y 1 en el número de divisiones celulares (1 + 1 + 1 = 3).

Del mismo modo, el tumor más agresivo sería el que obtiene 3 + 3 + 3 = 9.

Los puntajes se ordenan en tres grupos:

G1 (de bajo grado o bien diferenciado): tumor con un puntaje total de entre 3 y 5.

G2 (de grado intermedio o moderadamente diferenciado): tumor con un puntaje total de entre 6 y 7.

G3 (de alto grado o pobremente diferenciado): tumor con un puntaje total de entre 8 y 9.

Agresividad del cáncer de próstata: El sistema de Gleason

El sistema de Gleason se basa en el examen microscópico de las muestras de biopsia tomadas de la próstata y fue creado por el Dr. Donald Gleason en 1974. El patólogo examina la muestra para ver cuán similar es el tejido canceroso al tejido normal de la próstata. Debido a que las células cancerosas no se distribuyen de forma pareja en el tumor sino que se acumulan más en un lugar que en otro, lo que hace el patólogo es asignar un grado Gleason de entre 1 y 5 al sitio que tiene más células cancerosas (patrón primario) y luego asigna también un grado Gleason al sitio que tiene menos células cancerosas (patrón secundario). El número 1 es el más favorable, el número 5 es el menos favorable o agresivo.

La suma de esos dos grados Gleason (el primario y el secundario) nos da el *Score Gleason*. Es importante darse cuenta de que el grado Gleason es el que nos dice cuán diferenciado o indiferenciado es el cáncer en uno de los sitios con mayor o menor cantidad de tumor (patrones primario y secundario), mientras que el *Score Gleason*, es la suma de los dos números. De acuerdo a lo dicho, el *Score Gleason* más favorable sería el 2 (1 + 1), mientras que el más desfavorable seria el 10 (5 + 5).

El Comité Estadounidense Unificado Sobre el Cáncer recomienda agrupar las puntuaciones de Gleason en las siguientes categorías:

➤ **Gleason X**: El puntaje Gleason no puede ser determinado.

➤ **Gleason 2–6**: El tejido tumoral es bien diferenciado.

➤ **Gleason 7**: El tejido tumoral es moderadamente diferenciado.

➤ **Gleason 8–10**: El tejido tumoral es poco diferenciado o indiferenciado.

Es importante mencionar que el *Score Gleason* es sólo uno de los varios elementos que deciden el tratamiento del cáncer de próstata.

MARCADORES MOLECULARES Y GENÉTICOS COMO MEDIDA DE LA AGRESIVIDAD DEL CÁNCER

Es indudable que los métodos descritos para evaluar el riesgo del cáncer (sistema de Nottingham para el cáncer de mama y Gleason para el cáncer de próstata), entre otros, se basan en el uso del microscopio, un aparato inventado en el siglo XVII. Evidentemente, hacen falta métodos e instrumentos más modernos.

En la actualidad, se está probando el uso de los llamados "marcadores" moleculares y genéticos de los tumores para predecir el grado de agresividad del cáncer. Estos métodos están aún en su infancia al mo-

mento de escribir este libro. Se espera que en los próximos años los métodos que usan un microscopio sean reemplazados por métodos más
modernos y precisos que permitan llegar al tratamiento más óptimo
para el paciente con cáncer. En el capítulo 21, "El futuro del cáncer",
exploraremos algunas de las avenidas que nos ofrece el futuro en lo que
se han venido a llamar los "tratamientos personalizados".

Hasta ahora hemos visto que el cáncer se origina en un órgano y tejido
determinados y que el médico oncólogo estudia el caso para saber si el
tumor está localizado o está avanzado. Una vez que el médico tiene ya
el estadío TNM y el estadío I–IV del tumor, es necesario tomar la gran
decisión de empezar el tratamiento del cáncer. ¿Cómo se escoge el tratamiento? ¿Cuántos tipos de tratamiento existen? ¿Cuáles son las ventajas y desventajas de los diversos tratamientos?

Ese es el primer tema que tocamos en la siguiente parte de este libro.

SEGUNDA PARTE

TRATAMIENTO Y
supervivencia del cáncer

CAPÍTULO 7

El tratamiento del cáncer

Doctor, ¿qué tipo de tratamiento voy a recibir para mi cáncer?

Inmediatamente después de que el médico oncólogo determina el tipo de cáncer, la agresividad y otras características del tumor de su paciente, y sabe si el cáncer es localizado o ya se ha extendido, el profesional está listo para empezar el tratamiento de la enfermedad.

El tratamiento del cáncer tiene fama de ser intenso, agresivo y hasta cierto punto debilitante, lo cual no deja de ser cierto. Siendo el cáncer una enfermedad tan formidable, el tratamiento debe ser también de igual intensidad.

BREVE HISTORIA DE LOS DIVERSOS TIPOS DE TRATAMIENTO CONTRA EL CÁNCER

A continuación te presento una breve descripción de diversos tratamientos que más adelante trataremos en profundidad en capítulos asignados a cada uno.

Cirugía

Tal como vimos en el capítulo 2, siendo el cáncer tan antiguo como el hombre mismo, es posible que los antiguos brujos, sacerdotes y curanderos, guiados por sus creencias, hayan usado algún tipo de tratamiento elemental ahora perdido en la historia de los tiempos.

En la historia de Atossa, descrita en el capítulo 2, el Padre de la Historia, Heródoto, contaba que el médico griego Democedes trató el tumor de mama de la reina con cirugía. Ese hecho acaeció en el siglo VI a. C., lo cual nos indica que la cirugía fue probablemente el primer tipo de tratamiento que se usó contra el cáncer. Lamentablemente, la práctica de cirugías era muy poco frecuente dada la inexistencia de la anestesia.

Si bien es cierto que ya alrededor de 1850 se podía operar sin dolor (los dentistas fueron los que primero aprovecharon la anestesia), todas las operaciones terminaban muy mal porque las heridas se infectaban y con frecuencia los pacientes morían irremediablemente. Fue recién en 1867 que el médico inglés Joseph Lister descubrió la antisepsia (un método para prevenir y combatir infecciones), y con eso se logró un enorme desarrollo de la cirugía. Ahora ya se podía operar sin dolor y sin el gran peligro de una infección.

Es por eso que desde fines del siglo XIX empezaron las grandes escuelas quirúrgicas en el mundo, especialmente en Europa y los Estados Unidos, y el tratamiento de los tumores fue casi exclusivamente con cirugía, desarrollándose la especialidad de oncología quirúrgica.

Radioterapia

Un avance extraordinario en la ciencia ocurrió en 1896, año en que el físico alemán Wilhelm Conrad Roentgen descubrió los rayos X. En 1901 recibió el Premio Nobel e inmediatamente después se descubrió en Francia que dosis diarias de rayos X emanadas del elemento Radium podían hacer desaparecer algunos tumores. El resto es historia. A partir de esa fecha se inventaron más máquinas de radiación y se desarrolló el segundo tipo histórico de tratamiento contra el cáncer: la radioterapia, especialidad manejada por el oncólogo radioterapeuta. (Ver capítulo 9, "La radioterapia").

Quimioterapia

El tercer tipo histórico de tratamiento del cáncer, la quimioterapia, tuvo su origen teórico en 1916, año en que se descubrieron las sulfamidas, las primeras sustancias capaces de matar bacterias. Ese concepto, el de usar una sustancia química para lograr un efecto terapéutico, fue bautizado como quimioterapia. Pero la quimioterapia contra el cáncer nació recién durante la Segunda Guerra Mundial, cuando se descubrió que la mostaza nitrogenada, un gas usado en la guerra, era capaz de detener el crecimiento de las células madre de la sangre en la médula ósea. Increíblemente, ese venenoso gas usado para matar seres humanos en la guerra resultó luego ser muy útil en el tratamiento de algunos tipos de cáncer. Posteriormente, en los años cincuenta y sesenta, empezó el desarrollo de numerosos tipos de medicamentos que en la actualidad son manejados por el oncólogo médico o especialista en quimioterapia. (Ver capítulo 10, "La quimioterapia").

Hormonoterapia

Otro tipo de tratamiento del cáncer es el que usa las hormonas masculinas y femeninas para afectar el crecimiento de los tumores, principalmente del seno y de la próstata. La historia del descubrimiento del papel de los ovarios es muy interesante. En 1896, el médico inglés

George Beatson descubrió que si a una coneja se le extirpaban los ovarios, dejaba de producir leche. Al darse cuenta de que los ovarios tenían "algún tipo de control" sobre las mamas, Beatson postuló que si se extirpaban los ovarios de una mujer con cáncer avanzado de mama, el tumor dejaba de crecer. Desde esa época la manipulación hormonal, ya sea a través de la cirugía o de medicamentos que bloquean las hormonas de los ovarios, es un importante tratamiento en el cáncer de mama.

Del mismo modo, pero cincuenta años después, el médico canadiense Charles Huggins descubrió que la manipulación de las hormonas de los testículos podía influir sobre el crecimiento del cáncer de próstata. Ese descubrimiento le valió el Premio Nobel de Medicina y Fisiología del año 1966. En la actualidad, los tratamientos hormonales son muy importantes en el manejo del cáncer de mama y de próstata, y su administración la hacen generalmente los médicos oncólogos. (Ver capítulo 11, "La hormonoterapia").

Inmunoterapia

Otro tipo de tratamiento contra el cáncer tuvo sus orígenes en 1850, cuando científicos alemanes observaron que si un tumor canceroso se infectaba, este podía disminuir de tamaño. Creyendo entonces que el tumor podía contener algún "elemento" que se "despertaba" por la infección y podía combatir el cáncer, en ese entonces se hicieron los primeros intentos de inyectar preparados hechos con tumores al paciente con cáncer y así aprovechar ese "elemento desconocido". Lamentablemente, los experimentos no tuvieron ningún éxito.

Tuvieron que pasar cien años hasta que el científico argentino César Milstein y su colega, el alemán Georges Kohler, descubrieron los anticuerpos monoclonales, mérito por el cual ganaron el Premio Nobel de Medicina y Fisiología en 1984. En la actualidad se han desarrollado una serie de medicamentos que aprovechan la capacidad de esos anticuerpos monoclonales para destruir el cáncer. Esos llamados medicamentos biológicos son administrados por los médicos oncólogos. (Ver capítulo 12, "La inmunoterapia").

Tratamientos dirigidos

Los tratamientos dirigidos se empezaron a desarrollar recién en los años noventa y aprovechan el conocimiento que se está obteniendo del modo en que las células cancerosas se dividen, se nutren y mueren. En otras palabras, conociendo los secretos íntimos de las células cancerosas es posible preparar medicamentos que interfieran con esos procesos. El ser tan específicos los distingue de la quimioterapia, tratamiento que no solo destruye las células cancerosas, sino que afecta también negativamente a las células sanas. Los tratamientos dirigidos solo actúan contra las células cancerosas, respetando las células normales. (Ver capítulo 13, "Los tratamiento dirigidos contra el cáncer").

¿CUÁNTOS TIPOS DE MÉDICOS ESPECIALISTAS EXISTEN EN EL TRATAMIENTO DEL CÁNCER?

Se acepta que existen tres tipos principales de especialistas en el tratamiento del cáncer: el cirujano oncólogo, el médico oncólogo y el radioterapeuta oncólogo.

El *cirujano oncólogo* es un profesional que, después de completar sus estudios de Medicina, se especializa al menos cuatro años en cirugía general y luego se subespecializa entre dos y tres años en la cirugía de algún tipo especial de cáncer, el cual se determina generalmente por la región del cuerpo en la que se localiza el tumor. Es así que hay cirujanos oncólogos especializados en cirugía de la cabeza y del cuello, del abdomen, de las mamas, de las vías urinarias, del área ginecológica, etc.

El *médico oncólogo* u *oncólogo médico* es un profesional que después de completar sus estudios de Medicina, se especializa durante tres años en medicina interna (las enfermedades del adulto) y luego se subespecializa durante tres años en el tratamiento del cáncer usando medicamentos. Al no ser cirujano, este tipo de especialista no opera y su campo de acción se centra en el uso de la quimioterapia, las hormonas, los agentes biológicos y los tratamientos dirigidos.

El *médico radioterapeuta* es un profesional que después de completar sus estudios de Medicina, completa un año en medicina general y luego se subespecializa durante tres años en el tratamiento del cáncer usando las modernas máquinas de rayos X de alta energía.

¿CÓMO SE ESCOGEN LOS TRATAMIENTOS DEL CÁNCER?

Se calcula que existen aproximadamente doscientos tipos de cáncer, cada uno diferente del otro y cada tipo de cáncer tiene un tratamiento diferente. El arte del médico oncólogo es escoger el mejor tratamiento para el tipo particular de cáncer que tiene su paciente.

Uno de los avances más importantes en el tratamiento del cáncer empezó a desarrollarse a comienzos de los años ochenta y es el llamado "tratamiento multidisciplinario" del cáncer. Esto significa que el mayor beneficio en el tratamiento del cáncer se obtiene cuando todos los especialistas se reúnen para analizar el caso del paciente y decidir cuál es el mejor tratamiento o la mejor secuencia de tratamientos para controlar la enfermedad.

Dependiendo del tipo y la extensión del cáncer, se puede empezar el tratamiento con cirugía o radioterapia y luego continuar con quimioterapia, o empezar con quimioterapia y luego continuar con cirugía. Ese es el arte de la oncología, saber escoger el mejor tratamiento para controlar la enfermedad y beneficiar al paciente.

Es importante decir que para poner orden en el tipo de tratamiento y sobre todo para usar los tratamientos que verdaderamente hayan demostrado efectividad en diversos estudios científicos, en los Estados Unidos el tratamiento inicial del cáncer está más o menos estandarizado. Coordinar la estandarización de los tratamientos del cáncer es, entre otras, la función principal de una organización llamada Red Nacional Amplia del Cáncer (National Comprehensive Cancer Network o NCCN). Esta importante organización publica las guías de tratamiento de cáncer en los Estados Unidos y puede ser accedida en www.nccn.org.

Los principales y más prestigiosos centros de cáncer de los Estados Unidos y el mundo respetan las directivas de tratamiento de la NCCN.

LA PRIMERA CITA CON EL ONCÓLOGO

Debido a que el choque psicológico originado por el diagnóstico del cáncer puede nublar la memoria y provocar confusión, es importante que sepas cómo conducir la primera cita con el oncólogo. Es importante que lleves una libreta o una grabadora (debes pedirle permiso al médico para grabar la conversación) y que vayas acompañado por un amigo o familiar de confianza. No tengas miedo de preguntar y pídele al médico que hable despacio para que puedas tomar notas.

Por más que parezca una simpleza, al sacar la cita para la primera consulta con el oncólogo debes preguntar y apuntar cuidadosamente la dirección del médico, incluyendo el número de la oficina y alguna guía para facilitar la ubicación del consultorio. Debes preguntar también qué tipo de documentos o exámenes debes llevar a la primera consulta, algunos de los cuales pueden incluir:

➤ tarjetas del seguro médico

➤ informes de la operación (informe quirúrgico)

➤ informes de radiografías y otros exámenes de imagen (*CT Scan*, sonogramas (o ecografías), MRI, etc.)

➤ resultados de exámenes de sangre

➤ nombres y teléfonos de médicos que se han visto antes

➤ informes de patología (resultados de las biopsias)

➤ láminas de las biopsias (pequeñas láminas de vidrio en las que están las muestras de la biopsia)

➤ lista de los medicamentos que se están tomando

➤ lista de las preguntas que se le quieren hacer al oncólogo en esta primera visita

En esta primera visita, además de conocer al oncólogo, también podrás conocer a otros miembros del equipo médico y, lo más importante, conocerás el plan de tratamiento que el oncólogo ha establecido para ti.

¿QUÉ DEBE PREGUNTARSE ANTES DE EMPEZAR CUALQUIER TRATAMIENTO?

La siguiente es una lista parcial de las preguntas que debes hacerle al oncólogo antes de comenzar el tratamiento:

➤ ¿Cuál es mi diagnóstico exacto? ¿Qué tipo de cáncer tengo?

➤ ¿Se ha diseminado el cáncer? Si es así, ¿dónde? ¿Cuál es la etapa de la enfermedad?

➤ ¿Cuál es el objetivo del tratamiento? ¿Me podrá curar, o es solo para evitar que el cáncer se disemine?

➤ ¿Cuáles son mis opciones de tratamiento? ¿Qué me recomienda? ¿Por qué?

➤ ¿Cuáles son los beneficios que se esperan de cada tipo de tratamiento?

➤ ¿Cuáles son los riesgos y posibles efectos secundarios de cada tratamiento? ¿Cómo se pueden manejar los efectos secundarios?

➤ ¿Quedaré infértil como consecuencia del tratamiento? ¿Se puede hacer algo al respecto? ¿Debería considerar el almacenamiento de esperma o de óvulos?

➤ ¿Qué puedo hacer para prepararme para el tratamiento?

➤ ¿Con qué frecuencia recibiré los tratamientos?

➤ ¿Cuánto tiempo durará mi tratamiento?

➤ ¿Tendré que cambiar mis actividades normales? Si es así, ¿por cuánto tiempo?

➤ ¿Cuánto costará el tratamiento? ¿Mi seguro cubrirá los costos?

➤ ¿Qué nuevos tratamientos se están estudiando para el tipo de cáncer que tengo?

➤ ¿Existe un estudio clínico apropiado para mí en este momento o va a empezar con un tratamiento estándar primero? (Los estudios clínicos son tratamientos experimentales que veremos con mas detalle en el capítulo 15).

Una vez decidido el tipo de tratamiento que recibirás, ya estás listo para recibirlo. En los siguientes capítulos revisaremos los principales tipos de tratamiento del cáncer: cirugía, radioterapia, quimioterapia, hormonoterapia, inmunoterapia y tratamientos dirigidos.

CAPÍTULO 8

La cirugía

El método más antiguo
en el tratamiento del cáncer

Como mencionamos antes, este es probablemente el tipo más antiguo de tratamiento contra el cáncer que empleó el ser humano. La cirugía tiene como objetivo principal remover no solo el cáncer, sino también las zonas aledañas al tumor maligno. Con excepción de algunos tipos de cáncer superficiales de la piel, el tratamiento quirúrgico del cáncer se hace siempre en la sala de operaciones y bajo algún tipo de anestesia. Pero además de remover el tumor, la cirugía tiene otros usos no menos importantes tales como ayudar a diagnosticar el cáncer, conocer la extensión de la enfermedad y contribuir al control de la enfermedad al ser usada en concierto con los otros tipos de tratamiento.

Dependiendo del tipo y extensión de la enfermedad, el tipo de cirugía es diferente para cada paciente y el nivel de tolerancia por parte del paciente también es variable. Muchos pacientes la tolerarán perfectamente bien, mientras que otros podrán sufrir serios efectos secundarios. En la actualidad, las grandes operaciones del pasado se están reemplazando con los llamados métodos quirúrgicos poco invasivos, tales como las fibras ópticas y las microcámaras, que permiten hacer amplias operaciones con mínimos efectos secundarios para el paciente.

UNA CREENCIA MUY POPULAR: LA CIRUGÍA PUEDE HACER QUE EL CÁNCER SE EXTIENDA

Antes de describir algunos aspectos importantes con respecto a la cirugía del cáncer, quiero discutir una creencia muy extendida y que produce mucha angustia en pacientes y familiares: que el operar un cáncer va a hacer que este se disemine y acelere la muerte del paciente. Lo cierto es que desde hace más de cien años se ha venido estudiando este asunto sin haberse demostrado que esa afirmación sea cierta. Algunos estudios experimentales en animales indicarían que la manipulación quirúrgica del tumor puede hacer que se formen siembras o metástasis del tumor, pero lo cierto es que no existen estudios en seres humanos que lo confirmen. Por otro lado, es muy sabido que en personas sanas, sin signos de cáncer, pueden encontrarse algunas células cancerosas circulantes, las cuales nunca causarán la enfermedad. Por lo que se concluye que el hecho de que algunas células cancerosas puedan circular en la sangre, ya sea espontáneamente o después de una cirugía, no es ninguna señal de que el cáncer se disemine en el futuro.

De todas maneras es muy importante decir que los cirujanos especialistas en cáncer operan siguiendo estrictas reglas de manipulación y corte tanto del tumor como de los tejidos adyacentes a dicho tumor. Del mismo modo, la toma de biopsias con agujas cada vez más finas minimizan la posibilidad de que la diseminación de un tumor ocurra como consecuencia de una biopsia.

Debemos concluir entonces diciendo que así como no existen estudios que demuestren que la manipulación del tumor favorece la aparición de metástasis, incontables estudios sí demuestran el valor que tiene la cirugía en el control del cáncer. De tal modo que debo decirte que, de acuerdo al estado actual de la ciencia, el no operarte de un cáncer por temor a que el tumor se pueda diseminar sería un error tan grave que podría costarte la vida.

TIPOS DE CIRUGÍA DEL CÁNCER

La cirugía contra el cáncer es de varios tipos, los cuales se diferencian por la finalidad de la operación. Estos son algunos de ellos:

Cirugía curativa. Es la que remueve todo el tumor y los tejidos adyacentes. Es mucho más efectiva cuando el tumor se detecta temprano y está localizado en el órgano afectado. Cuando se emplea la cirugía curativa se dice que este es el tratamiento primario del cáncer.

Cirugía de diagnóstico. Es la que vimos cuando revisamos las biopsias. Este tipo de cirugía extrae ya sea el tumor entero o en parte para su estudio microscópico.

Cirugía preventiva. Este tipo de cirugía extrae tejidos que, a pesar de no ser cancerosos, tienen un alto potencial de convertirse en cáncer. Este es el caso de los pólipos del intestino grueso por ejemplo, que en el 10 a 20% de los casos se convierten en cáncer. Algunas lesiones precancerosas de la boca, la garganta (leucoplasias) y de la piel también caen en esta categoría.

Cirugía de estadiaje. Es la que se hace para evaluar el grado de extensión del cáncer. Las extensas y traumáticas antiguas operaciones llamadas laparotomías y toracotomías exploratorias (en el abdomen y tórax respectivamente) están siendo reemplazadas por el laparoscopio, un instrumento en forma de tubo con su propia fuente de luz y cámara de televisión que se introduce en las cavidades para su exploración.

Cirugía de citoreducción. Es aquella que se hace cuando el tumor es extenso y ha invadido tejidos y órganos cercanos. En esta cirugía se trata de "reducir" o extraer la máxima cantidad de cáncer para que el tratamiento subsecuente, ya sea quimioterapia o radioterapia, pueda actuar con mayor efectividad.

Cirugía paliativa. Es aquella que se hace cuando el cáncer esta avanzado; no tiene ninguna intención curativa sino que se hace para aliviar los síntomas ocasionados por el cáncer. Este tipo de cirugía tiene como objetivo principal darle calidad de vida al paciente con cáncer avanzado.

Cirugía reparativa o reconstructiva. Es aquella que se hace para restaurar la anatomía de alguna parte del cuerpo que ha quedado deformada o mutilada como efecto del tratamiento. La cirugía reparativa de las mamas, por ejemplo, se hace con la finalidad cosmética de reemplazar el seno extirpado. Algunos tipos de cirugía de boca y garganta tienen la misma finalidad.

Cirugía de soporte. Es aquella que se hace para ayudar a otros tipos de tratamiento del cáncer. Un ejemplo es la colocación quirúrgica de una puerta de inyecciones para administrar quimioterapia en la zona debajo de la piel de la clavícula. Otro ejemplo es la colocación de catéteres (tubos de plástico) en el hígado para la administración de quimioterapias o la implantación de pastillas de radioterapia en cavidades corporales (cuello del útero).

TIPOS ESPECIALES DE CIRUGÍA DEL CÁNCER

No todas las cirugías se hacen usando el clásico bisturí en la sala de operaciones. La tecnología ha avanzado tanto que en la actualidad una serie de modernos instrumentos están reemplazando al todavía muy útil bisturí.

Cirugía con láser. Un rayo láser no es más que un haz de luz de tan alta energía que puede cortar la piel y los tejidos, por lo que puede reemplazar al bisturí. Debido a que su manipulación es mucho más precisa que la de un bisturí, el uso del láser es preferido en zonas del cuerpo que requieren de gran precisión, tales como el ojo y la laringe. Aumentando el nivel de energía del láser, este puede ser usado para vaporizar tejidos. Esta técnica, llamada fotoablación o fotocoagulación, es muy útil en ciertos tipos de cáncer de garganta, hígado, tráquea o esófago y se hace generalmente usando tubos de endoscopia.

Criocirugía. Es la técnica que usa la congelación para eliminar los tejidos cancerosos. Puede usar sustancias como el nitrógeno líquido o tubos de metal a temperaturas muy bajas. Se usa para eliminar lesiones precancerosas en el cuello del útero, el pene o en la piel. También puede ser usada en el tratamiento de algunos tipos de cáncer de hígado y de próstata.

Electrocirugía. Es la que usa un aparato que produce corriente eléctrica de muy alta frecuencia, la cual puede destruir lesiones precancerosas en la boca, la garganta o la piel.

Cirugía de Mohs. Este es un tipo especial de cirugía de cáncer de piel y se usa cuando el tumor está muy cerca de zonas delicadas como los ojos o la nariz. Lo que se hace es sacar "rebanadas" del tumor, las que se miran inmediatamente bajo el microscopio para ver si todavía contienen cáncer. En el momento en que el cirujano ya no observa cáncer en la "rebanada" que acaba de extraer, se acaba la operación.

Cirugía laparoscópica. Es la que se hace en el abdomen mediante el uso de un aparato llamado laparoscopio. El laparoscopio es un instrumento que tiene forma de tubo, el cual se introduce dentro del vientre haciendo un pequeño corte de menos de un centímetro en la pared abdominal. El tubo tiene una fuente de luz fría, lo cual permite ver claramente los órganos internos de la pelvis y del abdomen. A través de otros pequeños cortes se introducen uno o dos tubos más, los cuales tienen manubrios que permiten que el cirujano pueda operar. Previamente, y con el objeto de que la pared del abdomen esté alejada de la zona que se va a operar, el vientre se infla como si fuera un globo, usando el gas bióxido de carbono, el cual está normalmente presente en el organismo y es no explosivo (importante porque a través del laparoscopio pueden hacerse cauterizaciones eléctricas u otros procedimientos). Las operaciones laparoscópicas se hacen generalmente bajo anestesia general y permiten una rapidísima recuperación, comparadas con las antiguas y cruentas operaciones. En la actualidad es una de las más populares y se usa para el cáncer de colon, recto, hígado, próstata, útero y riñones.

Cirugía robótica. Es una variedad de la cirugía laparoscópica y una de sus variedades es la llamada cirugía Da Vinci. En la cirugía robótica, la actividad humana es parcialmente reemplazada por un robot y el cirujano maneja la máquina desde una consola cercana al paciente en la sala de operaciones. Su principal uso en cáncer es en la cirugía de la próstata.

Cirugía toracoscópica. Es también una variedad de la cirugía laparoscópica y consiste en operar los pulmones u otros órganos internos a través de un pequeño corte entre las costillas por el cual se introduce un tubo que tiene una cámara de televisión. Este tipo de cirugía es muy útil en tumores localizados en los pulmones. La ventaja sobre la antigua cirugía de tórax que prácticamente abría el pecho es innegable. La recuperación es muy rápida y la efectividad en el control del cáncer es similar al método antiguo.

PREGUNTAS QUE DEBEN HACERSE ANTES DE UNA CIRUGÍA DEL CÁNCER (ADAPTADAS DE LA SOCIEDAD AMERICANA CONTRA EL CÁNCER)

➤ ¿Cuál es el objetivo de la operación? ¿Es para extraer todo el cáncer o solo para extraer una parte o es solo para aliviar algún problema que el tumor está causando?

➤ ¿Cuáles son las probabilidades de que la operación sea exitosa?

➤ ¿Hay algún tratamiento diferente de la cirugía que pueda tratar mi cáncer o aliviar mi problema?

➤ ¿Será necesario usar otros tratamientos contra el cáncer, tales como la quimioterapia o la radiación, antes o después de la cirugía?

➤ Aparte del cáncer, ¿estoy lo suficientemente sano como para soportar el estrés de la cirugía y la anestesia?

➤ Doctor, ¿está usted certificado por la Junta Americana de Cirugía y/o la junta de la respectiva especialidad? (Esto debido a que la mayoría de los cirujanos oncólogos tienen, además de la certificación por la Junta Americana de Cirugía, una certificación por una subespecialidad —como cirugía de cáncer de cabeza y cuello, por ejemplo).

➤ Doctor, ¿cuántas operaciones como esta ha hecho anteriormente? ¿Cuál es su porcentaje de éxito? ¿Tiene usted experiencia en operar el tipo específico de cáncer que tengo?

➤ ¿Qué es lo que va a hacer exactamente en la operación? ¿Qué órgano o parte de mis órganos va a extraer y por qué?

➤ ¿Cuánto tiempo durará la cirugía?

➤ ¿Quién le informará el resultado de la operación a mi familia?

➤ ¿Necesitaré transfusiones de sangre?

➤ ¿Qué puedo hacer para prepararme para la cirugía?

➤ ¿Qué es lo que debo esperar después de la cirugía? ¿Voy a tener mucho dolor? ¿Tendré tubos o catéteres después de la operación?

➤ ¿Cuánto tiempo tendré que estar en el hospital?

➤ ¿Cómo se afectará mi cuerpo por la cirugía? ¿Seguirá funcionando igual o sufrirá algunos cambios? De tenerlos, ¿serán permanentes algunos de los efectos?

➤ ¿Cuánto tiempo me tomará volver a mis rutinas habituales?

➤ ¿Cuáles son los posibles riesgos y efectos secundarios de la operación? ¿Cuál es el riesgo de muerte o discapacidad?

➤ ¿Qué pasará si decido no hacerme la operación?

➤ ¿Cuáles son las posibilidades de que la cirugía cure el cáncer?

➤ Si la cirugía no funciona, ¿podría probar otros tipos de tratamiento después?

➤ ¿Pagará mi seguro el costo de la cirugía?

➤ ¿Tengo tiempo para pensar en mis opciones o pedir una segunda
opinión?

LA SEGUNDA OPINIÓN

Un asunto que se percibe aún con mucha sensibilidad en medicina es el
de la segunda opinión. Muchos pacientes tienen temor de pedir una segunda opinión y, si lo hacen, lo hacen a escondidas porque piensan que
podrían herir el profesionalismo de su médico. Por su parte muchos
médicos, lamentablemente, se sienten todavía ofendidos por el paciente
que "duda" de su juicio. Lo cierto es que en los últimos años, y en un
viraje muy positivo, las segundas opiniones son más comunes y son más
aceptadas por médicos y pacientes y muchas compañías de seguros las
alientan e incluso pagan por ellas.

Si deseas obtener una segunda opinión, debes llevar todos los informes médicos y estudios que se hayan hecho para diagnosticar el cáncer.
Por lo general, no es necesario hacerse ningún nuevo examen auxiliar,
aunque en ocasiones el nuevo médico puede solicitar algún examen que
lo ayude a, precisamente, dar una segunda opinión.

Una vez obtenida la segunda opinión, es importante poner en una
"balanza" los pros y las contras de ambas opiniones y tomar la decisión
más conveniente.

EL CONSENTIMIENTO INFORMADO

Nunca olvidaré la llamada que recibí un día en mi programa de radio. Era la de un hombre muy nervioso y al borde del llanto que llamaba desde la sala de emergencias de un hospital. Al preguntarle por qué se sentía así, me dijo llorando que no quería firmar el documento "para que su hijo de quince años se muriera". Lo que había pasado es que el buen hombre había llevado a su hijo a la emergencia por unos dolores de vientre y los médicos habían diagnosticado una apendicitis aguda y por tanto tenían que operarlo. Como parte de la rutina antes de la operación, el cirujano le pidió al hombre que firmara el consentimiento informado, en el cual, además de los obvios beneficios de la operación, enumeraba también los posibles efectos secundarios de la cirugía, entre los que se incluían infecciones, sangrado y *la muerte* del paciente. El hombre desesperado al leer esa parte del documento nos llamó a la radio para pedir orientación.

Obviamente le hicimos entender que debía permitir la operación porque, como todos sabemos, una apendicitis que no se opera puede complicarse muy gravemente. Le dijimos que ese documento que el médico le había presentado para su firma se llamaba "consentimiento informado", y en él no solo se exponen claramente los beneficios de la operación, sino también sus complicaciones, entre ellas la muerte del paciente. Le explicamos que en esa situación, los beneficios de operar al niño eran enormemente altos, en comparación con la rareza de los efectos secundarios (incluida la muerte). Le hicimos entender que la muerte por complicaciones de una apendicitis no operada era casi segura, en comparación con la rareza de que un niño se muera por una complicación quirúrgica. Estamos seguros de que el hombre permitió la operación de su hijo y eso le salvó la vida.

El consentimiento informado es un documento muy importante. En él el cirujano describe todos los aspectos del tratamiento y todo consentimiento informado debe contener la siguiente información:

➤ El diagnóstico exacto, la condición médica del paciente antes de la operación y la explicación de por qué la cirugía es necesaria.

➤ El objetivo de la cirugía.

➤ Cómo se hará la cirugía.

➤ Cuál será el beneficio que se obtendrá de la cirugía.

➤ Cuáles serán los riesgos para el paciente durante la cirugía.

➤ Cuáles son las complicaciones de la cirugía.

➤ Qué otras opciones de tratamiento hay para el tipo de cáncer que afecta al paciente.

Es muy importante leer bien y entender el consentimiento informado porque con tu firma reconoces que has entendido y que aceptas todo lo que el cirujano está proponiendo y que no hay garantía absoluta de que la cirugía tenga el objetivo que se propone. No tengas miedo de hacer todas las preguntas que se te ocurran y, si es posible, pídele a un familiar o amigo que te ayude a leer e interpretar este importante documento.

PREPARACIÓN PARA EL ACTO QUIRÚRGICO

Es importante que tengas una adecuada evaluación del riesgo preoperatorio. Para esto, tu cirujano te enviará con un médico internista quien evaluará tu estado general antes de la operación. Este médico ordenará exámenes de sangre, de orina, una radiografía de pecho y, de acuerdo a tu historia, podrá o no consultar con algún especialista como un cardiólogo, por ejemplo. Es muy importante que menciones todos los medicamentos que estás tomando (incluyendo suplementos y hierbas) y que menciones tus alergias a algún tipo de medicamento y tus experiencias con previas operaciones, si las has tenido. Es muy importante también obedecer al pie de la letra todas las indicaciones previas a la cirugía, tales como hasta qué hora comer o tomar líquidos.

Es también importante que conozcas al anestesiólogo que tendrá a su cargo ese importante elemento de la cirugía. La gran mayoría de los hospitales disponen que los anestesiólogos visiten a los pacientes la noche previa a la operación. El anestesiólogo discutirá si la anestesia que va a usar será de tipo local, regional o general, y es preciso que hagas todas las preguntas que se te ocurran.

DESPUÉS DE LA OPERACIÓN

Inmediatamente después de la operación, serás llevado a la sala de recuperación, lugar en el que generalmente las visitas de los familiares estén muy restringidas. La recuperación dependerá del tipo de anestesia que hayas recibido y es posible que cuando despiertes encuentres que algunos tubos o *drenajes* salen de la zona operada. Estos drenajes son muy importantes porque permiten que las secreciones sanguinolentas puedan ser eliminadas del lugar de la operación, secreciones que de no ser evacuadas podrían causar graves infecciones. Generalmente los drenajes permanecen unos pocos días y si te dan de alta con alguno de ellos, debes preguntar cómo manipularlo y mantenerlo en casa.

Es importante obedecer estrictamente las indicaciones de los cirujanos acerca del momento de tomar líquidos o comer algo. Pueden ocurrir graves complicaciones cuando algún familiar, generalmente en un acto de buena fe, te da algo de comer o beber.

Otro aspecto muy importante en esta etapa de recuperación es la de movilizarse precozmente. Como decía mi profesor de cirugía, hay que hacerle entender a los pacientes y sus familiares que cuando los cirujanos ordenan levantar de la cama y hacer caminar al recién operado, no es por "crueldad" sino para prevenir problemas de coagulación en las venas de las piernas o la pelvis y para activar el sistema respiratorio haciendo que los pulmones ventilen mejor y puedan prevenirse las neumonías.

YA EN CASA DESPUÉS DE LA OPERACIÓN

La salida de alta depende de muchos factores y solo el cirujano que te operó es el que puede autorizar que salgas a casa. Antes de salir, asegúrate de entender las siguientes cosas:

➤ Cómo vas a cuidar de tu herida y los drenajes en casa. Un drenaje es un tubo de plástico o una lámina de plástico que tiene un extremo en la zona que se operó y el otro sale por la herida y sirve para que las secreciones (suero, pus, sangre) puedan salir del lecho operatorio y no se produzcan infecciones.

➤ Cuáles son los síntomas a los que debes estar atento porque podrían indicar que se puede estar presentando alguna complicación y podrías necesitar atención inmediata.

➤ Cuáles son los límites de tu actividad física, tales como conducir vehículos, trabajar, cargar objetos, etc.

➤ Cómo será tu alimentación, ¿tendrás alguna restricción en tu dieta? Asegúrate de preguntar cuál será el ritmo con el que empezarás a alimentarte, qué alimentos podrás consumir durante los primeros días y cuándo volverás a comer como siempre.

➤ Qué medicamentos tendrás que tomar y con qué frecuencia debes tomarlos. ¿Tendrás que tomar antibióticos? ¿Serán antes, después o durante las comidas? ¿Cómo tomarás los medicamentos para el dolor, y qué pasa si no funcionan?

➤ En caso de una urgencia, ¿sabrás a quién llamar? Asegúrate de llevar contigo el número telefónico de un profesional que pueda responder de inmediato a tus preguntas y pueda ayudarte a resolver problemas que puedan surgir (asegúrate de que te puedan responder en horas de la noche o madrugada y el fin de semana).

➤ Pregunta qué tipos de ejercicios de rehabilitación necesitas cuando estés en casa. Muchas veces, el paciente no hace ejercicios de rehabilitación por dolor, temor o falta de información, y eso hace que sus músculos se atrofien y agravan el problema.

➤ Pregunta cuándo será tu próxima cita para una reevaluación de tu operación.

CUÁNDO LLAMAR A TU MÉDICO DESPUÉS DE LA CIRUGÍA DE CÁNCER

Dicen que el sentido común es el menos común de los sentidos, y eso en referencia a que muchas veces no nos damos cuenta de lo obvio que nos sucede. Después de una operación no debes subestimar ni sobrevalorar ningún síntoma. Eso quiere decir que, usando el sentido común, sabrás que lo que te sucede merece o no una llamada de urgencia al médico. En caso de duda, siempre es bueno errar en el lado de la seguridad y te aconsejamos que llames al médico para aclarar cualquier duda. Los siguientes son, de acuerdo a la Sociedad Americana Contra el Cáncer, algunos de los síntomas que deben motivar una llamada inmediata:

➤ Fiebre de 100,5°F (38°C) o mayor, tomada con un termómetro en la boca del paciente.

➤ Sangrado por la herida u otra parte del cuerpo o moretones en la piel sin explicación aparente.

➤ Escalofríos intensos (temblores que generalmente anuncian que está por venir una fiebre muy alta).

➤ Dolor o malestar en la herida de la operación que empeora o no se alivia con el medicamento para el dolor.

➤ Algún dolor inusual en el cuerpo, incluyendo dolores de cabeza intensos, dolores musculares o de pecho.

➤ Falta de aliento o dificultad para respirar, sobre todo estando en reposo.

➤ Dolor o ardor muy intensos al orinar o eliminación de sangre en la orina. Orina turbia y maloliente.

➤ Si presentas algunos de los síntomas que tu médico o enfermera te recalcaron como muy importantes de vigilar al momento del alta.

Recuerda que más vale pasar un pequeño mal momento por una llamada banal, que no llamar al médico y enfrentarse a una grave complicación.

EN RESUMEN...

La cirugía es una de las armas más importantes en el tratamiento del cáncer y algunos tipos de cáncer, los llamados tumores sólidos como el cáncer de colon o el cáncer de pulmón, pueden curarse solamente con cirugía. Es muy importante que el cirujano que opera el cáncer sea un cirujano especializado en la cirugía del cáncer.

CAPÍTULO 9

La radioterapia

Un arma de gran importancia
en el tratamiento del cáncer

El segundo tipo de tratamiento contra el cáncer (en antigüedad) es la radioterapia, un tipo de tratamiento que, como la cirugía, es un tratamiento localizado de la enfermedad. Eso significa que, al igual que la cirugía, en la que la única zona afectada del cuerpo es la zona operada, en la radioterapia la única zona "afectada" del cuerpo es la zona irradiada, es decir la zona adonde se dirigen los rayos X producidos por las máquinas de radioterapia. En otras palabras, ni la cirugía ni la radioterapia son tratamientos que afectan todo el organismo. Les voy adelantando que el único tratamiento que sí "afecta" a todo el cuerpo es la quimioterapia, modalidad de tratamiento que usa medicamentos para tratar el cáncer y que veremos en otro capítulo de este libro.

La radioterapia es un tipo de tratamiento que aprovecha la capacidad que tienen los rayos X para matar las células cancerosas que, como vimos antes, se caracterizan por su rápida multiplicación. La rápida división celular hace que el ADN en dichas células se vuelva "inestable", lo que las hace más susceptibles a ser dañadas por el efecto de los rayos X, daño que les produce la muerte.

BREVE HISTORIA DE LA RADIOTERAPIA

Los rayos X son un tipo de radiación natural que viene del sol pero que el ser humano ha aprendido a generar y dosificar con la invención de diversas máquinas. Los rayos X fueron descubiertos en 1895 por el físico alemán Wilhelm Roentgen, y desde esa época se usaron de dos maneras: para tomar radiografías de diversas partes del cuerpo usando las máquinas de rayos X y para tratar diversas enfermedades de la piel.

Al respecto, es interesante saber que al descubrirse que los rayos X quemaban superficialmente la piel, el primer uso que se les dio fue para el tratamiento de diversas enfermedades de la piel como el lupus, el eczema y el exceso de pilosidad. Al desconocerse el verdadero efecto de los rayos X sobre los tejidos, se pensaba que su efecto era antibacteriano, por lo que empezaron a usarse contra algunas infecciones de la piel e incluso contra la tuberculosis pulmonar.

Al mismo tiempo, médicos franceses y norteamericanos empezaron a usar rayos X para el tratamiento del cáncer, principalmente de mama y de estómago. El efecto era muy pasajero pero lo suficientemente notable como para que surgiera el interés en investigar más su efecto en el tratamiento de esa enfermedad.

Debido a la falta de regulación, los rayos X empezaron a usarse para todo tipo de enfermedades, lo cual desembocó en dos situaciones importantes: se descubrió que no servían para curar lo que sus proponentes decían y, más importante aún, se descubrieron algunos de sus efectos secundarios, entre ellos el cáncer. Esto hizo que, alrededor de 1905, los rayos X cayeran en desuso como un método de tratamiento y fueran más bien temidos por el público en general, incluyendo los médicos.

Casi en paralelo al descubrimiento de los rayos X, la física francesa de origen polaco Marie Curie, trabajando con un mineral llamado uraninita (y su variedad, pechblenda) descubrió el radio, un elemento natural que es capaz de emitir enormes cantidades de un tipo de radiación llamada radiación gamma (nótese que es un tipo diferente de radiación a la de los rayos X). Una vez descubierto este elemento, los investigadores empezaron a usar el radio en el tratamiento del cáncer, con resultados controversiales debido a que no sabían aún cómo controlar la cantidad de radiación de esa sustancia.

Pero en 1903 se produjo un evento que hizo que muchos comerciantes introdujeran el radio en la vida diaria de la gente, con desastrosos efectos. Resulta que un investigador británico descubrió que el agua de los pozos artesanos (agua obtenida del subsuelo) era capaz de emitir débiles cantidades de radiación, y casi al mismo tiempo se descubrió que el agua de las fuentes termales, usadas desde tiempos inmemoriales para tratar afecciones reumáticas y de la piel, también contenían pequeñísimas cantidades de radiación. Basados en esos hallazgos científicos, la imaginación de los hombres de negocios hizo que empezaran a anunciar a diestra y siniestra que si las aguas termales eran capaces de "curar" los casos de artritis y otras enfermedades de la piel, eso no podía ser por ninguna otra cosa que por la radiación que emitían.

Eso hizo que alrededor de 1915 se empezaran a vender sales de radio, con la intención de que la gente las pusiera en el agua de los baños de tina, con la promesa de curar la artritis y enfermedades de la piel. Pero como el ánimo comercial no tiene límites, se empezaron a vender también ¡fuentes caseras de agua potable que contenían sales de radio! Dos de esas fuentes de agua, el Revigator y el Radithor, producían agua radiactiva que, según los anuncios, era capaz de curar y prevenir todo tipo de enfermedades. Lo interesante fue que esos peligrosos engaños comerciales se hacían al mismo tiempo que verdaderos científicos realizaban estudios serios para explorar la posibilidad de usar el radio en el tratamiento del cáncer.

No fue sino hasta alrededor de 1920 que sucedió un hecho que cambió para siempre la percepción del público hacia la radiación. Resulta que el radio, por sus propiedades de brillar en la oscuridad, fue usado en las manecillas y los números de los relojes para que pudieran ser vistos durante la noche. Con la finalidad de hacer trazos más finos con los pinceles embebidos en el líquido fosforescente que contenía radio, los jefes les pedían a las obreras que mojaran la punta del pincel en su boca. Y cuando las trabajadoras empezaron a caer enfermas de anemia, muerte (necrosis) del hueso de la mandíbula y diversos tipos de cáncer, los dueños de la compañía rechazaron la acusación de que el radio era el culpable de esas enfermedades y se atrevieron a decir que las obreras en realidad sufrían de sífilis, una enfermedad de transmisión sexual que en esa época tenía una connotación social muy negativa. Luego se comprobó que, a pesar de saber que el radio era perjudicial para la salud del ser humano, los dueños de la compañía optaron por no proteger la salud de sus trabajadoras.

Del mismo modo, alrededor de 1930, en muchos hospitales de los Estados Unidos se empezó a atender a muchas personas enfermas por consumir el agua de las fuentes caseras de agua radioactiva.

Todos esos publicitados casos hicieron que el público dejara de pensar que la radiación era inocua o que tuviera muchos efectos positivos o milagrosos y empezara a pensar que la radiación era en realidad un fenómeno que debía ser visto con mucho respeto.

Fue recién en 1934 que el médico francés Henri Coutard demostró que los rayos X podían ser usados con éxito en el tratamiento del cáncer. Sin embargo, debían ser administrados en dosis pequeñas o *fraccionadas*, un principio terapéutico que se usa hasta la actualidad.

Finalmente, en 1951 se inventó en Canadá una máquina que obtiene su fuente de radiación de una sustancia llamada Cobalto-60, un isótopo del elemento cobalto. Esa máquina fue el primer "caballito de batalla" en el tratamiento del cáncer con radiación, y a pesar de que ahora existen modernas máquinas llamadas aceleradores lineales, las "bombas de cobalto" siguen siendo, por su versatilidad y relativa simpleza, un elemento indispensable en el tratamiento del cáncer con radioterapia.

¿QUÉ ES LA RADIACIÓN Y CÓMO FUNCIONA?

El tratamiento con radiaciones usa partículas de energía de alta velocidad para destruir el cáncer. Esas partículas de alta energía pueden ser rayos X, rayos gamma y haces de electrones o de protones, los cuales son originados por diferentes tipos de máquinas denominadas en conjunto máquinas de radioterapia. La radiación destruye las células cancerosas dañando irreversiblemente su sistema genético de reproducción (su ADN). Esa destrucción se facilita porque las células cancerosas se dividen muy rápidamente y eso hace que su ADN sea muy susceptible a ser dañado por la radiación.

Un punto muy importante es que la radiación no actúa en todo el cuerpo sino que *el tratamiento de radioterapia es un tratamiento localizado*, es decir, sólo actúa en la zona que se está irradiando. Eso la iguala a la cirugía, que es un tratamiento que sólo se hace en la zona en que se opera y la diferencia de la quimioterapia, que es un tratamiento generalizado o *sistémico*, es decir, que actúa en todo el cuerpo.

A pesar de que el tratamiento con radioterapia es fuerte y tiene efectos secundarios que veremos luego, es importante saber que este tipo de tratamiento es muy importante en el control y la curación del cáncer y que siempre que se usa, sus beneficios son mucho mayores que sus perjuicios o efectos secundarios.

Un concepto muy importante es que el tratamiento con radioterapia solo se puede dar una sola vez en una zona del cuerpo. Por ejemplo, si ya se irradió un seno, ese seno no podrá ser irradiado nuevamente porque la segunda irradiación terminaría causando severos daños en los tejidos previamente tratados.

¿QUIÉN ADMINISTRA LA RADIOTERAPIA?

El médico que supervisa la administración de este tipo de tratamiento es un oncólogo especializado llamado radioterapeuta. El radioterapeuta encabeza a un equipo de profesionales entre los que está el físico radioterapeuta, quien "calibra y mantiene la máquina" para que emita la dosis de radiación que ordena el médico; el dosimetrista, quien hace el planeamiento del tratamiento con el médico; el técnico radioterapeuta, quien opera la máquina; y la enfermera radioterapeuta, quien está al tanto de las necesidades médicas inmediatas del paciente.

El tratamiento se hace en ambientes especialmente acondicionados para alojar las máquinas de radioterapia así como para prevenir que la radiación escape de la habitación en la que se administra. Para eso, las máquinas de radioterapia están casi siempre en el sótano de un edificio y tienen paredes de concreto muy gruesas, las cuales están incluso revestidas de plomo. Los dos principales tipos de máquinas para el tratamiento de radioterapia *externa* (el tipo de radioterapia que se ha descrito hasta aquí) son las bombas de cobalto y los aceleradores lineales. Como veremos más adelante, existen también métodos de administración de radioterapia *interna*, donde la radiación se emite desde dentro del cuerpo.

PREGUNTAS QUE DEBEN HACERSE AL MÉDICO ANTES DEL TRATAMIENTO CON RADIOTERAPIA

➤ ¿Cuál es el objetivo principal del tratamiento de radiación para mi cáncer? ¿Es para destruirlo completamente o solo para reducir el tamaño del tumor? ¿Es para prevenir la propagación del cáncer o es para disminuir la posibilidad de que el cáncer pueda regresar?

➤ Si se planea darme la radioterapia después de la cirugía, ¿cuáles son las posibilidades de que el tratamiento mate cualquier célula cancerosa que pueda haber quedado en la herida? ¿Podría usarse la radiación en vez de la cirugía?

➤ ¿Cuáles son las posibilidades de que la radioterapia funcione en mi caso?

➤ ¿Cuál es la probabilidad de que el cáncer se propague o regrese si me hago —o no me hago— el tratamiento con radioterapia?

➤ ¿Hay otras opciones de tratamiento aparte de la radioterapia?

➤ ¿Qué puedo hacer para prepararme para el tratamiento?

➤ ¿Cómo se hace el tratamiento? ¿Con qué frecuencia se administra? ¿Cuánto tiempo tomará?

➤ ¿Cómo afectará la radiación a las zonas sanas que rodean el cáncer?

➤ ¿Qué efectos secundarios habrá como consecuencia de la radioterapia?

➤ ¿Afectarán los efectos secundarios mis funciones y actividades diarias, tales como comer, beber, hacer ejercicio o trabajar?

➤ ¿Cambiará mi aspecto o la forma en que me veo como consecuencia de los efectos secundarios?

➤ ¿Cuánto tiempo durarán los efectos secundarios?

➤ ¿Tendré un mayor riesgo de presentar otros problemas de salud en el futuro como consecuencia de la radioterapia?

TIPOS DE RADIOTERAPIA

Existen tres tipos de tratamiento de radioterapia: radioterapia externa, radioterapia interna y radioterapia generalizada o sistémica.

La *radioterapia externa* es la que se da mediante una máquina que está fuera del cuerpo y que irradia la parte del cuerpo en la que se encuentra el tumor con radiación de alta energía. Lamentablemente, por más precisas que sean la máquina y la técnica de administración de radioterapia, los tejidos sanos aledaños al tumor pueden también recibir cierta cantidad de radiación. Esto explica algunos de los efectos secundarios de este tipo de tratamiento. Los tratamientos son ambulatorios y se dan en dosis diarias durante varias semanas.

La *radioterapia interna*, también llamada "braquiterapia", es la que usa elementos metálicos pequeños llamados implantes, con forma de pastillitas, perlitas o alambres, los cuales son implantados quirúrgicamente dentro del tumor. Esos implantes emiten radiación de alta energía que viaja a muy corta distancia por lo que permite matar el cáncer sin afectar significativamente los tejidos sanos aledaños. Muchas veces los implantes son dejados dentro del cuerpo porque con el tiempo pierden su capacidad de emitir radiación y se pueden quedar adentro sin ser rechazados.

La *radioterapia generalizada o sistémica* es la que usa sustancias químicas llamadas radiofármacos que se inyectan por la vena y que, dependiendo de su composición química, solo actúan en cierta parte del cuerpo. Un ejemplo es el iodo radioactivo o I131, que sólo actúa en la glándula tiroides y que es muy útil en el tratamiento de enfermedades de dicha glándula. Al administrarse el I131, este elemento es absorbido sólo por la tiroides, lugar en donde se concentra y hace su efecto, el cual se manifiesta con la destrucción del tejido tiroideo enfermo.

RADIOTERAPIA EXTERNA

Es muy importante entender que el tratamiento con radioterapia externa es un tratamiento muy preciso y que tiene que ser cuidadosamente planificado. En otras palabras, el dar radioterapia no es una cosa tan simple como tomar una radiografía del pecho o del vientre. Veamos los pasos y las recomendaciones que se siguen para dar un tratamiento con radioterapia.

Planificación del tratamiento

Lo primero es lo primero, y lo primero que se hace es planificar bien el tratamiento que se va a dar. Durante la primera cita con el médico radioterapeuta, este entrevista al paciente, averigua los detalles de su historial médico, examina su cuerpo y finalmente interpreta los estudios que muestran las características del tumor. Estos exámenes incluyen radiografías, tomografías axiales computarizadas, TAC (*CT Scan*), o resonancias magnéticas nucleares (MRI) que muestran los detalles del tumor: su forma, tamaño, localización, relación con órganos vecinos, etc. Una vez que el médico analiza esos detalles, viene un paso muy importante: el ensayo o *simulación* del tratamiento. En esta simulación, el radioterapeuta determina exactamente lo que se llama el campo de irradiación, es decir, el área del cuerpo que va a recibir el tratamiento. En esta etapa el médico usa dos métodos que llaman la atención del paciente, uno es fabricar una máscara (si la irradiación es en la cabeza) o un molde de yeso o incluso un armazón metálico si la irradiación es en otra parte del cuerpo. Esos moldes se usan para que el paciente permanezca siempre en la misma posición durante todo el tratamiento y los rayos puedan concentrarse siempre en el mismo lugar. Y el otro método es que tatúa unos pequeños puntos para saber en cada visita cuáles son los campos de irradiación.

Una vez hechos todos esos procedimientos, el médico determina cuánta cantidad de radiación le dará a su paciente y en cuántas sesiones o consultas se las administrará. La dosis de radiación que necesita el paciente se determina según el tipo, tamaño y ubicación del cáncer, la razón del tratamiento, el estado general de salud del paciente y algún otro tipo de tratamiento que está recibiendo.

Tiempo de tratamiento y detalles de las sesiones

Recordemos que la radiación es un arma muy poderosa y que una dosis alta de radiación puede dañar gravemente los tejidos; es por eso que no se puede dar toda la dosis de radiación que se necesita para matar el tumor en una sola sesión. Lo que se hace es dividir la dosis en sesiones pequeñas o "fraccionadas", las cuales se extienden generalmente de ocho a doce semanas (de dos a tres meses) y se dan de lunes a viernes.

Cada cita o sesión de radioterapia dura de quince a veinte minutos, pero es importante saber que la radiación misma del tumor no duele ni se siente y solo dura dos o tres minutos. El resto del tiempo se emplea en vestirse, desvestirse y en colocarse en la máquina siempre en la misma posición. Recordemos que el punto clave del tratamiento es que cada sesión sea un calco de la anterior para irradiar sólo el tumor y evitar irradiar los tejidos sanos para evitar los efectos secundarios del tratamiento.

Otro punto muy importante es que la radiación es instantánea y no se acumula en el cuerpo, por lo que cuando la persona sale del tratamiento "no está irradiando" ni constituye por lo tanto ninguna amenaza para los demás.

Tipos modernos de tratamiento con radioterapia

Ha pasado ya algún tiempo desde el invento de las muy útiles bombas de cobalto y los más modernos aceleradores lineales. En la actualidad se están usando diversos tipos de tratamiento con radioterapia que, a pesar de haber sido adecuadamente aprobados para su uso, por ser tan recientes, carecen todavía de estudios definitivos de eficacia y seguridad. Y si te sorprende que un tipo de tratamiento sea aprobado pero que todavía no se tengan datos de eficacia y seguridad, te digo que eso es común en medicina. Muchas veces se aprueban medicamentos o máquinas que son estudiados con mayor detalle después de su aprobación, gracias a lo que se llaman los "estudios posmercado".

La idea fundamental detrás de todas estas modernas formas de radioterapia es conseguir una mayor precisión en el campo de irradiación y para eso aprovechan la capacidad de las máquinas de resonancia magnética nuclear (MRI) y tomografías axiales computarizadas TAC (*CT Scan*) para "fabricar" modelos tridimensionales precisos del tumor. Esto es aprovechado por las modernas máquinas de radioterapia que concentran los rayos de alta energía sobre la especial "conformación" de cada tumor, dibujada por la tomografía axial computarizada o la resonancia magnética nuclear. En otras palabras, es como que la radiación se da en forma precisa de acuerdo a la forma y tamaño del tumor, con lo que se espera que se reduzcan al mínimo los efectos secundarios de irradiar los tejidos sanos. Los siguientes son algunos de esos tratamientos modernos que es posible te sean ofrecidos.

➤ *Radioterapia tridimensional conformada* o 3D-CRT (del inglés, 3 Dimensional Conformed Radiation Therapy). Es básicamente la técnica descrita líneas arriba.

➤ *Radioterapia de intensidad modulada* o IMRT (del inglés, Intensity Modulated Radiation Therapy). Se diferencia de la radioterapia 3D-CRT en que la máquina no solo se mueve alrededor del paciente sino que también puede cambiar la intensidad de los rayos de acuerdo a la composición del tumor.

➤ *Radioterapia de haz de protones conformada.* El concepto es similar al de las máquinas anteriores, pero la diferencia está en que en vez de usar radiación electromagnética (rayos X o rayos gamma) estas máquinas usan haces de protones (partículas subatómicas que dañan menos los tejidos normales pero pueden matar las células cancerosas). Este tipo de tratamiento es muy caro porque requiere unas máquinas especiales llamadas "ciclotrones", que son extraordinariamente costosas. Su mayor uso se da en el cáncer de próstata, y debido a que la efectividad de estas máquinas no es considerablemente mayor al de las anteriormente descritas, en la actualidad se discute la necesidad de construir máquinas tan caras que no agreguen ventajas.

➤ *Radioterapia intraoperatoria.* Esta modalidad se hace en una sala de operaciones especialmente construida para proteger de los rayos X al personal médico y consiste en localizar el tumor durante la operación y administrar una sola dosis alta de radiación al tumor. La idea detrás de esta modalidad de tratamiento es "sellar" la herida operatoria con la radiación y evitar que algunas células malignas puedan quedar en el lecho operatorio o zona operada. Puede combinarse con más radiación después de la cirugía.

➤ *Radiocirugía estereotáctica.* Esta técnica, a pesar de su nombre, no es una verdadera cirugía sino una forma de radioterapia que consiste en usar un haz de radiación tan pequeño y preciso que se lo ha comparado con un bisturí. Por eso se lo llama también *Gamma Knife* (bisturí de rayos gamma), *CyberKnife*, *XKnife* y *Clinac*. Se usa para llegar con radiación a tumores muy pequeños y localizados, como aquellos que están en el cerebro y los ojos. Generalmente se da la radiación en una sola dosis pero algunas veces también se *fracciona*.

RADIOTERAPIA INTERNA

Hasta ahora hemos visto que la radioterapia externa es la que usa una máquina para irradiar el tumor desde afuera. La radiación interna o braquiterapia (*"braqui"* significa "corto" o *"cerca de"*) coloca dentro del cuerpo un elemento radiactivo llamado "implante" para que la radiación se libere directamente al tumor. Esos implantes adoptan diferentes formas, algunos son como semillitas de metal, otros como pequeñas cápsulas, otros como alambres o pequeños cilindros. La idea es la misma: esos implantes emiten radiación directamente al tumor. Se busca que la radiación sea intensa y de corta duración.

La colocación de esos implantes se hace generalmente bajo anestesia general y algunos de ellos necesitan extraerse después de unos pocos días, mientras que otros (como las semillas que se usan en el cáncer de próstata), pueden dejarse permanentemente. La persona que recibe un implante puede despedir brevemente alguna cantidad mínima de radiación, por lo que, por razones de seguridad, puede estar aislada durante unos pocos días y no se le permiten las visitas de mujeres embarazadas o niños pequeños. Estos implantes se usan mucho en cáncer de cuello de útero y en el cáncer de próstata.

La persona que recibe un implante radiactivo generalmente no siente nada durante los primeros días. Posteriormente puede presentar algunos efectos secundarios consecuencia de la inflamación producida por la irradiación de los tejidos sanos alrededor del tumor.

RADIOTERAPIA SISTÉMICA

En los dos tipos anteriores de radioterapia, externa e interna, la radiación llega solo al sitio al que "se apunta". Es decir, la radiación no se distribuye por el resto del cuerpo sino que se trata de tratamientos localizados. Pero la tecnología actual permite usar sustancias químicas radioactivas que, administradas ya sea por la boca o inyectadas en una vena, se distribuyen en todo el cuerpo y ejercen su actividad de matar al cáncer. Por increíble que parezca, a pesar de que la sustancia radioactiva se distribuye en todo el cuerpo, esta *solo se concentra en algún órgano* en particular. Esto porque esas sustancias radioactivas tienen lo que se llama "especificidad" o atracción por un órgano determinado.

Hay dos ejemplos importantes: uno es el del iodo radioactivo o iodo 131, que sólo actúa en la glándula tiroides, y el otro es el del estroncio radioactivo o estroncio 89 que sólo actúa en los huesos. La persona que recibe este tipo de tratamiento puede despedir un nivel mínimo de radiación por algunos días, por lo que generalmente permanece en el hospital por uno o dos días y luego debe estar relativamente aislada en la casa y no debe recibir visitas de niños pequeños ni mujeres embarazadas. Después de una o dos semanas, la persona regresa a la normalidad.

Según la Sociedad Americana Contra el Cáncer, estas son algunas de las medidas de seguridad que deben seguir los pacientes que reciben radioterapia sistémica:

➤ Descarga el inodoro dos veces después de cada uso y lávate bien las manos después de usar el inodoro.

➤ Usa utensilios y toallas separadas (puede ser necesario lavar la ropa por separado).

➤ Bebe más líquidos para eliminar el material radiactivo de tu cuerpo.

➤ Evita dar besos y el contacto sexual (por lo menos durante una semana).

➤ Mantén una distancia de longitud de un brazo entre tú y cualquier otra persona que esté cerca de ti durante más de dos horas en las veinticuatro horas después de la radiación.

➤ Limita el contacto con bebés, niños y mujeres embarazadas.

➤ Limita el contacto con animales domésticos.

EFECTOS SECUNDARIOS
DEL TRATAMIENTO CON RADIOTERAPIA

La radioterapia es un tratamiento intenso que puede ocasionar efectos secundarios. Es importante que le preguntes a tu médico cuáles serán los efectos secundarios más importantes del tratamiento que vas a recibir, los cuales dependerán de la parte del cuerpo que se va a irradiar. Recordemos que la radioterapia es un tratamiento localizado y que sólo afecta el área que se irradia, aunque ocasionalmente, y siempre dependiendo del área que se irradie, puede causar algunos efectos generales.

En ocasiones, especialmente cuando se van a irradiar la boca o la garganta, se pueden usar medicamentos como el Amifostine, que disminuyen los efectos de la radioterapia. Esos medicamentos son llamados "radioprotectores" porque protegen de los efectos secundarios de la radiación.

Recomendaciones generales para disminuir los efectos secundarios durante el tratamiento

➤ Asegúrate de descansar lo suficiente.

➤ Consume una dieta balanceada y saludable. Si recibes radioterapia en la boca, la garganta o el abdomen, debes preguntarle a tu médico qué tipo de alimentos puedes consumir.

➤ Cuida la higiene de tus dientes y tu boca, especialmente si estás recibiendo radiación en la cabeza o el cuello. La radiación puede provocar inflamación e infecciones en las encías, la lengua o las partes húmedas de la boca y garganta (mucosas), las que pueden complicarse si la higiene de la boca no es la más adecuada.

➤ Cuida la piel del área tratada. La radioterapia externa hace que la piel se vuelva más sensible e incluso adquiera una apariencia bronceada. Pregúntale a tu médico o enfermera si puedes usar algún tipo de jabón, loción, desodorante, medicamento, perfume, cosmético, polvo o cualquier otro producto en la zona tratada.

➤ No uses ropa ajustada o de textura áspera en la zona del tratamiento. Evita prendas con elásticos que puedan apretar la zona irradiada. Usa ropa suelta hecha de telas suaves y no almidones tu ropa.

➤ No te frotes ni uses esparadrapos o cintas adhesivas quirúrgicas en la piel tratada. Si tu piel debe estar cubierta o vendada, usa una cinta o esparadrapo de papel u otro tipo de cinta para piel sensible. Pega la cinta fuera del área de tratamiento, y ponla en diferentes sitios cada vez.

➤ No pongas calor o frío (como una almohadilla eléctrica o lámpara de calor o hielo) en el área de tratamiento. Incluso el agua caliente puede hacerle daño a tu piel, por lo que debes utilizar sólo agua tibia para lavar la piel tratada.

➤ Protege el área tratada del sol. Tu piel puede volverse más sensible a la luz solar. Si es posible, cubre la piel tratada con ropa de color oscuro o con protección UV antes de salir a la calle. Pregúntale a tu médico si puedes usar protector solar. Debes seguir dándole protección adicional del sol a tu piel por lo menos un año después de terminar la radioterapia.

➤ Dile a tu médico qué medicamentos estás tomando, incluyendo medicamentos como la aspirina, vitaminas o hierbas.

Dos tipos de efectos secundarios de la radiación: Inmediatos y a largo plazo

Muchos efectos secundarios de la radiación son a *corto plazo*, es decir se producen a los pocos días o semanas de iniciar el tratamiento. Eso sucede porque la radiación irrita e inflama los tejidos sanos aledaños al tumor. Dependiendo de la zona irradiada, la piel se vuelve roja y sensible, las mucosas (partes húmedas del cuerpo) se irritan y aumenta la cantidad de secreciones (saliva, lágrimas, mucosidad nasal). Si se irradia el abdomen, pueden irritarse los intestinos y eso puede ocasionar indigestiones, diarreas y dolores de tipo cólico. Si se irradia el bajo vientre, puede irritarse la vejiga y la persona puede presentar molestias urinarias como orinar frecuentemente y sentir dolor al orinar. La irradiación del intestino grueso y del recto puede ocasionar diarreas y dolor al defecar. Del mismo modo, la irradiación de la cabeza puede ocasionar dolores de cabeza, nauseas y vómitos, y puede provocar la pérdida del cabello.

Si la radiación cubre grandes áreas de los huesos de la columna, la pelvis o las costillas, es posible que la irradiación de la médula del hueso —lugar donde se fabrican los glóbulos rojos, blancos y plaquetas— reduzca la producción de esos elementos de la sangre y se desarrolle anemia, baja de defensas y tendencia al sangrado. Felizmente, esto ocurre con muy poca frecuencia y esas complicaciones son casi exclusivas de la quimioterapia, que veremos después.

Una dificultad inmediata importante es el problema en la alimentación que ocurre como consecuencia de irradiar la boca, la garganta o el abdomen. Estos son los consejos de la Sociedad Americana Contra el Cáncer para las personas que tienen problemas con su alimentación como consecuencia de la radiación:

➤ Come cuando tengas hambre, incluso si no coincide con la hora habitual de comer.

➤ Come cinco o seis comidas pequeñas durante el día en lugar de dos o tres grandes.

➤ Varía tu dieta y prueba nuevas recetas.

➤ Si disfrutas de compañía mientras comes, trata de comer con familia o amigos, o encender la radio o la televisión para distraerte.

➤ Mantén refrigerios saludables a mano para picar cuando quieras comer algo.

➤ Si alguien se ofrece a cocinar para ti, déjalo que lo haga y no tengas miedo de pedir que te preparen lo que te gustaría comer.

➤ Si vives solo, pídele a un amigo o familiar que te ayude con las comidas o averigua si en tu localidad existe un programa de ayuda para pacientes con cáncer.

➤ Si tienes la costumbre de beber alcohol, pregúntale a tu médico si puedes seguir haciéndolo durante el tratamiento.

➤ Prepara bebidas enriquecidas con leche en polvo, yogur, jugos o bebidas nutricionales.

Lo importante es que estés en comunicación constante con tu médico o enfermera para que te den los consejos necesarios para aliviar esos efectos secundarios, que son pasajeros y desaparecen en pocas semanas.

Los efectos secundarios a *largo plazo* de la radioterapia pueden presentarse años después de haber terminado el tratamiento y sus síntomas dependen de la parte del cuerpo que se irradió. Si el tratamiento incluyó los pulmones y el corazón, es posible que estos órganos presenten afecciones muchos años después de haber concluido el tratamiento. Del mismo modo, la vejiga puede presentar lo que se llama cistitis postradiación muchos años después de haber concluido el tratamiento. Esto puede provocar molestias para orinar e incluso sangre en la orina. También el recto y el intestino grueso pueden presentar afecciones a largo plazo en forma de diarreas y deposiciones con sangre.

Un importante efecto secundario a largo plazo es la posibilidad de desarrollar un segundo cáncer en el área irradiada. Por ejemplo, las niñas o mujeres jóvenes que son tratadas con radiación en el pecho por un cáncer de los ganglios linfáticos llamado enfermedad de Hodgkin, y sufren irradiación de las mamas, pueden presentar cáncer de mama en el futuro. Felizmente ese tipo de radiación ya no se hace en la actualidad, pero lo mencionamos porque existen miles de mujeres que fueron irradiadas hasta hace poco tiempo y es preciso que ellas sean alertadas para que hagan un adecuado seguimiento de la salud de sus mamas. Del mismo modo, esa irradiación del pecho puede provocar algún tipo de leucemia, generalmente antes de los diez años de terminar el tratamiento.

DESPUÉS DE TERMINAR EL TRATAMIENTO CON RADIOTERAPIA

Una vez finalizado el tratamiento empieza la importante etapa de seguimiento, que consiste en visitar regularmente al especialista para comprobar que las cosas están yendo bien y prestar atención a los posibles efectos secundarios del tratamiento o a una posible recurrencia de la enfermedad. El seguimiento debe hacerse con el especialista en radioterapia si se recibió radioterapia o con el cirujano oncólogo si también hubo cirugía y con el médico oncólogo si también se recibió quimioterapia.

Nuevamente, de acuerdo a la Sociedad Americana Contra el Cáncer, las siguientes son algunas de las preguntas que deben hacerse al radioterapeuta al finalizar el tratamiento con radioterapia:

➤ ¿Cuándo puedo volver a hacer mis actividades normales?

➤ ¿Con qué frecuencia tengo que verlo nuevamente?

➤ ¿Qué pruebas me harán en el futuro y por qué?

➤ ¿A qué síntomas o efectos secundarios debo estar atento?

➤ ¿Es necesario que siga alguna dieta especial?

➤ ¿Cuándo podré volver a tener relaciones sexuales o tratar de tener un bebé?

Algunos síntomas que pueden indicar una complicación del tratamiento y merecen una consulta inmediata son los siguientes (si los presentas, no dudes en llamar a tu médico):

➤ Un dolor que no desaparece, especialmente si es siempre en el mismo lugar.

➤ Aparición de un bulto, protuberancia o hinchazón.

➤ Náuseas, vómitos, diarreas, pérdida del apetito o dificultad para tragar que son persistentes y no se calman con las medidas recomendadas al terminar el tratamiento.

➤ Pérdida de peso inexplicable.

➤ Fiebre o tos que no desaparecen.

➤ Moretones o sangrado por alguna parte del cuerpo: esputo (flema), orina, recto.

Dicen que la mejor defensa es el ataque, y en este caso, la mejor defensa contra una posible complicación es no dudar en buscar ayuda inmediata si se presenta un cambio raro en el cuerpo después de terminado el tratamiento con radioterapia.

COROLARIO

Es importante aclarar, tal como lo mencionamos al describir los tipos de tratamiento con radioterapia, que en la actualidad los tratamientos son más precisos y las áreas sanas del cuerpo ya no se irradian como antes. Estamos seguros de que esto hará que muchas de estas complicaciones a largo plazo del tratamiento con radioterapia sean cosa del pasado.

En general, los beneficios curativos del cáncer con el tratamiento de radioterapia son mucho mayores que los posibles efectos secundarios que se puedan presentar. Pero es importante conocer los efectos secundarios y no subestimar la importancia y el gran beneficio de estar informados, ya que esto ayuda como pacientes a estar preparados para no ser sorprendidos por los síntomas y efectos que seguramente acompañarán al tratamiento que lleve a una mejoría.

CAPÍTULO 10

La quimioterapia

Un tratamiento intenso
pero con muchos beneficios

BREVE HISTORIA DE LA QUIMIOTERAPIA

Mi especialidad es la quimioterapia y a los médicos de mi especialidad se los llama "médicos oncólogos", para distinguirlos de los cirujanos oncólogos y los radioterapeutas. En ese sentido, una de las grandes sorpresas que me llevé cuando empecé mi especialidad fue descubrir que el más grande impulso para el desarrollo de la quimioterapia fue la Primera Guerra Mundial.

Pero incluso antes de eso, es probable que los primeros intentos de usar medicamentos que sirvieran para tratar los tumores hayan sido hechos en Alemania por el gran científico Paul Ehrlich, quien al desarrollar un modelo animal usando un conejo para curar la sífilis con sustancias químicas inventó el término "quimioterapia". Definió la quimioterapia como el tratamiento de las enfermedades con sustancias químicas. Lamentablemente, cuenta la historia que Ehrlich fue muy pesimista y abandonó los estudios del uso de sustancias químicas para tratar el cáncer porque pensó que no funcionarían.

El impulso más grande para el desarrollo de la quimioterapia fue descubrir que un gas venenoso llamado "mostaza nitrogenada" usado en la Primera Guerra Mundial era capaz de detener el crecimiento de las células de la sangre. Las investigaciones empezaron a ser más intensas recién durante la Segunda Guerra Mundial cuando los famosos farmacólogos norteamericanos Alfred Gilman y Louis Goodman demostraron que esa mostaza nitrogenada era capaz de hacer desaparecer tumores linfáticos en ratones. En 1943, los doctores Goodman y Gilman convencieron al Dr. Gustaf Lindskog, jefe de cirugía de tórax del Hospital de Yale, de que le administrara mostaza nitrogenada al paciente J.D. de cuarenta y tres años que estaba muriendo por un enorme tumor linfático del cuello que le impedía respirar, voltear la cabeza e incluso comer y hablar. El Dr. Lindskog habló con su paciente quien, al darse cuenta de que ya no tenía ninguna otra posibilidad, permitió el tratamiento. De acuerdo a los registros, mantenidos en secreto durante mucho tiempo, el paciente J.D. mejoró y a las pocas semanas era capaz de voltear la cabeza, hablar, comer y cruzar los brazos delante del pecho por primera vez en mucho tiempo. Lamentablemente el tumor regresó y el paciente falleció cuatro meses después de haber recibido el gas venenoso, pero se había hecho historia: se había demostrado por primera vez en la historia que un tumor canceroso podía responder a un tratamiento con una sustancia química.

Debido a lo secreto de esos experimentos en tiempos de guerra, la primera publicación de ese caso no se hizo sino hasta 1946, fecha a partir de la cual empezaron las investigaciones para encontrar más sustancias químicas que pudieran ser útiles en el tratamiento del cáncer.

En 1948, el Dr. Sydney Farber del Hospital de Niños de Boston descubrió que una sustancia llamada "metotrexate" era capaz de controlar la leucemia en los niños.

Desde que se descubriera la penicilina en 1945, la investigación para encontrar nuevos antibióticos hizo posible que se descubriera uno que demostró una excelente actividad anticancerosa, la actinomicina-D, que empezó a usarse mucho en diversos tipos de cáncer infantil en los años cincuenta y sesenta. La demostración de que algunos antibióticos podían tener también actividad anticancerosa hizo que se descubrieran varios otros que se usan hasta la actualidad.

En 1951, la Dra. Gertrude Elion y el Dr. George Hitchings desarrollaron la 6-mercaptopurina y la 6-tioguanina, dos importantes tratamientos de las leucemias, por lo que obtuvieron el Premio Nobel de Medicina en 1958.

En 1958 el Dr. Charles Heidelberger desarrolló un medicamento muy útil y que se usa hasta la actualidad: el 5-fluouracilo, altamente usado en el tratamiento del cáncer de colon y otros tipos de tumores.

En 1958 también se produjo otro hecho histórico: la primera curación de algún tipo de cáncer, un raro cáncer de placenta, llamado coriocarcinoma. Este hito fue logrado por el Dr. Min Chiu Li en el Instituto Nacional del Cáncer de los Estados Unidos, quien desobedeciendo a su jefe insistió en tratar a las mujeres que sufrían de este tipo de cáncer. El Dr. Li había sido despedido de su trabajo porque su jefe había amenazado con echarlo si insistía en tratar a las mujeres con el metotrexate. Cuando en 1972 se dio el Premio Lasker para la investigación del cáncer por haber encontrado la cura del coriocarcinoma, el Dr. Li compartió el premio con el jefe que lo despidió.

Pero hasta ese momento, el desarrollo de esos medicamentos no eran sino hechos aislados, y fue recién en 1955 que el Congreso de los Estados Unidos asignó una partida de cinco millones de dólares para formar el Centro de Servicio Nacional de Quimioterapia del Cáncer. Este se desarrolló lenta pero progresivamente, y fue el motor mediante el cual se descubrieron decenas de sustancias químicas que tenían algún tipo de actividad contra el cáncer. Sin embargo la historia demuestra que los años cincuenta fueron de mucho pesimismo con respecto a la posibilidad de curar el cáncer con medicamentos. El tratamiento del cáncer estaba dominado por la cirugía y la radioterapia.

Los años sesenta empezaron con mucho rechazo del establecimiento médico a todo lo que fuera tratar el cáncer con medicamentos. Los médicos que se dedicaban a investigar el uso de medicamentos para tratar el cáncer eran vistos como "aves raras" por sus colegas y algunos de ellos, como el Dr. Paul Calabresi, considerado uno de los padres de la oncología médica, fue despedido del Hospital de Yale por dedicarse a investigar la quimioterapia del cáncer. Lo que se necesitaba era una prueba, una prueba de que la quimioterapia podía curar el cáncer y esa prueba llegó en los años sesenta cuando empezaron a curarse las leucemias agudas en niños y los linfomas avanzados de Hodgkin en adultos.

Investigadores del Instituto Nacional del Cáncer de los Estados Unidos, en colaboración con médicos de hospitales en Boston, Búfalo, Memphis y Nueva York, yendo en contra de las creencias de esos tiempos de que combinar medicamentos no era lo más conveniente, desarrollaron tratamientos intensos de combinación de medicamentos para tratar niños con leucemia aguda, logrando curaciones de hasta el 80%. Del mismo modo, investigadores del Instituto Nacional del Cáncer de los Estados Unidos, usando el mismo principio de combinar medicamentos, desarrollaron tratamientos contra la enfermedad de Hodgkin avanzada, una enfermedad hasta ese momento letal. Increíblemente, esos esquemas de tratamiento produjeron la desaparición del cáncer hasta en el 95% de los casos, y en la actualidad hay pacientes curados ya por más de cuarenta años.

Fue recién en 1973 que la especialidad de oncología médica nació como una subespecialidad de la medicina interna en los Estados Unidos. El autor de este libro se graduó de oncólogo médico en el Perú en 1985.

¿QUÉ ES LA QUIMIOTERAPIA Y CÓMO FUNCIONA?

La quimioterapia es la especialidad del tratamiento del cáncer que usa medicamentos para matar las células cancerosas. El médico especializado en la administración de medicamentos de quimioterapia se llama oncólogo médico (o médico oncólogo) y es distinto del cirujano oncólogo y del radioterapeuta. Los medicamentos contra el cáncer se pueden administrar por diversas "rutas", tales como las orales, con inyecciones dentro del líquido cefalorraquídeo (que baña el cerebro y la médula espinal), o dentro de cavidades (peritoneal o dentro del vientre y pleural o alrededor del pulmón) e incluso como cremas para la piel.

Existen aproximadamente cien tipos de medicamentos de quimioterapia, los cuales casi siempre se usan en combinación aunque ocasionalmente se puede usar un solo medicamento. El modo en el que actúan estos medicamentos depende de la "familia" del medicamento pero, en definitiva, todos impiden que las células cancerosas sigan dividiéndose.

Las medicaciones de quimioterapia se destruyen (es decir, se metabolizan) en el hígado y se eliminan del cuerpo por los riñones y la bilis que se elimina con los excrementos. El médico oncólogo debe tener mucho cuidado en recetar la dosis adecuada de medicación, la cual debe calcularse cuidadosamente de acuerdo a las pruebas de función del hígado, el corazón y los riñones.

A diferencia de la cirugía y la radioterapia, que son tratamientos locales del cáncer (es decir, que su acción solo se efectúa en la zona tratada), la quimioterapia es un tratamiento generalizado o sistémico del cáncer. Eso significa que la quimioterapia actúa en todo el cuerpo, afectando tanto a las células cancerosas como a las células sanas. Es por eso que la quimioterapia puede matar las células cancerosas que ya se han diseminado a otras partes del cuerpo (metástasis).

Es también importante entender que, a diferencia de la radiación que como vimos no puede repetirse en la misma zona, la quimioterapia sí puede repetirse si fuera necesario. Eso se hace reemplazando algunos de los medicamentos que no funcionan con otros que tengan un diferente modo de acción. En otras palabras, si un esquema de tratamiento no funciona, es posible diseñar un nuevo tratamiento con medicamentos alternativos.

OBJETIVOS Y TIPOS DE QUIMIOTERAPIA

Si bien es cierto que la quimioterapia puede darse con fines curativos, muchas veces se puede administrar para evitar que el cáncer siga creciendo, para hacer que disminuya de tamaño, para matar las células que puedan haberse ya diseminado o simplemente para aliviar los síntomas producidos por el crecimiento del tumor (lo que se denomina "tratamiento paliativo"). La quimioterapia puede administrarse como el único tratamiento del cáncer o puede combinarse con la cirugía o la radioterapia; esa decisión la toma el médico oncólogo o el equipo multidisciplinario que decide el tratamiento del cáncer.

Cuando se combina con cirugía o radioterapia, existen dos tipos de quimioterapia muy importantes: la "adyuvante", que se da después de una operación para terminar de matar las células cancerosas que puedan haber quedado en el lugar de la operación o para matar las células cancerosas que puedan haber ya empezado a diseminarse, y la "neo adyuvante", que se da antes de la cirugía o de la radioterapia para reducir al máximo el tamaño del tumor de tal modo que la operación o la radioterapia sean más sencillas.

TIPOS DE MEDICAMENTOS DE QUIMIOTERAPIA

Existen más de cien medicamentos de quimioterapia, de los cuales aproximadamente cincuenta son de uso muy común. Como cualquier otro tipo de "familia" de medicamentos, la quimioterapia se distribuye en varios grupos de acuerdo al mecanismo por el cual ejercen su acción. Los siguientes son los principales grupos de medicamentos de quimioterapia.

Agentes alquilantes

En química, se conoce como "radical alquilo" a una molécula química que tiene una atracción extraordinaria por el ADN de las células y que una vez que lo alcanza, lo modifica y lo destruye. Los medicamentos de quimioterapia del grupo alquilo son los más antiguos. ¿Recuerdan el gas mostaza usado en la guerra? Pues ese es un ejemplo de alquilante. El modo en el que estos medicamentos matan a las células cancerosas es muy similar al modo en que la radioterapia ejerce su acción anticancerosa.

El inconveniente con esta familia de medicamentos es que, además de afectar el ADN de las células cancerosas y destruirlas, puede dañar el ADN de las células normales de la médula ósea y puede provocar leucemia en el futuro. El riesgo de leucemia es mayor durante los primeros cinco a diez años después de haber recibido la medicación y está directamente relacionado a la dosis del medicamento. Algunos ejemplos de estos útiles medicamentos son:

➤ Las mostazas nitrogenadas: mecloretamina (mostaza nitrogenada), clorambucil, ciclofosfamida (Cytoxan), Ifosfamida y melfalán.

➤ Nitrosoureas: estreptozocina, carmustina (BCNU) y lomustina.

➤ Sulfonatos de alquilo: busulfán.

➤ Triazinas: dacarbazina (DTIC) y la temozolomida (Temodar).

➤ Etileniminas: tiotepa y altretamina (hexametilmelamina).

Tres útiles medicamentos, el cisplatino, el carboplatino y el oxaliplatino, se agrupan con los agentes alquilantes, ya que matan a las células cancerosas de una manera similar. Debido a que estos medicamentos tienen menos probabilidades de causar leucemia como efecto secundario, en la actualidad son los más usados para tratar muchos tipos de cáncer.

Antimetabolitos

Estos medicamentos actúan de una manera muy especial: al parecerse mucho a los bloques que constituyen la molécula de ADN, simplemente los substituyen. Al verse modificadas, las nuevas moléculas de ADN de las células cancerosas no pueden reproducirse y las células malignas mueren. Algunos ejemplos de estos medicamentos son el 5-fluorouracilo (5-FU), la 6-mercaptopurina (6-MP), la capecitabina (Xeloda), la cladribina, la clofarabina, la citarabina (Ara-C), el floxuri-

dine, la fludarabina, la gemcitabina (Gemzar), la hidroxiurea, el meto-
trexato, el pemetrexed, el pentostatin y la tioguanina.

Antibióticos antitumorales

Estos medicamentos son "primos hermanos" de los antibióticos que
usamos para las infecciones comunes por bacterias u hongos que atacan al ser humano. La diferencia es que en vez de actuar sobre una bacteria específica, interfieren con el sistema enzimático de replicación del
ADN de las células cancerosas. Hay que ser muy cuidadosos con esta
familia de medicamentos ya que a altas dosis pueden dañar irreversiblemente el músculo del corazón de los pacientes. Por ello, los médicos oncólogos llevan un recuento muy preciso de la dosis de medicación que
va "acumulando" su paciente. Existen límites precisos en la cantidad de
medicación de este tipo que puede recibir un paciente, la cual se calcula
de acuerdo al peso y la superficie corporal del enfermo.

Las "antraciclinas" constituyen el principal grupo de esta familia de
medicamentos antibióticos antitumorales y algunos medicamentos de
este grupo son la daunorubicina, la doxorubicina (Adriamycin), la epi-
rubicina, el mitoxantrone y la idarubicina. Otros antibióticos antitumorales de este grupo, llamados "no antraciclinas", son la actinomycina-D,
la bleomycina y la mitomycina-C, los cuales son muy usados para el tratamiento de diversos tipos de tumores.

Inhibidores de la topoisomerasa

La topoisomerasa es una enzima natural cuya función es hacer que las
dos mitades del ADN de la célula se puedan separar antes de ser co-
piadas. Al impedir esa separación, el ADN de las células cancerosas no
puede ser copiado y el cáncer es destruido. Algunos ejemplos de esta
familia de medicamentos son el topotecan, el irninotecan (CPT-11), el
etoposido C (VP-16) y el teniposido. Estos dos últimos medicamentos
pueden producir leucemia mieloide aguda aproximadamente tres años
después del tratamiento.

Inhibidores de la mitosis

La mitosis es el importante proceso mediante el cual se reproducen las células. Para ponerlo en términos sencillos, es el proceso por el cual la célula madre se divide en dos células hijas. Obviamente, si por alguna razón se impide que una célula (en este caso una célula cancerosa) se divida, el cáncer podrá detenerse. Este grupo de medicamentos impide que las células cancerosas se dividan o reproduzcan. Lo interesante es que este grupo de medicamentos de quimioterapia deriva de plantas y otros productos naturales. Algunos ejemplos son:

➤ Taxanos: paclitaxel (Taxol) y docetaxel (Taxotere).

➤ Epothilones: ixabepilona (Ixempra).

➤ Alcaloides de la vinca: vinblastina (Velban), vincristina (Oncovin) y vinorelbina (Navelbine).

➤ Estramustina (Emcyt).

Corticoesteroides

Este grupo de medicamentos, de amplio uso en medicina, tiene también una importante acción contra el cáncer, especialmente las leucemias, los linfomas y los mielomas múltiples. Además de su uso como agentes de quimioterapia, los corticoesteroides pueden usarse en la prevención de las náuseas y vómitos producidos por la quimioterapia y para evitar las reacciones alérgicas producidas por los mismos medicamentos. Algunos ejemplos de estos medicamentos son la prednisona, metilprednisolona (Solumedrol) y la dexametasona (Decadron).

LA PRIMERA CONSULTA
CON EL MÉDICO ONCÓLOGO

Generalmente el cáncer es diagnosticado en la comunidad por el médico general o de medicina interna, quien determina si el tipo de cáncer que tiene el paciente debe ser tratado por un cirujano, un radioterapeuta o un médico oncólogo.

Durante la primera consulta, el médico oncólogo hará muchas preguntas para evaluar el estado clínico y la urgencia de iniciar el tratamiento del paciente. Luego le examinará completamente el cuerpo y finalmente ordenará pruebas diagnósticas que lo ayudarán a establecer el mejor tratamiento. Una vez terminado el estudio y estadiaje del paciente, el médico oncólogo planeará el tratamiento estableciendo los tipos y la combinación de medicamentos para el tratamiento.

Las siguientes son algunas de las preguntas que deben hacerse al médico oncólogo en la primera consulta:

➤ ¿Cuál es el principal objetivo de la quimioterapia para mi cáncer? ¿Es para curarme o solo para aliviar mis síntomas?

➤ ¿Cuáles son las probabilidades de que la quimioterapia funcione en mi caso en particular?

➤ ¿Aparte de la quimioterapia, existen otros tratamientos que puedan conseguir los mismos resultados en el control de mi enfermedad?

➤ ¿Cómo sabremos si la quimioterapia está funcionando? ¿En qué momento se dará cuenta o evaluará mi caso?

➤ Si la quimioterapia no puede controlar mi cáncer, ¿existen otros tratamientos que podamos usar? ¿Cuál es el "plan B"?

➤ ¿Cuáles son los riesgos y efectos secundarios de la quimioterapia que me piensa dar? ¿Cómo se comparan estos efectos secundarios con los producidos por otros tipos de tratamiento?

> ¿Cómo me va a dar la quimioterapia, con qué frecuencia y por cuánto tiempo?

> ¿Dónde voy a recibir la quimioterapia, en su consultorio o en el hospital?

> ¿Cómo puedo prepararme para el tratamiento? ¿Hay algo que pueda hacer para disminuir los efectos secundarios?

> ¿Podré seguir comiendo igual que ahora o tendré que cambiar mi alimentación? ¿Cómo se afectarán mis actividades diarias? ¿Podré seguir trabajando o haciendo ejercicio? ¿Podré seguir teniendo relaciones sexuales?

> ¿Aparte de la quimioterapia, necesitaré también cirugía, radioterapia o ambos? Y si es así, ¿cuándo las recibiré y qué resultados puedo esperar?

> Si recibo la quimioterapia después de la cirugía o la radiación, ¿es cierto que los medicamentos van a destruir las células cancerosas que hayan quedado después de los tratamientos anteriores?

> ¿Será posible que podamos evitar los otros tratamientos y que la quimioterapia sea el único tratamiento?

> ¿Podría participar de en un ensayo clínico en este momento o este tipo de tratamiento sería para después? (Ver capítulo 15, "Estudios clínicos").

> ¿Cuál será el costo del tratamiento con quimioterapia? ¿Lo cubrirá mi seguro médico? ¿Y si no tengo seguro médico, existe alguna organización que me pueda ayudar?

> Si quiero obtener una segunda opinión, ¿puede usted sugerirme el nombre de un colega suyo?

LA SEGUNDA OPINIÓN

Muchas veces es necesario pedir una segunda opinión, sobre todo cuando el tipo de cáncer que se sufre es poco frecuente y hay dudas con respecto al tratamiento. El médico oncólogo debe facilitar el que su paciente pueda obtener una segunda opinión brindándole todas las facilidades, incluyendo el nombre de otros colegas y copias de los exámenes auxiliares. En los Estados Unidos muchas compañías de seguros exigen una segunda opinión.

¿CÓMO Y EN DÓNDE SE DA LA QUIMIOTERAPIA?

La quimioterapia se puede dar en la casa, en la oficina del médico o en un hospital, y es administrada por enfermeras especializadas llamadas enfermeras oncológicas. Aunque el tratamiento puede consistir en el uso de un solo medicamento de quimioterapia, usualmente se usan dos o mas medicamentos en combinación. Esos tratamientos se hacen en los llamados "ciclos" de quimioterapia, que se administran generalmente cada tres semanas. Cada ciclo está compuesto por dos semanas de tratamiento y una de descanso. El siguiente ciclo empieza al final de la semana de descanso.

El número de ciclos de quimioterapia que recibe un paciente varía de acuerdo al tipo de cáncer. Por lo general se administran seis ciclos, aunque muchas veces puede llegarse a ocho o doce. En algunas enfermedades, como las leucemias o los linfomas, se prescriben quimioterapias orales llamadas "de mantenimiento" durante muchos meses o años.

En este momento es importante entender que uno de los principales efectos secundarios de la quimioterapia es la baja de defensas, la cual se presenta como una disminución del número de glóbulos blancos. Si las dos semanas de tratamiento del ciclo provocan que las defensas bajen considerablemente, es posible que el oncólogo posponga el siguiente ciclo durante una semana o más, esperando que el organismo se recupere espontáneamente.

¿CÓMO SE ADMINISTRA LA QUIMIOTERAPIA?

La ruta de administración de la quimioterapia depende del tipo de cáncer y de su localización.

Quimioterapia endovenosa o intravenosa (IV)

Esta es la forma más común de administrar la quimioterapia. En los tiempos antiguos, se ponían las inyecciones de quimioterapia, ya sea en forma concentrada o diluida en sueros, directamente en las venas de las manos o de los brazos. Esto era terrible para los pacientes porque los medicamentos de quimioterapia tienen la propiedad de ser muy irritantes para las venas y su inyección directa no solo causaba dolor sino que también hacía que las venas se cerraran definitivamente y ya no sirvieran para futuras inyecciones.

En la actualidad los pacientes que van a recibir quimioterapia reciben primero el implante de una "puerta de quimioterapia", un pequeño aparato que se coloca mediante una operación quirúrgica debajo de la piel, generalmente en la parte inferior de la clavícula. Esta puerta de quimioterapia es un aparato metálico en forma de tambor que tiene una membrana de goma en un lado y un tubo de plástico que se coloca dentro de la vena subclavia, una vena muy gruesa que desemboca en la vena cava que va directamente al corazón. Para usar esta puerta de quimioterapia, se limpia la piel encima del tambor y se introduce una aguja directamente a la puerta atravesando la piel y la membrana de jebe. Una vez asegurada la aguja, la quimioterapia es administrada directamente a la vena subclavia evitándose así el daño venoso. La puerta de quimioterapia puede quedarse allí mucho tiempo y para que esté siempre permeable, debe limpiarse y lavarse internamente con una solución de heparina (para evitar que se coagule la sangre dentro del tubo) después de cada uso. Una vez que termine todo el tratamiento, la puerta podrá retirarse.

Las inyecciones de quimioterapia son de tres tipos. En lo que se llama "inyección directa" o *"IV push"*, la quimioterapia se aplica con una jeringa en unos cuantos minutos. En la infusión IV breve, el medicamento de quimioterapia se coloca en un suero y este es graduado para que "gotee" o se infunda en un tiempo que va de treinta minutos a algunas horas, siempre menos de seis u ocho. Muchos modernos centros usan en la actualidad máquinas llamadas bombas de infusión para graduar la velocidad de administración del medicamento. En la infusión IV prolongada, el medicamento es colocado también en un suero pero la administración se hace tan lentamente que puede durar de uno a siete días y requiere la ayuda de una bomba de infusión electrónica.

Quimioterapia oral

En ocasiones la quimioterapia se da por boca en forma de tabletas, cápsulas o líquidos. Existen numerosos tipos de medicamentos de quimioterapia que se prefiere dar por boca y su uso es muy importante cuando se hace lo que se llama el tratamiento de quimioterapia de mantenimiento, en el que el paciente (niños y adultos con leucemias y linfomas, por ejemplo), debe someterse a quimioterapia durante varios meses o años. Es importante que las medicaciones se tomen a la dosis correcta y siempre a la misma hora.

Quimioterapia intratecal

Si lo que se quiere es tratar un cáncer del sistema nervioso o se quiere prevenir la infiltración de una leucemia al cerebro, se pueden poner inyecciones de quimioterapia directamente en el líquido que baña el cerebro llamado líquido cefalorraquídeo. Estas inyecciones se llaman inyecciones intratecales ("teca" significa "caja") y se aplican en la columna lumbar, del mismo modo que se aplica la anestesia epidural cuando la mujer va a dar a luz o cuando se va a hacer una operación en la parte baja del cuerpo. Si el paciente requiere una infusión prolongada intratecal, es posible usar una puerta de quimioterapia externa llamada "reservorio de Ommaya", aparato que tiene un pequeño tubo de plástico que va directamente al liquido cefalorraquídeo y que es conectado a una bomba electrónica de infusión.

Quimioterapia intracavitaria

En este caso la quimioterapia se administra directamente dentro de una cavidad corporal. Algunas de esas cavidades corporales son la cavidad peritoneal, que es el espacio abdominal entre los intestinos; la cavidad pélvica, que es el espacio entre los órganos de la pelvis en el bajo vientre; y la cavidad pleural, que es el espacio virtual entre las dos hojas de la pleura (la que rodea al pulmón y la que está pegada a la pared interna del tórax). Usando inyecciones con jeringas o bombas de infusión, las medicaciones de quimioterapia pueden administrarse directamente dentro de esas cavidades.

Quimioterapia intraarterial

Esta quimioterapia se administra directamente dentro de una arteria que es el vaso sanguíneo que alimenta un órgano o parte de él. Este tipo de quimioterapia es muy útil en ciertos casos de cáncer de hígado.

Quimioterapia intratumoral

Es aquella que aplica la quimioterapia directamente en el tumor. Es usada por dermatólogos para tratar el cáncer de piel superficial de tipo no melanoma. A pesar de no ser tan usada, recientes evaluaciones indican que su uso podría ahorrar dinero al dejar de usarse la cirugía.

Quimioterapia tópica

Consiste en aplicar la quimioterapia en cremas, geles o ungüentos. Es también muy usada por los dermatólogos para tratar el cáncer de piel superficial de tipo no melanoma. Su efectividad es muy alta.

¿CÓMO SE EVALÚA LA EFECTIVIDAD DEL TRATAMIENTO CON QUIMIOTERAPIA?

El saber si la quimioterapia está funcionando o no es uno de los aspectos más importantes del trabajo del médico oncólogo. La evaluación del tratamiento puede clasificarse de acuerdo al tipo de tumor que se está tratando.

Si el paciente fue operado del cáncer, este fue completamente extraído y por lo tanto se va a dar un tratamiento de tipo adyuvante para impedir que el cáncer regrese, no hay nada que evaluar con respecto al cáncer. El oncólogo administra el tratamiento sin tener un elemento objetivo que evaluar. Aquí lo importante es evaluar cómo tolera el paciente el tratamiento de quimioterapia.

Pero si el paciente tiene un tumor que no pudo ser operado (o que no necesita ser operado), entonces sí se va a poder evaluar objetivamente si la quimioterapia está funcionando o no. Para eso, al inicio del tratamiento se mide el tamaño y se registran otras características del tumor y luego se las compara con las mismas características después del tercer ciclo de quimioterapia (es decir a la mitad del tratamiento). Así se puede decir si el paciente tiene una remisión completa (es decir, el tumor ha desaparecido completamente), una remisión parcial (cuando el tumor ha disminuido por lo menos un 50%), una no respuesta (cuando el tumor permanece igual) o una progresión de la enfermedad (cuando el tumor ha crecido, en vez de desaparecer). Dependiendo de la respuesta, el oncólogo decidirá si continúa el mismo tratamiento hasta completar los seis u ocho ciclos o necesita cambiar de tratamiento porque el paciente no está respondiendo.

En el caso de los llamados tumores líquidos (leucemias) la evaluación del tratamiento es continua porque constantemente se están midiendo en la sangre los glóbulos blancos cancerosos.

En ciertos tipos de cáncer como el cáncer de ovarios, testículos, colon, próstata e hígado, la evaluación de la efectividad del tratamiento se hace, además de viendo si el tumor ha disminuido de tamaño o no, con la medición de los llamados "marcadores tumorales". Sustancias como la CEA (antígeno carcinoembriónico), la AFP (alfa feto proteína), la beta HCG (gonadotropina coriónica humana), el PSA (antígeno prostático específico) etc., pueden ser muy útiles para saber si el tumor está disminuyendo o no.

EFECTOS SECUNDARIOS
DEL TRATAMIENTO CON QUIMIOTERAPIA

La quimioterapia tiene fama de ser un tratamiento muy fuerte y con múltiples efectos secundarios. Eso puede ser cierto para algunas personas, pero su capacidad de curar muchos tipos de cáncer es también muy cierta. En otras palabras, la gran mayoría de las veces, el beneficio del tratamiento con quimioterapia es mucho mayor que los efectos secundarios. Los efectos secundarios cambian de persona a persona y no todos los pacientes presentan efectos secundarios. Muchos pacientes no presentan casi ningún efecto secundario, mientras que en otros, los efectos son intensos. En la actualidad existen excelentes medicamentos que se pueden dar en anticipación de los efectos secundarios.

La principal razón por la que la quimioterapia tiene tantos efectos secundarios es porque no es un tratamiento *específico*. Esto quiere decir que la quimioterapia no solo mata a las células cancerosas sino que lamentablemente afecta también a las células sanas del cuerpo. Y debido a que la quimioterapia actúa bien contra las células que se están dividiendo más rápidamente (como las células malignas), también afecta con mayor intensidad a las células normales que tienen más actividad de división. Esas células más susceptibles a los efectos secundarios de la quimioterapia son las células de la raíz del cabello (folículo piloso), del intestino, del aparato reproductivo y de la sangre (glóbulos rojos, blancos y plaquetas).

Pero además de afectar a las células normales que tienen un alto índice de división celular, algunos medicamentos de quimioterapia tienen lo que se llama "toxicidad selectiva". En ese sentido hay medicamentos de quimioterapia que pueden dañar el corazón, los pulmones, el hígado o los nervios. Es muy importante que le preguntes al médico oncólogo si el medicamento que te va a dar tiene algún tipo de toxicidad selectiva.

La gran mayoría de los efectos secundarios de los medicamentos de quimioterapia son pasajeros, desapareciendo pocos días después de terminar los tratamientos y desapareciendo completamente cuando se suspende el tratamiento. Sin embargo, algunos efectos secundarios, sobre todo la toxicidad selectiva, pueden durar muchos años, e incluso toda la vida.

A continuación describiremos muy brevemente algunos de los efectos secundarios más importantes de la quimioterapia.

Nauseas y vómitos

Estos son efectos secundarios relativamente frecuentes del tratamiento con quimioterapia. Además de una estimulación directa del centro de la nausea y del vómito en el cerebro, los medicamentos causan esos síntomas por un daño directo a las células superficiales de la boca, el estomago y los intestinos. En la actualidad existen excelentes medicamentos que se dan para prevenir las nauseas provocadas por la quimioterapia.

Los siguientes son algunos de los consejos de la Sociedad Americana Contra el Cáncer para ayudar a disminuir las nauseas y los vómitos producidos por la quimioterapia:

➤ Evita comidas abundantes y reemplázalas por comidas pequeñas y frecuentes.

➤ Bebe líquidos una hora antes o después de las comidas en vez de *con* las comidas.

➤ Come y bebe lentamente.

➤ Mantente alejado de alimentos dulces, fritos o grasosos.

➤ Consume alimentos fríos o a temperatura ambiente para evitar los olores fuertes.

➤ Mastica bien los alimentos para una mejor digestión.

➤ Si la náusea es un problema en la mañana, trata de comer alimentos secos, como cereales, tostadas o galletas saladas antes de levantarte. (No lo hagas si tu boca está muy seca, o si tienes heridas o llagas en la boca o garganta).

➤ Bebe líquidos fríos y transparentes, como jugo de manzana, té o *ginger ale* sin gas.

➤ Chupa cubitos de hielo, mentas o caramelos. (No comas dulces ácidos si tienes heridas o llagas en la boca o garganta).

➤ Trata de evitar los olores que te molestan, como los olores de la cocina, humo o perfume.

➤ Descansa en una silla después de comer y no te recuestes durante por lo menos dos horas después de haber terminado.

➤ Usa ropa suelta, no ajustada.

➤ Respira profunda y lentamente cuando sientas náuseas.

➤ Distráete hablando con amigos o miembros de la familia, escuchando música o viendo una película o programa de televisión.

➤ Utiliza técnicas de relajación.

Diarreas

Este es también un efecto secundario importante del tratamiento con quimioterapia y ocurre porque el tejido mucoso superficial del estómago y los intestinos se descama por efecto de los medicamentos. Recordemos que la quimioterapia afecta con mayor intensidad a los tejidos que tienen un alto ritmo de división celular; debido a que las células intestinales se recambian solo cada tres días, estas se afectan mucho por los medicamentos de quimioterapia.

Las siguientes son algunas recomendaciones de la Sociedad Americana Contra el Cáncer para prevenir o manejar las diarreas causadas por la quimioterapia:

➤ En vez de tres comidas abundantes, come porciones más pequeñas y más frecuentes de alimentos.

➤ Evita el café, el té, el alcohol y los dulces.

➤ Evita alimentos ricos en fibra que pueden conducir a la diarrea. Algunos ejemplos son panes y cereales integrales, verduras crudas, frijoles, nueces, semillas, palomitas de maíz y fruta fresca y seca. Estos alimentos podrás volver a consumirlos cuando haya pasado el efecto de la quimioterapia.

➤ Consume alimentos bajos en fibra, como el pan blanco, arroz blanco o fideos, cremas de cereales, plátano fresco, frutas enlatadas o cocidas sin cáscara, yogur, huevos, papas en puré o al horno sin cáscara, puré de verduras, pollo o pavo sin piel y pescado.

➤ Evita los alimentos fritos, grasosos o picantes.

➤ Evita la leche y los productos lácteos porque pueden empeorar la diarrea.

➤ Consume más alimentos ricos en potasio, como plátanos, naranjas, papas, duraznos y néctar de albaricoque, a menos que tu médico te haya dicho lo contrario.

➤ Bebe muchos líquidos para reemplazar los que has perdido a través de la diarrea. Se recomiendan los líquidos fríos y transparentes como el jugo de manzana, el agua, los caldos y el *ginger ale*. Asegúrate de que estén a temperatura ambiente y bébelos lentamente. Deja que las bebidas carbonatadas pierdan su efervescencia antes de tomarlas.

Caída del cabello (alopecia)

Muchos medicamentos producen caída del cabello, pero es interesante saber que un mismo medicamento puede ocasionar caída de cabello en unas personas, mientras que en otras no lo hace. Del mismo modo, hay pacientes que pierden completamente el cabello, mientras que otros tienen una perdida muy leve. Es decir, cada persona tiene una susceptibilidad muy especial a perder o conservar el cabello con la quimioterapia.

Lamentablemente no hay mucho que se pueda hacer para prevenir la caída del cabello producida por la quimioterapia. Lo importante es saber que el cabello volverá a crecer y el nuevo cabello será mucho más fino y delicado que el original. Debido al enorme peso emocional que tiene el cabello en el ser humano, muchos pacientes usan gorros y pelucas para disimular su alopecia.

La Sociedad Americana Contra el Cáncer hace las siguientes recomendaciones que pueden ayudar a aliviar la pérdida del cabello:

➤ Usa un champú suave, preferentemente neutral.

➤ Utiliza cepillos de cerdas suaves.

➤ Evita usar secadores eléctricos de cabello.

➤ No utilices ruleros eléctricos para rizar tu cabello.

➤ No te tiñas el cabello ni te hagas una permanente.

➤ Córtate el cabello. Un estilo más corto hará que tu cabello se vea más grueso y más lleno.

➤ Usa un protector solar, sombrero, bufanda o una peluca para proteger tu cuero cabelludo del sol.

ANEMIA, SUSCEPTIBILIDAD
A LAS INFECCIONES Y AL SANGRADO

Estas quizás sean las complicaciones más delicadas de la quimioterapia
y son una causa muy frecuente de problemas que requieren atención
médica inmediata.

Lo que sucede es que, como dijimos anteriormente, los medicamentos de quimioterapia no son específicos, es decir no solo actúan contra
las células del cáncer sino también contra tejidos del cuerpo que tienen normalmente un alto índice de división celular. Y la médula ósea
o tuétano del hueso es uno de esos órganos. Sus tejidos están dividiéndose constante y rápidamente para dar origen a las células de la sangre:
glóbulos rojos, glóbulos blancos y plaquetas. Los glóbulos rojos contienen la hemoglobina y nos sirven para transportar el oxígeno de los pulmones a los tejidos, los glóbulos blancos son fundamentales en la lucha
contra las infecciones y las plaquetas actúan como "tapones" para impedir las hemorragias.

La quimioterapia afecta entonces significativamente la función de
la médula ósea y hace que disminuya el número de glóbulos rojos, glóbulos blancos y plaquetas. Al disminuir los glóbulos rojos, se produce
anemia; al disminuir los glóbulos blancos, se produce susceptibilidad a
las infecciones; y al disminuir las plaquetas, hay mayor susceptibilidad
a las hemorragias.

El efecto de la quimioterapia sobre la médula ósea depende de la
dosis y tipo de medicamento, y el médico oncólogo está siempre atento
a los contajes de células de la sangre antes de iniciar un ciclo de quimioterapia. Algunas veces tiene que suspender temporalmente el tratamiento, y en otras puede dar el ciclo pero tiene que disminuir la dosis
de medicación.

Anemia

Una persona anémica tiene un número menor de glóbulos rojos al normal. Los glóbulos rojos, al igual que los blancos y las plaquetas, se fabrican en la médula ósea o tuétano de los huesos. La anemia producida por la quimioterapia se produce porque los medicamentos disminuyen la producción de glóbulos rojos en la médula ósea. La anemia puede producir debilidad, dolor de cabeza y una fatiga acentuada, y el tratamiento puede incluir una transfusión de glóbulos rojos.

Leucopenias (baja de glóbulos blancos)

Cuando bajan mucho los glóbulos blancos, el cuerpo se vuelve susceptible a diversos tipos de infecciones, algunas de las cuales pueden ser muy graves. Las infecciones empiezan generalmente en la boca, la piel, los pulmones, las vías urinarias y el recto.

Las siguientes son algunas de las recomendaciones que proporciona la Sociedad Americana Contra el Cáncer para prevenir las infecciones en personas que reciben quimioterapia.

➤ Lávate las manos con frecuencia durante el día, especialmente antes de comer y después de ir al cuarto de baño.

➤ Mantente alejado de las multitudes.

➤ Mantente alejado de las personas que tienen enfermedades contagiosas, como el catarro, la gripe, el sarampión o la varicela.

➤ No te vacunes sin consultar primero con tu médico oncólogo.

➤ Mantente alejado de las personas que han recibido recientemente una vacuna contra la varicela o viruela.

➤ Mantén un buen aseo de tu área rectal después de cada evacuación. Consulta inmediatamente con tu médico o enfermera si el área rectal te empieza a doler o si tienes hemorroides. Consulta también con tu médico antes de usar enemas o supositorios.

➤ No arranques las cutículas de las uñas y los pellejos de los dedos.

➤ Ten cuidado de no cortarte o pincharte al usar tijeras, agujas o cuchillos.

➤ Usa una máquina de afeitar eléctrica en lugar de una navaja de afeitar para prevenir cortes en la piel.

➤ Usa un cepillo de dientes extra suave que no haga daño a las encías, y consulta a tu médico acerca de si puedes usar hilo dental.

➤ No exprimas o rasques las espinillas.

➤ Evita el agua caliente para bañarte, usa agua tibia todos los días. Seca tu piel muy suavemente y no la frotes vigorosamente.

➤ Usa loción o aceite para suavizar y sanar tu piel si esta se reseca o se agrieta.

➤ Limpia las cortaduras y raspones de inmediato con agua tibia y jabón. Usa un ungüento antibiótico y cúbrelo con una venda.

➤ Cuando hagas jardinería o limpies animales o niños pequeños, usa guantes impermeables y lávate las manos después de sacártelos porque los guantes pueden tener agujeros que son demasiado pequeños para verlos y puedes haberte infectado.

Durante las primeras dos semanas de haber recibido quimioterapia, puede que tus defensas hayan disminuido lo suficiente como para que haya empezado una infección. Muchas veces el origen de la infección no es obvio y puede producir síntomas inespecíficos. Estas son algunas de las señales de alarma que deben motivar una llamada inmediata al médico:

➤ fiebre de 100,5°F (38°C) o mayor cuando la temperatura se toma por vía oral;

➤ escalofríos;

➤ sudoración intensa;

➤ heces sueltas (esto también puede ser un efecto secundario de la quimioterapia);

➤ sensación de ardor al orinar;

➤ tos o dolor de garganta;

➤ flujo vaginal inusual o picor;

➤ enrojecimiento o inflamación alrededor de una herida, grano, aguja IV o catéter venoso central;

➤ dolor abdominal (vientre).

Trombocitopenias o baja de plaquetas

Al disminuir las plaquetas los pacientes pueden presentar tendencia al sangrado por la piel, la boca, los pulmones, las vías urinarias o el aparato digestivo. El oncólogo está siempre atento a comprobar que el número de plaquetas sea normal antes de iniciar un ciclo de quimioterapia. Si el médico te dice que tus plaquetas están bajas, estas son las recomendaciones de la Sociedad Americana Contra el Cáncer para evitar algún problema de sangrado:

➤ No tomes ningún medicamento sin consultar antes con tu médico o enfermera. Algunos medicamentos pueden provocar sangrado. Algunos ejemplos incluyen la aspirina y analgésicos sin aspirina como el acetaminofeno (Tylenol), ibuprofeno y otros medicamentos que se pueden comprar sin receta médica.

➤ No tomes alcohol (cerveza, vino o licor) a menos que tu médico te diga que lo puedes hacer. El alcohol puede disminuir el número de plaquetas.

➤ Utiliza un cepillo de dientes extra suave para limpiar tus dientes, y habla con tu médico antes de usar hilo dental.

➤ Si tienes catarro nasal, suénate delicadamente con un pañuelo suave.

➤ Ten cuidado de no cortarte o pincharte al usar tijeras, agujas, cuchillos o herramientas.

➤ Ten cuidado de no quemarte cuando planches o cocines. Usa un guante acolchado en lugar de una agarradera cuando uses el horno.

➤ Evita los deportes de contacto y otras actividades que puedan causar una lesión.

➤ Bebe mucho líquido y come suficiente fibra para reducir las probabilidades de contraer estreñimiento.

➤ Usa una máquina de afeitar eléctrica en lugar de una navaja.

➤ Al inclinarte, mantén la cabeza por encima de la altura del corazón. Al agacharte, aumenta la presión de la sangre en el cerebro.

Durante las primeras dos semanas de haber recibido quimioterapia, puede que tus plaquetas hayan disminuido lo suficiente como para que tengas mayor susceptibilidad a sangrar. Estas son algunas de las señales de alarma que deben motivar una llamada inmediata al médico:

➤ moretones inesperados;

➤ pequeñitas manchas rojas debajo de la piel (*petequias*);

➤ orina de color rojo o rosado;

➤ heces negras o con sangre;

➤ cualquier sangrado de las encías o la nariz;

➤ fuertes dolores de cabeza;

➤ mareo inexplicado;

➤ dolor en las articulaciones y músculos.

LA ALIMENTACIÓN DURANTE LA QUIMIOTERAPIA

Debido a que la quimioterapia puede afectar todo el tubo digestivo, desde la boca hasta el ano, es inevitable que la alimentación del paciente que está en tratamiento se vea afectada. En general, el paciente que recibe quimioterapia puede alimentarse con los mismos tipos de alimentos que consumía antes del tratamiento, teniendo como única precaución el manejar adecuadamente las náuseas y el vómito. Muchos pacientes prefieren una dieta muy suave, casi sin condimentos, mientras que otros continúan consumiendo prácticamente el mismo tipo de alimento.

Lo que sí es importante es que el uso de pastillas de vitaminas y minerales no está recomendado. De acuerdo a un reciente informe de la Sociedad Americana Contra el Cáncer, el uso de vitaminas en una persona con cáncer o con historia de esa enfermedad no es prudente. La razón es que las células cancerosas necesitan de esas sustancias para multiplicarse, de tal modo que tomar dosis altas de vitaminas y minerales sería como "alimentar al enemigo".

EL CUIDADO DE LA BOCA DURANTE EL TRATAMIENTO CON QUIMIOTERAPIA

Si bien es cierto que la salud de nuestra boca y dientes debe ser cuidada todo el tiempo, durante el tratamiento con quimioterapia esto debe hacerse con mayor intensidad y cuidado. Las infecciones de la boca y la garganta se facilitan por la acción de la quimioterapia sobre la mucosa de la boca y la garganta.

Estos son algunos de los consejos de la Sociedad Americana Contra el Cáncer para mantener una adecuada higiene de la boca y la garganta durante el tratamiento con quimioterapia:

➤ Visita al dentista por lo menos dos semanas antes de comenzar la quimioterapia, para descartar y curar caries, abscesos, enfermedades de las encías o dentaduras mal ajustadas. Esto dará tiempo para que cualquier procedimiento que se necesite hacer pueda curarse antes del tratamiento.

➤ Pídele a tu dentista que te enseñe la mejor manera de cepillar los dientes y usar hilo dental durante la quimioterapia.

➤ Pregunta por un enjuague de fluoruro o gel diario para ayudar a prevenir las caries.

➤ Cepilla tus dientes y encías después de cada comida, utiliza un cepillo de dientes extra suave y hazlo con movimientos suaves. Los movimientos bruscos pueden dañar los tejidos blandos de la boca.

➤ Si tienes las encías muy sensibles, pídele a tu dentista que te sugiera un tipo especial de cepillo de dientes, hilo dental y pasta de dientes.

➤ Enjuaga bien tu cepillo dental después de cada uso, y guárdalo en un lugar seco.

➤ Evita los enjuagues bucales comerciales pues a menudo contienen irritantes como el alcohol. En su lugar, pregúntale a tu médico o enfermera acerca de un enjuague bucal suave para ayudar a prevenir las infecciones de la boca.

FERTILIDAD Y QUIMIOTERAPIA

Normalmente, los tejidos que producen espermatozoides en los testículos y los que producen los óvulos en los ovarios se están dividiendo muy rápidamente y por tanto pueden ser afectados por la quimioterapia.

En el hombre, la quimioterapia puede producir alteraciones en la forma, la motilidad y el número de los espermatozoides, llevando en algunos casos a la esterilidad. En la actualidad es posible guardar los espermatozoides en un banco para ser usados en el futuro. La quimioterapia *per se* no tiene por qué afectar la potencia sexual del hombre, la cual se puede ver afectada por el impacto psicológico del diagnostico del cáncer y por los temores que origina el cambio en el aspecto físico durante el tratamiento.

Es importante también saber que durante la quimioterapia se pueden producir espermatozoides con anormalidades genéticas en los cromosomas, los cuales pueden producir bebes con malformaciones congénitas. Es por eso que el hombre que está en tratamiento con quimioterapia debe usar un preservativo (condón) si su pareja no está ya usando algún método anticonceptivo.

En la mujer, la quimioterapia puede producir daño en los ovarios e impedir la producción de óvulos y hormonas femeninas, por lo que en algunas pacientes pueden presentarse la esterilidad y la alteración en los periodos menstruales. Las menstruaciones pueden regresar en muchas pacientes pero en otras desaparecen e incluso algunas mujeres pueden presentar menopausia temprana (antes de los cuarenta años). Algunas mujeres pueden presentar síntomas muy parecidos a los de la menopausia, con calores, sudoración, sequedad vaginal y disminución del deseo sexual.

Con todo lo dicho, vale recalcar que, por lo general, es cierto que la quimioterapia es un tratamiento intenso y arduo. Pero no hay que perder de vista que, en su gran mayoría, los beneficios excederán ampliamente al sacrificado camino que llevará hacia una mejoría y una mejor vida.

CAPÍTULO 11

La hormonoterapia

Usando o bloqueando las hormonas naturales contra el cáncer

¿QUÉ SON LAS HORMONAS?

Las hormonas son sustancias químicas producidas por órganos especializados del cuerpo llamados "glándulas endocrinas". Las glándulas endocrinas, entre ellas los ovarios, testículos, páncreas, tiroides, timo, paratiroides y suprarrenales, fabrican sustancias químicas que son "vaciadas" a la sangre y actúan como "mensajeras" que ejercen alguna función determinada.

Por ejemplo, el páncreas produce una hormona llamada insulina, la cual controla el nivel del azúcar de la sangre promoviendo el uso del azúcar por las células del cuerpo. Por otro lado, los ovarios producen dos hormonas femeninas, los estrógenos y la progesterona, que son responsables de los caracteres sexuales femeninos, y los testículos hacen lo mismo en el hombre a través de la hormona masculina o testosterona.

Las hormonas actúan sobre las células del cuerpo reconociendo ciertos sectores de la membrana celular llamados receptores de hormonas. En otras palabras, para funcionar, las hormonas necesitan obligatoriamente reconocer y "pegarse" a esos receptores celulares. Como

158

veremos después, esta capacidad de actuar a través de receptores es aprovechada en el tratamiento hormonal del cáncer.

Todas las glándulas endocrinas pertenecen al sistema endocrino, y el médico especializado en sus enfermedades es el médico endocrinólogo.

En relación al tratamiento del cáncer, las glándulas endocrinas que nos interesan son los ovarios y los testículos, llamados también "gónadas". Como dijimos, estas glándulas producen las hormonas sexuales, estrógenos y progesterona en la mujer y testosterona en el hombre, y lo importante es que estas glándulas no son independientes, sino que están controladas por dos tipos de estructuras cerebrales: el hipotálamo y la glándula hipófisis, llamada también el "centro maestro de control glandular".

BREVE HISTORIA DEL TRATAMIENTO DEL CÁNCER CON HORMONAS

Durante el curso de sus investigaciones sobre la relación entre los ovarios y las glándulas mamarias en conejas, el cirujano inglés Dr. George Beatson descubrió en 1878 que si se extirpaban los ovarios en una coneja que estaba lactando, las glándulas mamarias dejaban inmediatamente de producir leche. Razonando que debía existir algún tipo de relación entre los ovarios y las glándulas mamarias (los estrógenos, hormonas producidas por los ovarios, se descubrieron recién en 1929), el Dr. Beatson se aventuró a extirpar los ovarios en mujeres con cáncer avanzado de mama y, a gran asombro de todos, en muchas de esas pacientes se reducía el tamaño de los tumores.

Cincuenta años después, el médico canadiense Charles Huggins descubrió que al castrar (extirpar los testículos) a un hombre con cáncer de próstata avanzado, se reducía el avance de su tumor. Ese descubrimiento le valió el Premio Nobel de Medicina y Fisiología del año 1966.

Ambos descubrimientos dieron origen a lo que se llama hormonoterapia o tratamiento del cáncer con hormonas.

TIPOS DE TRATAMIENTO HORMONAL DEL CÁNCER

Existen dos tipos de tratamiento hormonal del cáncer: aquellos que *bloquean la acción* de las hormonas que actúan sobre las células cancerosas y aquellos que *impiden la formación* de hormonas que actúan sobre las células cancerosas. Los medicamentos que bloquean la acción de las hormonas son las llamadas "antihormonas", las cuales no dejan que las hormonas se "peguen" a sus receptores hormonales en la superficie de las células cancerosas. En este caso, las hormonas se producen en las gónadas pero no pueden ejercer sus efectos.

Los métodos que impiden la formación de hormonas son a su vez de dos tipos: aquellos que usan medicamentos para evitar que las gónadas produzcan hormonas y aquellos más radicales que usan la cirugía para extraer las gónadas (castración). Los medicamentos que evitan que las gónadas produzcan hormonas lo pueden hacer a dos niveles: sobre las gónadas mismas y a nivel de la glándula hipófisis en el cerebro, la glándula inteligente que controla la función de las gónadas. El resultado de usar medicamentos que impiden la formación de hormonas (ya sea a nivel gonadal o cerebral) o de castrar al paciente, es que las hormonas desaparecen de la sangre.

Básicamente existen dos tipos de cáncer que pueden ser tratados con hormonas: el cáncer de mama en hombres y mujeres y el cáncer de próstata. Adicionalmente, el cáncer de ovario y el cáncer de endometrio o capa interna del útero pueden también ser tratados con hormonas. Esos tipos de cáncer se llaman "hormonodependientes" porque usan las hormonas del mismo modo en que los motores usan la "gasolina" para funcionar.

TRATAMIENTO HORMONAL DEL CÁNCER DE MAMA

Usualmente, el tratamiento hormonal del cáncer de mama se hace después de la cirugía, con la intención de evitar que el cáncer regrese o que haya una recaída. Lamentablemente, esta ventaja no puede lograrse en todos los casos de cáncer de mama pues depende de la presencia de los llamados "receptores hormonales" en las células cancerosas.

Los ovarios producen dos tipos de hormonas, estrógeno y progesterona, las cuales tienen una acción estimulante directa sobre las células cancerosas. Pero como se descubrió recién en 1973, no todas las células cancerosas tienen la capacidad de ser estimuladas por las hormonas. Aquellas células malignas que tienen receptores a las hormonas, ya sea a estrógenos (células ER+) o a progesterona (células PR+) tendrán mayor probabilidad de responder a las hormonas, mientras que aquellas que carecen de receptores (células ER- y PR-) no lo harán.

Aproximadamente 75% de los tumores malignos de mama son ER+, 65% de los cuales son también PR+. Se calcula que aquellos tumores que son ER+ y PR+ tienen un 60% de probabilidades de responder a un tratamiento hormonal, mientras que los tumores que son ER- y PR- solo responden en 5 a 10% de los casos.

Visto esto, veamos cuáles son los principales medicamentos hormonales que se usan en el tratamiento del cáncer de mama.

Bloqueo del efecto hormonal: Tamoxifeno

El tamoxifeno es un antiestrógeno que se usa desde hace aproximadamente cuarenta años y que ha demostrado que puede prevenir la reaparición del cáncer en el mismo seno después de una operación, y que puede reducir en 40% el riesgo de desarrollar cáncer en el otro seno. El tamoxifeno actúa bloqueando los receptores de estrógeno en las células cancerosas, impidiendo de este modo que esta hormona estimule el crecimiento de la célula maligna, por lo que solo debe darse en mujeres que tengan tumores con receptores positivos de estrógenos (ER+). El tamoxifeno puede ser administrado a mujeres que tengan cáncer antes o después de la menopausia.

Este medicamento se toma en pastillas y se usa durante cinco años, aunque recientes investigaciones refuerzan la idea de que se tome hasta por diez años. Como cualquier medicamento, el tamoxifeno tiene efectos secundarios, siendo el más delicado y felizmente raro, la posibilidad de que la mujer desarrolle un cáncer de endometrio o capa interna del útero. Es por eso que toda mujer que tome tamoxifeno debe hacerse ecografías del útero periódicamente para descartar la posibilidad de que se esté desarrollando una alteración del endometrio.

En la actualidad se está investigando la posibilidad de que el tamoxifeno se pueda usar para prevenir el cáncer de mama en mujeres que aún no tienen cáncer pero que tienen un muy alto riesgo de desarrollar la enfermedad, como por ejemplo en aquellas que tengan los marcadores genéticos BRCA1 y BRCA2 y que tengan una fuerte historia familiar. En los próximos años se esperan los resultados de varios estudios al respecto.

Impedimento de la fabricación de hormonas: Inhibidores de aromatasa

Aquellas mujeres que aún no empiezan su menopausia y que por tanto están todavía menstruando, producen casi el total de sus hormonas femeninas en los ovarios. Pero aquellas mujeres que ya están en la menopausia, y por tanto sus ovarios no funcionan, todavía producen hormonas femeninas a partir de hormonas producidas por las glándulas suprarrenales en las células grasas del cuerpo. Para que esa producción de hormonas femeninas en el tejido adiposo sea posible, es necesaria una sustancia (enzima) llamada "aromatasa".

Existe toda una familia de medicamentos llamados "inhibidores de aromatasa", que actúan precisamente impidiendo que la aromatasa facilite la formación de estrógenos en las células de grasa del cuerpo.

El anastrozole (Aridimex), el exemestane (Aromasin) y el letrozole (Femara) son algunos ejemplos de medicamentos inhibidores de aromatasa y solo deben ser administrados en mujeres que sufran de cáncer de mama *después de la menopausia*. El anastrozole es efectivo en mujeres que no hayan recibido tamoxifeno, mientras que el letrozole sí puede ser usado en mujeres previamente tratadas con tamoxifeno.

Recientes estudios han demostrado que es posible combinar el tamoxifeno con algunos de los inhibidores de aromatasa. Por ejemplo, un régimen muy usado es dos a tres años de tamoxifeno, seguidos de un inhibidor de aromatasa hasta completar cinco años de tratamiento.

El principal efecto secundario de este tipo de medicamentos es la debilidad de los huesos, u osteoporosis, y cierta tendencia a elevar el colesterol. Por otro lado, un estudio presentado en la reunión anual de cáncer de mama en San Antonio, Texas, en 2010 reveló que los inhibidores de aromatasa elevan en un 26% la posibilidad de producir un ataque cardiaco, una angina de pecho (dolor de pecho) o una falla cardiaca en mujeres que toman ese medicamento, comparadas con las mujeres que solo usan tamoxifeno.

Dependiendo del estado de menopausia de la mujer, entonces, se acepta que el tamoxifeno se usa en mujeres con tumores ER+ principalmente antes de la menopausia pero puede usarse también después de la menopausia en mujeres con bajo riesgo de recaída o que por alguna razón no pueden tomar un inhibidor de aromatasa. Los inhibidores de aromatasa deben usarse siempre después de la menopausia y la presencia de receptores ER o PR no tiene ninguna importancia.

Impedimento de la producción de hormonas: Castración química u hormonal

Sabiendo que los ovarios no son glándulas autónomas sino que dependen de la estimulación de la hipófisis a través de dos hormonas llamadas FSH, u hormona estimulante de los folículos, y LH, u hormona luteinizante, sería posible entonces bloquear la producción de hormonas en los ovarios bloqueando la actividad de la glándula hipófisis.

Esto se hace con una familia de medicamentos que "bombardean" la hipófisis con señales que terminan por bloquear la producción de FSH y LH, con lo que los ovarios dejan de funcionar. Esos medicamentos son los llamados análogos de GnRH y el más usado es el "goserelin" o Zoladex que se usa, obviamente, en mujeres que sufren el cáncer antes de la menopausia. Tal como se ha explicado, lo que esta medicación produce es en realidad una menopausia prematura. El Zoladex se aplica en inyecciones mensuales y su principal efecto secundario es la descalcificación de los huesos u osteoporosis, problema que puede ser causa de fracturas de los huesos en personas mayores.

Como veremos después, este medicamento se puede también usar en el cáncer de próstata porque tiene el mismo efecto de castración química u hormonal sobre los testículos.

Impedimento de la producción de hormonas: Castración quirúrgica

La operación para extraer ambos ovarios se llama castración, y este método puede aún usarse en dos situaciones: cuando la mujer no desea recibir inyecciones mensuales durante un número prolongado de años o cuando la mujer tiene un alto riesgo de desarrollar cáncer de mama. El caso de la actriz Angelina Jolie ilustra esta segunda opción. Ella tenía mutaciones genéticas (BRCA1 y BRCA2) y una fuerte historia familiar de cáncer de mama que elevaban su riesgo de sufrir cáncer de mama en un 85% en el trascurso de su vida. A los treinta y ocho años, además de haberse extraído ambos senos, está planeando extraerse también los ovarios porque no solo se eliminaría el estímulo hormonal de estos órganos sobre cualquier resto de tejido mamario que pueda haber quedado después de la operación, sino que también eliminaría la posibilidad de desarrollar cáncer de ovario, una situación muy frecuente en mujeres con esa mutación genética e historia familiar.

TRATAMIENTO HORMONAL DEL CÁNCER DE PRÓSTATA

Del mismo modo que el tejido mamario es estimulado por las hormonas femeninas, el tejido glandular de la próstata es también estimulado por las hormonas masculinas o "andrógenos", de las cuales la testosterona y la dihidrotestosterona (DHT) son las principales. Por lo tanto, los mismos principios de manipulación hormonal que hemos revisado para el cáncer de mama pueden ser aplicados para el cáncer de próstata.

¿Qué hombres con cáncer de próstata son candidatos a recibir tratamiento hormonal?

➤ Aquellos con cáncer avanzado en el momento del diagnóstico y que ya no pueden recibir otros tipos de tratamiento.

➤ Aquellos con cáncer resistente al tratamiento después de la cirugía o la radioterapia.

➤ Aquellos que tienen cáncer de alto riesgo de recurrencia (Gleason más de 8, elevado PSA e invasión de órganos aledaños por el cáncer) pueden usar las hormonas *al mismo tiempo* que la radiación.

➤ Aquellos con tumores grandes en quienes una disminución del tamaño del tumor sea beneficioso antes del tratamiento con cirugía o radioterapia.

Al igual que el tratamiento hormonal del cáncer de mama, los tratamientos hormonales del cáncer de próstata incluyen medicamentos que bloquean la acción de las hormonas masculinas y otros que impiden por completo la producción de hormonas masculinas.

Los más usados en los Estados Unidos son aquellos que impiden la formación de hormonas masculinas.

Bloqueo del efecto hormonal: Los antiandrógenos

Este tipo de medicamentos impide que los andrógenos se "peguen" a las células cancerosas de la próstata y las hagan crecer más. Lo que hacen es bloquear los receptores hormonales en la superficie de las células malignas.

Los medicamentos de este grupo incluyen la flutamida (Eulexin), la bicalutamida (Casodex), la nilutamida (Nilandron) y la enzalutamida (Xtandi). Estas medicaciones deben tomarse diariamente en forma de pastillas y en los Estados Unidos casi nunca se usan como el único medicamento. Generalmente se usan cuando los tratamientos con los agonistas o antagonistas (ver más abajo) de LHRH no controlan bien la enfermedad.

En la actualidad se está investigando el uso de los antiandrógenos como medicamentos de primera línea en reemplazo de la extirpación de los testículos u orquiectomía o agonistas o antagonistas de LHRH en el tratamiento del cáncer de próstata. Hasta hace algunos años se usaban los estrógenos u hormonas femeninas en el tratamiento del cáncer de próstata; en la actualidad su uso está casi abandonado, excepto en aquellos casos en que ninguno de los tratamientos anteriores demuestre efectividad. Los efectos secundarios de los estrógenos son formación de coágulos y crecimiento de las glándulas mamarias.

Impedimento de la producción de andrógenos: Castración quirúrgica (orquiectomía)

La más efectiva, aunque también la más radical, es la operación para extraer los testículos. Obviamente este tipo de tratamiento cuenta con mucha resistencia por parte del paciente, básicamente porque no acepta la idea de perder sus testículos y vivir con el escroto vacío. Por increíble que parezca, muchos hombres aceptan este tipo de tratamiento definitivo cuando se enteran de que pueden usar prótesis de silicona que remedan perfectamente bien la presencia de sus testículos.

Impedimento de la producción de andrógenos: Castración química u hormonal

Para entender cómo actúan los medicamentos que causan castración química u hormonal es preciso conocer cómo se produce la testosterona en los testículos, hormona que como hemos visto estimula el crecimiento del cáncer de próstata.

Los testículos no son glándulas independientes en su producción de testosterona, sino que están controlados por la glándula hipófisis en el cerebro a través de una hormona llamada hormona luteinizante o LH. En otras palabras, la LH de la hipófisis actúa sobre los testículos y los estimula para que produzcan testosterona. Pero a su vez, la hipófisis tampoco es independiente sino que produce LH a través del estímulo de una hormona llamada "hormona liberadora de hormona luteinizante" (LHRH, por sus siglas en inglés), una hormona producida por una región cerebral llamada hipotálamo.

De tal modo que si se logra bloquear la producción de la LH o de la LHRH, los testículos no producirán testosterona y eso será beneficioso para controlar el cáncer de próstata.

Existen tres grupos de medicamentos que pueden hacer que la testosterona no logre estimular al cáncer de próstata:

➤ Aquellos que bloquean la acción de la testosterona sobre la próstata: medicamentos antiandrógenos.

➤ Aquellos que favorecen la formación de una enorme cantidad de LHRH, que paradójicamente hace que la hipófisis no produzca LH. Estos son los llamados agonistas de la LHRH. Agonista es lo opuesto a antagonista, es decir, un agonista es el que favorece algún tipo de acción, en este caso la producción de LHRH.

➤ Aquellos que impiden la producción de LHRH y por tanto hacen que la hipófisis no produzcan LH. Estos son los antagonistas de la LHRH (o sea que bloquean su producción) .

Agonistas de los liberadores de la hormona luteinizante (LHRH). Siendo químicamente muy parecidos a la LHRH (por eso se llaman agonistas), estos medicamentos bloquean la producción de la hormona luteinizante (LH) por la glándula hipófisis y, subsecuentemente, la producción de testosterona por los testículos, haciendo que la hipófisis produzca inicialmente una enorme cantidad de LH, cantidad que, paradójicamente, luego de dos semanas disminuye intensamente. El uso continuo de estos medicamentos va a hacer que los testículos se atrofien y dejen de producir hormonas masculinas. Los medicamentos de este grupo incluyen el leuprolide (Lupron y Eligard), el goserelin (Zoladex), el triptorelin (Trelstar) y el histrelin (Vantas), los cuales se dan en forma de inyecciones mensuales y alguna de ellas anual.

Es importante saber que cuando se empieza a dar estos medicamentos, y debido al inicial aumento de la LH, puede ocurrir que durante las primeras dos semanas de tratamiento se agraven los síntomas de la enfermedad, especialmente los dolores producidos por las metástasis del cáncer en los huesos. Este fenómeno, llamado *"flare"* en inglés (algo así como "llamarada" en español), puede evitarse dando simultáneamente un medicamento del grupo de los antiandrógenos o usando un antagonista de la LHRH.

Antagonistas de los liberadores de la hormona luteinizante (LHRH). Estos medicamentos, que químicamente se oponen a la acción de la LHRH (por eso se llaman antagonistas), también bloquean la producción de hormonas estimulantes a nivel de la glándula hipófisis pero por otro mecanismo. Lo que hacen es bloquear los receptores de LHRH en la hipófisis, con lo que esta glándula ya no produce la hormona luteinizante (LH) que es necesaria para que los testículos produzcan andrógenos.

Los medicamentos de este grupo incluyen el degarelix (Firmagon) que se da en inyecciones mensuales y el abiraterone (Zytiga) que se da en tabletas y que por bloquear la producción de cortisol en las glándulas suprarrenales, requiere que el paciente tome también pastillas de prednisona diariamente. Estos medicamentos, a diferencia de los agonistas de LHRH, actúan más rápidamente y no causan el efecto "llamarada" (*flare*).

TRATAMIENTO HORMONAL DEL CÁNCER DE ENDOMETRIO

El útero es el órgano que sirve para albergar al huevo, el que se convierte en embrión y luego en feto. El útero sufre, de acuerdo a su localización, dos tipos de cáncer: el del cérvix o cuello del útero y el de endometrio. El cáncer de endometrio puede beneficiarse en ocasiones del tratamiento hormonal.

En ciertas condiciones, especialmente cuando el cáncer de endometrio es avanzado, se pueden usar diversos tipos de hormonas en su tratamiento, entre ellas el tamoxifeno y los agonistas LHRH goserelin (Zoladex) y leuprolide (Lupron). Incluso después de haberse hecho la ooforectomía bilateral (extirpación de los dos ovarios), muchas pacientes con cáncer de endometrio pueden beneficiarse de los inhibidores de aromatasa anastrozole (Aridimex), exemestane (Aromasin) y letrozole (Femara).

EN RESUMEN...

Hemos visto entonces que es posible usar las propias hormonas, tanto masculinas como femeninas, en el tratamiento del cáncer. Esto es muy importante como concepto porque nos ilustra que parte de la solución del problema del cáncer puede estar dentro de nuestro propio organismo.

Eso lo veremos con más detalle en el próximo capítulo, cuando veamos que se puede usar el propio sistema de defensa del organismo para destruir al cáncer.

CAPÍTULO 12

La inmunoterapia

Usar el propio organismo para vencer el cáncer

¿QUÉ ES EL SISTEMA INMUNOLÓGICO?

El sistema de defensa o sistema inmunológico es una red de células, tejidos y órganos que trabajan juntos para defender al cuerpo contra los "elementos extraños" que pueden invadir el organismo. Estos "invasores" son principalmente microbios tales como virus, bacterias, parásitos y hongos que pueden causar infecciones. Pero además de vigilar atentamente que nuestro cuerpo no sea invadido por microorganismos extraños, el sistema inmunológico está atento a que las células propias no demuestren comportamientos anormales, como por ejemplo que se vuelvan cancerosas.

El sistema inmunológico está compuesto básicamente por dos elementos: células especializadas y anticuerpos o proteínas que atacan directamente a los microbios. Esas células especializadas viven y se "entrenan" en órganos especializados distribuidos en todo el organismo. Los órganos del sistema de defensa son las amígdalas, los ganglios linfáticos, la glándula timo, el bazo, el apéndice y la médula ósea. En esos órganos, las células especializadas fabrican productos o "armas" especializadas que sirven para defender al organismo.

Para seguir con esta "analogía de guerra", voy a referirme a la descripción que hace del sistema de defensa el Instituto de Investigación del Cáncer (Cancer Research Institute):

Los "agentes de inteligencia" son las *células dendríticas*, que son células especializadas que están continuamente vigilando los tejidos del organismo, y se dan cuenta si en algún momento se produce una invasión por elementos extraños. Además de "darse cuenta" de que se está produciendo una invasión, las células dendríticas dan las primeras informaciones sobre las características de los invasores a las Células T Ayudantes CD+4, para que estas coordinen la defensa.

Los "comandantes" del sistema de defensa son las recién mencionadas *Células T Ayudantes CD+4*, que son linfocitos especializados que dirigen y coordinan toda la estrategia de defensa del organismo. Estas células reconocen al enemigo y dan información especializada a los linfocitos B y a las Células T Asesinas CD+8 (ver abajo) para que estas empiecen a fabricar armas (anticuerpos) y ataquen directamente al enemigo. Interesantemente, estas valiosísimas células son las que son atacadas y destruidas por el virus VIH.

Los "comandos especializados en matar" son las *Células T Asesinas CD+8*. Estas células son también unos linfocitos especializados que una vez que reciben las órdenes de las Células T Ayudantes CD+4, se convierten en verdaderas células asesinas que buscan a los invasores y los destruyen en donde quiera que se encuentren.

Las "fábricas de municiones" son los *linfocitos B*, células que al recibir instrucciones de las Células T Ayudantes CD+4, empiezan a fabricar sustancias especializadas llamadas anticuerpos. Estos son una especie de cohetes teledirigidos que salen a buscar a los invasores y los destruyen en donde estén, con una selectividad asombrosa.

Las "municiones" son los *anticuerpos* o sustancias proteicas fabricadas por los linfocitos B, que son fabricadas "a la medida" de los invasores. Es decir, los anticuerpos son específicamente fabricados para destruir sólo al enemigo, respetando al resto de las células y tejidos.

El "sistema de comunicaciones" está dado por unas sustancias especializadas llamadas *citoquinas*, que cumplen el papel de "mensajeros" y comunican a los diversos componentes del sistema de defensa.

El "ministerio de defensa" está dado por unas células especializadas llamadas *Células T Reguladoras*, que son las que regulan que la respuesta del sistema de defensa sea ordenada y no haga más daño que el que deba hacer.

Visto así, podemos darnos cuenta de que lo que llamamos a secas "sistema de defensa" está en realidad compuesto por muchos tipos de células y sustancias especializadas que en conjunto forman un complejo sistema con doble función: controlar los conflictos externos (infecciones) y los conflictos internos (el cáncer).

TIPOS DE INMUNOTERAPIA

Los tratamientos contra el cáncer que tratan de aprovechar las características del sistema inmunológico son muy variados, pero tienen como fundamento el uso de las propias defensas del cuerpo para luchar contra el cáncer.

Algunos métodos tratan de "fortalecer" el sistema inmunológico en general, usando infusión de anticuerpos o inmunoglobulinas. Estos intentos son poco precisos y, por lo general, no tienen mayor efectividad. Otros tratan de "entrenar" a ciertos elementos del sistema inmunológico para que aprendan a reconocer al cáncer y lo puedan destruir. Muchos otros tratan de usar y modificar las "municiones" o anticuerpos para que sepan reconocer a las células cancerosas. Finalmente, otros tratan de "entrenar" a las Células T Asesinas para que aprendan a reconocer a las células cancerosas.

Para poner un poco de orden en la variedad de esos abordajes, la inmunoterapia puede dividirse en los siguientes componentes:

➤ El uso de los anticuerpos monoclonales.

➤ El uso de las vacunas contra el cáncer.

➤ El uso de sustancias como las citoquinas y los interferones, que si bien es cierto no son específicas en su actividad contra el cáncer, sí pueden ayudar en el tratamiento.

➤ El uso de algunos medicamentos que pueden ayudar a estimular el funcionamiento del sistema de defensa.

LOS ANTICUERPOS MONOCLONALES (MAB)

Recordemos que cuando un microbio (virus, bacteria) entra al organismo, este es reconocido y atacado por el sistema de defensa. El ataque se hace con células especializadas y con sustancias especializadas llamadas anticuerpos.

Los anticuerpos son fabricados "a medida" del enemigo, es decir, el sistema de defensa reconoce ciertas partes débiles del enemigo y luego fabrica "misiles teledirigidos" que están diseñados para atacar y penetrar esos puntos débiles. Gracias a esa especificidad, los anticuerpos son específicos contra un microbio. En otras palabras, los anticuerpos contra el virus del HIV, por ejemplo, son diferentes a los que se producen contra la bacteria que produce la tuberculosis, y estos son diferentes de los que atacan al virus de la gripe.

¿Se imaginan qué útil sería fabricar anticuerpos artificiales que aprendan a reconocer ciertas partes "débiles" de las células cancerosas y las destruyan?

Pues eso es lo que hacen los anticuerpos monoclonales. Son anticuerpos de una sola clase (mono significa "uno solo" y clon significa "clase") que se producen artificialmente en el laboratorio y que están dirigidos a alguna parte especial de la célula cancerosa para llevar a cabo alguna "misión de destrucción".

Objetivos del tratamiento con anticuerpos monoclonales:

➤ Facilitar la destrucción de la célula cancerosa.

➤ Detener el crecimiento de la célula cancerosa.

➤ Permitir el diagnóstico del cáncer.

Esos objetivos se consiguen "acoplando" alguna sustancia, como por ejemplo un medicamento de quimioterapia o una sustancia radioactiva, al anticuerpo monoclonal. Una vez fabricado el anticuerpo monoclonal "cargado" con la quimioterapia, por ejemplo, este es dirigido a algún tipo de célula cancerosa, la cual reconoce al anticuerpo, lo deja entrar como un verdadero "caballo de Troya" y se destruye. En el caso del diagnóstico, eso se hace "marcando" un anticuerpo monoclonal con una sustancia radiactiva que tiene afinidad por algún tipo específico de cáncer. Al pegarse al tumor, este puede ser detectado con el uso de alguna máquina que detecta la radiación.

TIPOS DE ANTICUERPOS MONOCLONALES

Existen dos tipos de anticuerpos monoclonales (conocidos como *monoclonal antibodies* o mAb, por sus siglas en inglés): desnudos y conjugados. Los mAb desnudos son aquellos que son puros, que no contienen ninguna sustancia pegada a ellos. Por su parte, los mAb conjugados, son aquellos que tienen alguna otra sustancia pegada a ellos, por lo que se los puede comparar a "caballitos de Troya", que sirven para llevar esas sustancias al interior de las células cancerosas.

Anticuerpos monoclonales desnudos

Alemtuzumab (Campath). Es un mAb que se pega a una zona "débil" de la célula cancerosa llamada CD52. Una vez pegado a esa zona, las Células T Asesinas reconocen a las células cancerosas y las destruyen. Este medicamento es útil en cierto tipo de cáncer llamado leucemia linfocítica crónica.

Trastuzumab (Herceptin). Es un mAb que reconoce y se pega al receptor HER2/neu de la célula cancerosa de la mama. El HER2/neu (del inglés *human epidermal growth factor receptor 2*) es una proteína que permite el crecimiento de la célula cancerosa. Al pegarse y anular la zona HER de la célula cancerosa, el trastuzumab bloquea la producción de la proteína causante del cáncer, y por tanto es muy efectivo en tratar el 30% de los cánceres de mama que son HER2/neu positivos.

Anticuerpos monoclonales conjugados

Este tipo de mAb tiene quimioterapia o una sustancia radioactiva pegada a su molécula. Una vez identificada el área débil de la célula cancerosa, el mAb penetra y transporta la sustancia radioactiva o la quimioterapia al interior de la célula cancerosa y la destruye.

El ibritumomab tiuxetan (Zevalin) y el tositumomab (Bexxar) son ejemplos de mAb dirigidos contra una zona específica de la célula cancerosa llamada CD20. Estos mAb dirigidos contienen sustancias radioactivas y son útiles en el tratamiento de algunos tipos de linfoma non-Hodgkin.

El brentuximab vedotin (Adcetris) y el ado-trastuzumab emtansine (Kadcyla) son los dos únicos mAb conjugados con quimioterapia aprobados por la Administración de Alimentos y Medicamentos (FDA, por sus siglas en inglés) para su uso en los Estados Unidos. El brentuximab vedotin está dirigido a la zona CD30 de la célula maligna y lleva la quimioterapia MMAE y es útil en el tratamiento de la enfermedad de Hodgkin y algunos tipos de linfoma non-Hodgkin. El ado-trastuzumab emtansine se pega a la zona HER2 de la célula cancerosa del seno y lleva la quimioterapia DM1 y es útil en los casos de cáncer de mama avanzado que no responde a otros tipos de tratamiento.

Otros mAb aprobados en los Estados Unidos son alemtuzumab (Campath), bevacizumab (Avastin), cetuximab (Erbitux), ipilimumab (Yervoy), ofatumumab (Arzerra), panitumumab (Vectibix) y rituximab (Rituxan).

EFECTOS SECUNDARIOS DE LOS ANTICUERPOS MONOCLONALES

Como se ha mencionado anteriormente, siempre es bueno conocer los posibles efectos secundarios de un tratamiento para, como pacientes, estar preparados y no sorprendernos si ocurren. Los mAb se dan como inyecciones por la vena y son tan específicos que no deberían producir efectos secundarios. Sin embargo, pueden causar fiebre, escalofríos, debilidad, dolor de cabeza, náuseas, vómitos, diarrea, presión arterial baja y erupciones en la piel. Afortunadamente, estos efectos secundarios son un bajo precio a pagar por los enormes beneficios que se pueden obtener de tratamientos con anticuerpos monoclonales.

LAS VACUNAS CONTRA EL CÁNCER

Existen dos tipos de vacunas contra el cáncer: aquellas que ayudan a prevenirlo (vacunas profilácticas) y aquellas que ayudan en el tratamiento del cáncer (vacunas terapéuticas).

Vacunas profilácticas contra el cáncer

Las vacunas profilácticas son básicamente aquellas que están dirigidas contra los virus papiloma humano (VPH) y las que están dirigidas contra el virus de la hepatitis B. Las vacunas contra los VPH son dos: el Gardasil y el Cervarix, que protegen contra los VPH 16 y 18, causantes del 70% de los casos de cáncer de cuello de útero. La diferencia entre esas dos vacunas es que el Gardasil protege además contra los VPH 6 y 11, causantes de las verrugas genitales.

La vacunación contra la hepatitis B previene la hepatitis B, enfermedad que es responsable del 80% de los casos de cáncer de hígado en el mundo. Al prevenir la hepatitis B, se está previniendo indirectamente el cáncer de hígado.

Vacunas terapéuticas contra el cáncer

Estos medicamentos son muy diferentes a las vacunas profilácticas contra los virus. En las vacunas profilácticas se usan virus muertos o atenuados para que el cuerpo, al reconocerlos, desencadene una respuesta inmunológica de tal magnitud que genere una enorme cantidad de anticuerpos y que, aprovechando la capacidad de memoria que tiene el sistema inmune, el organismo quede "en guardia" ante una futura invasión por el verdadero virus.

En las vacunas terapéuticas se combinan partes de la estructura de una célula cancerosa con células inmunológicas normales para que estas últimas no solo aprendan a reconocer a las células cancerosas, sino que puedan enseñarle al sistema inmunológico cómo reconocer y eliminar a las células cancerosas.

Por ejemplo, en la única vacuna terapéutica aprobada en los Estados Unidos —el sipuleucel-T (Provenge)—, que está dirigida contra el cáncer de próstata, lo que se hace es lo siguiente:

➤ Se extraen células de defensa del cuerpo del paciente con cáncer de próstata.

➤ Esas células son manipuladas en el laboratorio para transformarlas en células "dendríticas" (son las células que en nuestra analogía de guerra en la página 171 llamamos "agentes de inteligencia").

➤ Estas células dendríticas transformadas se exponen a una sustancia llamada fosfatasa ácida prostática (PAP), la cual ayudará a reconocer células cancerosas.

➤ Las células dendríticas marcadas con PAP son inyectadas lentamente en la vena del paciente que sufre de cáncer y que inicialmente donó las células; el proceso se repite dos veces más con dos semanas de diferencia (total de tres infusiones).

➤ Esas células dendríticas transformadas y marcadas con PAP les enseñan a otras células de la defensa a reconocer a las células de cáncer de próstata (las reconocen por su contenido de PAP) y las destruyen.

Si bien es cierto que este tratamiento no cura el cáncer, ha demostrado que puede extender la vida de algunos pacientes con cáncer de próstata avanzado. De todas maneras, lo que se llama "prueba de concepto" está demostrada, la vacuna funciona y solo es cuestión de perfeccionarla.

Se están haciendo experimentos para usar células tumorales enteras o partes de células cancerosas (antígenos) para preparar otros tipos de vacunas terapéuticas, pero aún es muy temprano para ver si funcionarán o no.

Otro ejemplo es el GVAX, una vacuna tumoral que usa células enteras de cáncer de páncreas. Las células se irradian para que no se sigan multiplicando y se transforman para que puedan fabricar grandes cantidades de la citoquina GM-CSF (ver página 180). Al ser usadas junto al anticuerpo monoclonal ipilimumab (Yervoy) se ha demostrado que pueden extender la sobrevida de los pacientes afectados de ese tipo de cáncer.

CITOQUINAS, INTERFERONES Y OTROS MENSAJEROS QUÍMICOS QUE REGULAN EL CÁNCER

El tercer tipo de abordaje que se usa en la inmunoterapia para luchar contra el cáncer (los otros dos son los recién descriptos anticuerpos monoclonales y las vacunas contra el cáncer) es el que se aprovecha de sustancias químicas naturalmente presentes en las células que regulan el sistema de defensa. Entre ellas se destacan las citoquinas y un tipo muy útil de estas, los interferones.

Las citoquinas

Estas son sustancias químicas que cumplen el rol de "mensajería" entre las diversas células y componentes del sistema inmunológico. Las citoquinas controlan el crecimiento y las actividades celulares importantes, tales como la regulación del fenómeno de inflamación y la formación de los diversos elementos de la sangre. Las "interleuquinas" son un tipo de citoquinas que cumplen importantes funciones de regulación de crecimiento y actividad de los glóbulos blancos. En 1992 la interleuquina-2 (IL2) fue el primer tratamiento de inmunoterapia aprobado por la FDA para ser usado en cáncer de riñón y posteriormente en casos avanzados de un tipo de cáncer de piel llamado melanoma maligno. En la actualidad se han fabricado artificialmente (sintetizado) otros tipos de interleuquinas como la IL-7, IL-12 e IL-21. Estas sustancias se administran mediante inyecciones y se pueden dar en combinación con quimioterapia o con interferones (ver página 180). Sus principales efectos secundarios se parecen a los de una fuerte gripe: fiebre, dolor de cuerpo, dolor de cabeza. Pueden dar también nauseas, vómitos, diarreas y baja presión arterial.

Hay una técnica mediante la cual se pueden preparar "linfocitos asesinos" con IL-2 o virus modificados. En esta técnica, se extraen Células T Asesinas CD+8 o "linfocitos asesinos" del paciente con cáncer. Estas células son preparadas ya sea con IL-2 o con versiones modificadas de virus como el VIH para "enseñarles" cómo reconocer al cáncer que afecta al paciente. Luego de obtener los linfocitos asesinos adiestrados, estos se clonan y se vuelven a inyectar en el paciente para que busquen a las células cancerosas y las destruyan. Recientemente se reportó que una niña con leucemia aguda, tratada con esta técnica, no presentaba signos de leucemia un año después del tratamiento.

Los interferones (IFN)

Este tipo de citoquinas tiene un importante papel en la defensa contra las infecciones por virus y en el proceso de reconocimiento y destrucción de células cancerosas. Existen tres tipos de interferón: alfa, beta y gama. Solo el de tipo alfa tiene uso en la lucha contra el cáncer. El interferón alfa (IFN-alfa) ha demostrado utilidad en estimular a las células de la defensa en reconocer y destruir células de los siguientes tipos de cáncer: leucemia mieloide crónica, leucemia de células peludas, linfoma non-Hodgkin folicular, linfoma cutáneo de células T, cáncer de riñón, melanoma y sarcoma de Kaposi. Los efectos secundarios del interferón alfa son parecidos a los de otras citoquinas.

Factor estimulante de colonias de granulocitos y macrófagos (GM-CSF)

Este largo nombre pertenece a un tipo de citoquina que tiene una función muy importante: estimula la producción de glóbulos blancos de tipo "granulocito". Los granulocitos son un tipo de glóbulo blanco que destruye a las bacterias, y son muy útiles en la defensa contra las infecciones bacterianas. Muchas veces, durante el tratamiento con quimioterapia, los granulocitos disminuyen a un nivel muy peligroso. En estas condiciones se puede usar una versión sintética de esta citoquina llamada "sargramostim" o "Leukine" con el objeto de que estimule la médula ósea del paciente para que aumente la fabricación de granulocitos y el paciente supere la infección.

MEDICAMENTOS QUE PUEDEN ESTIMULAR EL SISTEMA DE DEFENSA

Existen algunos medicamentos que pueden ayudar a tratar el cáncer estimulando el sistema de defensa. Uno de ellos es la "talidomida", la tristemente célebre medicación que hizo que centenares de niños nacieran sin brazos ni piernas en los años sesenta. La talidomida es muy útil en el tratamiento de un tipo de cáncer de médula ósea llamado mieloma múltiple, pero dados sus graves efectos secundarios (defectos congénitos) solo puede ser obtenida con un permiso especial.

Otro modo de estimular el sistema de defensa es mediante el bacilo de Calmette-Guérin, una bacteria relacionada al bacilo de Koch, causante de la tuberculosis. En cierto tipo de cánceres (principalmente de vejiga y melanoma) se puede usar esa bacteria para estimular el sistema de defensa del paciente y que así pueda lograrse un control del cáncer.

El conocimiento de la estructura y función del sistema de defensa del cuerpo ha sido explosivo en los últimos treinta o cuarenta años y ha permitido que el uso de vacunas, anticuerpos monoclonales y citoquinas sea cada vez más específico.

Como veremos en el siguiente capítulo, ese sueño de los oncólogos, de disponer de medicamentos que solo ataquen al cáncer y respeten al resto del organismo, se está haciendo realidad…

CAPÍTULO 13

Los tratamientos dirigidos contra el cáncer

"Balas" dirigidas a las células cancerosas

Una de las grandes desventajas de la quimioterapia es que, además de matar las células malignas, tiene el principal inconveniente de destruir las células sanas. ¿Se imaginan que se desarrolle un tipo de tratamiento tan certeramente dirigido a la célula cancerosa que el medicamento sólo pueda atacar la célula maligna y respetar la célula normal?

Para desarrollar ese tipo de medicamento es imprescindible que primero aprendamos acerca de "los secretos químicos" del desarrollo del cáncer, es decir, que podamos entender los mecanismos por los cuales las células normales se vuelven malignas, las alteraciones genéticas que llevan al desarrollo del cáncer, cómo es que la célula maligna se divide, cómo es que promueve la formación de vasos sanguíneos para alimentarse, cómo logra evadir el control normal de reproducción y de muerte natural que tienen las células normales, cómo es que logra evadir los controles celulares y formar metástasis, etc. Una vez aprendidos esos secretos químicos, podríamos diseñar medicamentos que interfirieran con cada uno de esos procesos de formación, crecimiento y diseminación del cáncer.

Pues las noticias son buenas. Desde principios de los años noventa, se han venido desarrollando más y más de esos medicamentos, los cuales por ser tan "dirigidos" a ciertos procesos químicos de las células cancerosas, respetan en gran medida las células sanas. Se espera que el futuro del tratamiento médico oncológico siga este camino, el de descubrir nuevos y más certeros medicamentos dirigidos contra el cáncer.

Los procesos químicos de las células cancerosas que son el blanco de los tratamientos dirigidos se llaman "blancos moleculares", por lo que muchas veces este tipo de tratamiento dirigido del cáncer es también llamado "terapia molecular dirigida" o "terapia molecular del cáncer". Debido a que estos medicamentos actúan sobre los procesos biológicos de crecimiento, reproducción y diseminación de las células cancerosas, se los llama también "medicamentos biológicos".

Dado que muchos de estos mecanismos de formación, crecimiento y diseminación del cáncer tienen que ver con el sistema de defensa del cuerpo, muchos de los nuevos medicamentos dirigidos han sido ya revisados en el capítulo de inmunoterapia del cáncer. Sin embargo, existen áreas de investigación relativamente independientes del sistema inmunológico que están dando ya frutos y serán el foco de este capítulo.

TIPOS DE TRATAMIENTO DIRIGIDO DEL CÁNCER

Existen tres tipos de abordaje en el tratamiento dirigido del cáncer:

➤ Medicamentos que actúan inhibiendo las *enzimas* necesarias para la división y el crecimiento celular. Las enzimas son sustancias que facilitan las reacciones químicas dentro de las células.

➤ Medicamentos que actúan impidiendo que las células cancerosas puedan formar arterias y venas para alimentarse. Se ha visto que una de las primeras cosas que hacen los tumores es formar venas y arterias para tener su propio "suministro" de sangre.

➤ Medicamentos que actúan haciendo que la célula cancerosa restablezca el mecanismo normal de la muerte celular. Todas las células están programadas para morir, pero las células cancerosas escapan a ese importante mecanismo.

INHIBIDORES DE ENZIMAS

Esta es un área muy fértil de investigación y ya se han descubierto muchos medicamentos que están en pleno uso. Una enzima muy útil para que la célula cancerosa pueda crecer es la tirosina-quinasa y se han descubierto una serie de medicamentos que la inhiben. Algunos medicamentos de esta categoría incluyen:

Imatinib mesylate (Gleevec). Útil en leucemias mieloides crónicas y raros casos de cáncer de estomago llamados GIST (*Gastro Intestinal Stromal Tumor*).

Dasatinib (Sprycel), nilotinib (Tasigna), bosutinib (Bosulif), trastuzumab (Herceptin).

Pertuzumab (Perjeta). Se usa en combinación con el trastuzumab y un agente de quimioterapia llamado docetaxel en cáncer avanzado de mama.

Lapatinib (Tykerb). Aprobado para cáncer de mama avanzado.

Gefitinib (Iressa). Muy útil en el tratamiento del cáncer de pulmón de células pequeñas.

Erlotinib (Tarceva). Usado en el cáncer de células grandes del pulmón y del páncreas inoperables.

Temsirolimus (Torisel). Este medicamento interfiere con la enzima mTOR y se usa en el cáncer de riñón.

Everolimus (Afinitor). También interfiere con la enzima mTOR y se usa en el cáncer de cerebro, riñón y páncreas.

Vandetanib (Caprelsa). Se usa para el cáncer de tiroides de tipo medular inoperable.

Vemurafenib (Zelboraf). Aprobado para tratar melanoma avanzado.

Crizotinib (Xalcori). Se usa en cáncer de células grandes del pulmón avanzado.

INHIBIDORES DE LA ANGIOGÉNESIS

Como vimos antes, en el proceso de crecimiento de los tumores, las células malignas elaboran sustancias que favorecen la creación de sus propias venas y arterias. Indudablemente, este proceso tiene una función muy importante y vital para el tumor que se está formando: asegurarse sangre fresca para poder crecer. El Dr. Judah Folkman de la Universidad de Harvard descubrió que una sustancia llamada "factor de crecimiento del endotelio vascular" (VEGF, por sus siglas en inglés) es la que propicia este fenómeno al cual llamó "angiogénesis tumoral" ("angio" en griego significa vaso sanguíneo y "génesis" significa formación).

Los siguientes son algunos de los medicamentos que inhiben al VEGF y que impiden que los tumores formen sus propios vasos sanguíneos y no permiten por tanto que el cáncer "florezca":

Bevacizumab (Avastin). Se usa en el cáncer de cerebro de tipo glioblastoma, en cáncer de pulmón de células grandes y cáncer de colon y de riñón avanzados.

Ziv-aflibercept (Zaltrap). Se usa en el cáncer de colon avanzado.

Sorafenib (Nexabar). Aprobado para el tratamiento del cáncer avanzado de riñón.

Sunitinib (Sutent). Aprobado para el tratamiento del cáncer avanzado de riñón, cáncer de estomago tipo GIST que no responde al Imatinib y para un tipo inoperable de cáncer de páncreas llamado "neuroendocrino".

Pazopanib (Votrient). Aprobado para el tratamiento del cáncer avanzado de riñón y sarcomas de tejidos blandos avanzados.

Regorafenib (Stivarga). Aprobado para el tratamiento del cáncer avanzado de colon.

Cabozantinib (Cometrig). Aprobado para el tratamiento del cáncer avanzado medular de la tiroides.

INDUCTORES DE LA APOPTOSIS

La apoptosis, palabra que proviene del griego "separación" (como la hoja que se cae o "separa" de los arboles en cada otoño), es un fenómeno muy interesante recién descubierto en 1964 y que se produce en todas las células del cuerpo humano. Es el proceso genéticamente dirigido en el que las células se autodestruyen "rompiendo en pedacitos" su material de ADN nuclear. A la apoptosis se la llama también "muerte celular programada", y debe distinguirse de la muerte celular producida por algún tipo de daño, tal como falta de sangre, o una sustancia química. La apoptosis es un mecanismo natural, fundamental para el desarrollo armonioso del ser vivo.

La apoptosis se activa por dos mecanismos: ya sea por la presencia de un estímulo que lo provoca o por la eliminación de un agente que lo suprime. Se considera que la apoptosis es un proceso fisiológico normal y que ayuda en la eliminación de células dañadas, superfluas o no deseadas. Los tejidos controlan el número de células que contienen con el mecanismo de apoptosis: las células viejas se van destruyendo y las células nuevas se van formando...

Lo que caracteriza al cáncer es que las células pierden esa capacidad de autodestruirse y se vuelven inmortales. Al no morir, se van dividiendo continuamente y eso forma el tumor.

Se conocen ya algunos mecanismos químicos que convierten en inmortales a las células cancerosas y se han diseñado algunos medicamentos que son capaces de devolverle a la célula cancerosa su capacidad de autodestruirse. Algunos de estos medicamentos, denominados inductores de la apoptosis, son los siguientes:

Vorinostat (Zolinza). Aprobado para tratar el linfoma cutáneo de células T resistente a otros tipos de tratamiento.

Romidepsin (Istodax). Aprobado para tratar el linfoma cutáneo de células T resistente a otros tipos de tratamiento.

Bortezomib (Velcade). Aprobado para tratar el mieloma múltiple y el linfoma tipo manto.

Carfilzomib (Kyprolis). Aprobado para tratar mieloma múltiple que ya no responde al Velcade.

Pralatrexate (Folotyn). Aprobado para tratar el linfoma periférico de células T.

No hay duda de que la ciencia le está descubriendo sus "secretos" al cáncer. Tal como hemos revisado en este capítulo, el conocer los detalles del funcionamiento celular, el saber cómo las células cancerosas se implantan y construyen su propio sistema de alimentación y cómo las células cancerosas logran evadir el fenómeno natural de su propia muerte, han sido fundamentales para desarrollar innovadores y muy útiles medicamentos.

Más adelante veremos cómo el futuro del tratamiento del cáncer estará centrado en el conocimiento de los secretos de nuestro tipo personal de cáncer y en desarrollar un tratamiento tan especializado y personal como lo es el diseño de un zapato que se hace a medida.

CAPÍTULO 14

La recaída del paciente de cáncer

Una prueba de fuego

LA RECAÍDA DEL PACIENTE DE CÁNCER

Hasta ahora hemos visto que el tratamiento del cáncer es un proceso muy ordenado y preciso que se escoge teniendo en cuenta principalmente el tipo de cáncer que tiene el paciente y la extensión de la enfermedad en su organismo.

Una vez diagnosticado y estudiado el cáncer, el equipo multidisciplinario (los diversos especialistas del cáncer) decidirá si el paciente recibe alguno de los seis tipos de tratamiento anteriormente descritos (cirugía, radioterapia, quimioterapia, hormonoterapia, inmunoterapia y tratamientos dirigidos), con la esperanza de que el paciente responda, el cáncer desaparezca y no regrese más.

Pero en ocasiones, el cáncer regresa y eso se llama "recaída" o "recurrencia del cáncer". La recaída debe verse como un relativo fracaso del tratamiento empleado, pero no porque se hayan escogido mal los tratamientos o porque el paciente haya hecho algo mal, sino básicamente por las características biológicas del cáncer. Esto quiere decir que el tratamiento no logró matar todas las células cancerosas porque un grupo de ellas fue desde el inicio resistente al tratamiento, permaneció "escondido" dentro del cuerpo y reapareció un tiempo después.

Tipos de recaída

La recaída del paciente de cáncer es de tres tipos:

➤ Recaída local. Significa que el cáncer ha regresado *en el mismo lugar* en el que se presentó el primer cáncer. Por ejemplo, un cáncer de mama operado e irradiado puede volver a aparecer en el mismo seno.

➤ Recaída regional. Significa que el cáncer ha regresado en los ganglios linfáticos cercanos al tumor original. Por ejemplo, un cáncer de garganta puede regresar en los ganglios linfáticos del cuello.

➤ Recaída a distancia. Significa que el cáncer reaparece en un órgano diferente y alejado del lugar en que apareció por primera vez. Por ejemplo, un cáncer de mama puede reaparecer tiempo después en el cerebro, el hueso o el hígado. Este tipo de recaída se confunde mucho (incluso en los medios de comunicación) con la aparición de un nuevo cáncer. En otras palabras, una mujer que tuvo cáncer de mama hace tres años y ahora sufre una recurrencia de ese cáncer en el hígado, no tiene un cáncer de hígado *nuevo*, sino que tiene una recurrencia del cáncer de mama en el hígado.

La recaída a distancia debe ser distinguida de una rara condición llamada "segundo primario", en la que un paciente desarrolla un *nuevo tipo de cáncer*, tiempo después de haber superado el primero. En mis más de veinticinco años de cancerólogo, son contados los casos que he visto de pacientes con un segundo primario.

La recaída o recurrencia del cáncer tampoco debe ser confundida con lo que se llama "enfermedad progresiva". Cuando se da una enfermedad progresiva, el cáncer o nunca respondió al tratamiento o respondió sólo por un breve periodo de tiempo. No hay un tiempo establecido para distinguir uno de otro. Sin embargo, por lo general se considera que si la enfermedad estuvo *totalmente* controlada por lo menos *durante un año*, su reaparición debe ser considerada como una recaída o recurrencia. Por ejemplo, si después de recibir tratamiento un paciente mejora pero el cáncer *no desapareció completamente* y pasan algunos meses y el cáncer vuelve a crecer, este es un caso de enfermedad progresiva porque nunca desapareció completamente.

Pero a veces la diferencia es difícil de establecer. Por ejemplo, el caso en que un paciente recibe tratamiento, mejora y el cáncer desaparece completamente (de acuerdo a exámenes auxiliares), pero el cáncer regresa solo a los tres o cuatro meses, no se considera un caso de recurrencia sino de enfermedad progresiva. Eso es porque la enfermedad, a pesar de haber aparentemente desaparecido, no estuvo completamente controlada durante por lo menos un año. En este caso es posible que algunos grupos de células cancerosas hayan permanecido después del tratamiento y que hayan existido en tan poco número que no se las pudo detectar con los exámenes auxiliares.

CURACIÓN DEL CÁNCER

El término "curación" es muy controversial en oncología. A muchos oncólogos no les gusta usar este término porque la experiencia ha demostrado que no hay garantía de que el cáncer no regrese después de completado el tratamiento.

Si bien es cierto que muchos cánceres van a tener remisiones muy largas y la persona va a fallecer muchos años después de alguna otra enfermedad, y no de su cáncer original, es cierto también que muchos cánceres recurrirán en un tiempo variable.

Sabiendo que la palabra "curación", en el sentido que se usa para una infección de la garganta o una fractura, por ejemplo, significa que la dolencia no va a regresar nunca jamás, ¿es correcto decirle a un paciente que está curado de su cáncer cuando en realidad solo está en una remisión completa y es posible que la enfermedad regrese?

Se ignoran las razones por las cuales puede haber recurrencia de un cáncer muchos años después del tratamiento inicial. Es posible que persistan los mismos factores externos que hicieron que se desencadenara el cáncer la primera vez, pero es posible también que persistan los mismos factores genéticos de susceptibilidad de la persona para desarrollar el cáncer. El hecho es que los oncólogos tienden a usar con mucha cautela la palabra "curación" y en su lugar usan las palabras "sin evidencia de enfermedad".

SOBREVIDA A CINCO AÑOS

El concepto de "sobrevida a cinco años" es una expresión estadística muy usada por los oncólogos cuando el paciente le pregunta: "Doctor ¿cuánto tiempo viviré?". Usualmente el médico le dice: "Mire, la sobrevida a cinco años para un cáncer como el suyo es del 85%, por lo tanto usted tiene un 85% de probabilidades de estar vivo en cinco años a partir de ahora".

Si bien es cierto que ese término es útil porque puede dar una idea de lo que le puede esperar al paciente, ese concepto no toma en cuenta ni la variabilidad biológica del cáncer ni los aspectos particulares del enfermo. En otras palabras ese término no toma en cuenta el antiguo aforismo de que "hay enfermos, no enfermedades", lo cual quiere decir que cada enfermedad es diferente y que una misma enfermedad puede tener un comportamiento diferente de una persona a otra.

Además de eso, el concepto de los cinco años de sobrevida fue implementado a fines de los años cuarenta, en una época en que no había tratamientos eficaces contra el cáncer y por lo tanto era prácticamente una "hazaña" llegar vivo al quinto año después de un diagnóstico. En la actualidad, la sobrevida más allá de los cinco años es casi la norma por lo que se han creado los términos sobrevida a diez y quince años.

CÁNCER COMO ENFERMEDAD CRÓNICA

Debido a los adelantos en el tratamiento del cáncer, ahora es posible dar tratamientos efectivos en cada recurrencia del cáncer. No es raro que un paciente pueda tener tres o cuatro recurrencias, y que cada una de ellas sea tratada exitosamente. Por eso se dice que, al igual que la infección por el VIH, el cáncer se está convirtiendo en una enfermedad crónica, es decir de larga duración y control.

LA SEGUNDA OPINIÓN

Cuando el cáncer recurre es importante considerar una segunda opinión para poder tomar una decisión mejor informada. El médico oncólogo no solo debe facilitarle al paciente el nombre de un colega para que se obtenga una segunda opinión, sino también debe facilitarle una copia de todo el historial médico. En la actualidad, muchas compañías de seguros alientan y pagan por las consultas de segunda opinión.

EL CHOQUE EMOCIONAL DE LA RECURRENCIA DEL CÁNCER

Sin lugar a dudas, el golpe emocional que significa la recurrencia del cáncer es solo comparable al choque emocional que se sintió la primera vez. Pero en esta oportunidad, la cosa se percibe como más grave porque el cáncer ha regresado y se asume que hay muy poco que se puede hacer para controlar la enfermedad por segunda vez.

Sorpresa, incredulidad, ansiedad, miedo, rabia y una sensación de pérdida de control son emociones muy frecuentes cuando el paciente tiene una recaída. Sin embargo, muchos pacientes encuentran que la experiencia anterior los arma de ciertos recursos que no tenían anteriormente, como por ejemplo:

➤ Ya saben lo que es el cáncer y conocen mucho acerca de la terminología de la enfermedad; eso puede ayudar a reducir en algo el miedo y la ansiedad relacionados con lo desconocido.

➤ Saben cómo tratar con médicos, enfermeras y personal del hospital o clínica.

➤ Saben cómo lidiar con las compañías de seguro médico.

➤ Han recibido ya algún tipo de tratamiento de cáncer y saben incluso cómo controlar algunos de los efectos secundarios.

➤ Conocen ya diferentes grupos de ayuda (ver la sección de Recursos en la página 315), incluidos los grupos de apoyo a la familia y amigos.

➤ Tienen ya conocimientos prácticos de cómo reducir el estrés. Han aprendido que el ejercicio, la meditación y pasar tiempo con los amigos son métodos efectivos de control del estrés.

TRATAMIENTO DEL CÁNCER RECURRENTE

El tratamiento de la recurrencia del cáncer tiene un abordaje completamente diferente al del tratamiento de la enfermedad inicial. En el tratamiento inicial, el objetivo es atacar el cáncer con todas las armas de las que dispone la ciencia para que el cáncer no regrese, y las posibilidades de éxito son mayores. En el tratamiento de la recaída, la posibilidad de que la enfermedad ya no responda al tratamiento o de que solo responda de una manera parcial está presente.

El tratamiento de la recaída depende del tipo de cáncer, del lugar de la recurrencia, del tiempo que pasó desde el tratamiento inicial, del grado de la recurrencia (cuánto se ha extendido el cáncer), de los tratamientos utilizados en la primera aparición del cáncer y de la salud general, valores personales y deseos del paciente.

Podrá usarse nuevamente una cirugía si la recurrencia es localizada, entendiendo que generalmente esta cirugía será de tipo radical, para evitar que quede cualquier resto de la enfermedad. Dependiendo del tipo de cáncer, podrá usarse nuevamente la quimioterapia si la enfermedad responde a este tipo de tratamiento y la radioterapia solo podrá usarse en zonas que no fueron previamente irradiadas.

Algunas de las preguntas que se le deben hacer al médico antes de empezar el tratamiento ante la recaída son:

➤ Dada la recurrencia de mi enfermedad, ¿cuáles son ahora mis opciones de tratamiento?

➤ De todas esas opciones, ¿cuál me sugiere usted?

➤ ¿Cómo se compara este tratamiento con el primero? ¿En qué difiere?

➤ ¿Cuán efectivo es el tratamiento que me está recomendando? ¿Por qué dice usted que es el mejor para mí?

➤ ¿Seguiré siendo capaz de hacer las cosas que me gustan si recibo el tratamiento? ¿Y si no lo recibo?

➤ ¿Cuánto tiempo va a durar el tratamiento?

➤ ¿Qué efectos secundarios debo esperar y cuánto tiempo durarán?

➤ ¿Cómo podré controlar los efectos secundarios?

➤ ¿Tendré que internarme en el hospital para recibir el tratamiento?

➤ Y si el tratamiento no funciona, ¿cuáles serán mis opciones?

➤ ¿Existe un "ensayo clínico" disponible para mi caso?

➤ ¿Tendré que pagar por el estudio clínico?

Las dos últimas preguntas mencionan un concepto muy importante: el estudio o ensayo clínico. Ese será el tema del próximo capítulo, pero te adelanto que es gracias a los ensayos clínicos hechos hasta ahora, que médicos y pacientes disponemos de medicamentos y tratamientos efectivos para controlar el cáncer.

CAPÍTULO 15

Estudios clínicos

Cómo ayudar a otros seres humanos aprovechando la enfermedad propia

Sin temor a equivocarme te puedo decir que el avance de la medicina moderna, en lo que a los tratamientos médicos se refiere, radica en el uso de los estudios clínicos. Cuando un médico te receta una medicación contra la diabetes, la presión alta o una infección, lo hace con toda confianza porque sabe que la eficacia y la seguridad de ese medicamento han sido comprobadas en un estudio clínico y, por lo tanto, sabe que esa medicación no solo controlará tu problema, sino que tendrá un mínimo de efectos secundarios.

¿Pero sabes cómo se llega a esa conclusión? ¿Sabes todos los pasos que esa medicación ha tenido que dar antes de estar disponible y ser aprovechada por ti o tu familia? La respuesta es que antes de estar disponible, esa medicación ha tenido que ser estudiada y aprobada en un estudio clínico.

Un estudio clínico es un estudio científico que se hace en seres humanos para determinar si una medicación o una intervención médica (puede ser una operación o el uso de un aparato) son seguras y efectivas.

El estudio clínico es el último paso en una serie de experimentos que empiezan en un laboratorio, usualmente muchos años antes. Los estudios científicos están estrictamente controlados y reglamentados en lo que se llama un "protocolo de estudio".

Los estudios clínicos son fundamentales para comprobar, sin lugar a dudas, que un nuevo medicamento o sustancia realmente funciona, lo cual es importante para contrarrestar los engaños que muchas veces se publicitan con respecto a sustancias o procedimientos que son anunciados como "milagrosos" o "cúralo todo". Esos engaños van desde los obvios y grotescos como las pastillas o cremas que "hacen crecer el pene" o vendajes plásticos o de yeso que prometen "hacer bajar de peso sin dietas ni ejercicios", hasta los más solapados y peligrosos como el uso de hierbas, dietas o sustancias que prometen curar el cáncer.

Los estudios clínicos, que obviamente podrían hacerse en esos dudosos productos (aunque nadie garantiza que puedan pasar las pruebas), garantizan que lo que se administra a un enfermo realmente va a ser seguro y va a funcionar. Se basan en la llamada investigación clínica, que son estudios de investigación que se hacen en seres humanos bajo condiciones muy estrictas de participación de voluntarios, para encontrar mejores métodos de prevención, diagnóstico y entendimiento de diversas enfermedades que afectan al ser humano.

Si bien es cierto que la Administración de Alimentos y Medicamentos de los Estados Unidos (FDA, por sus siglas en inglés) empezó a regular la seguridad de las medicaciones en los años treinta, no fue sino hasta los años sesenta que empezó a requerir la prueba de que los medicamentos realmente eran eficaces.

TIPOS DE ESTUDIOS CLÍNICOS

En lo que respecta al cáncer, existen los siguientes tipos de estudios clínicos:

➤ *Historia natural del cáncer.* También llamadas "estudios de observación", son investigaciones en las cuales se observa, a través del tiempo, cuáles son los efectos de ciertas intervenciones (dieta, uso de medicamentos, ejercicios, etc.) sobre el modo en que se desarrolla la enfermedad. La historia natural es el modo en el que una enfermedad se desarrolla a través del tiempo y los factores que regulan su distribución y frecuencia en una población.

➤ *Prevención.* Se refiere a los estudios para determinar si es posible que pueda prevenirse un determinado tipo de cáncer en una persona que nunca lo ha tenido o prevenir la recurrencia del cáncer en un paciente. Algunos ejemplos son evaluar si un medicamento puede o no prevenir la recurrencia de un cáncer de mama, o probar si una determinada combinación de vitaminas y minerales puede prevenir el cáncer de próstata, o si un cierto tipo de alimentación tiene algún efecto en el curso de un cáncer, etc.

➤ *Detección temprana.* Intenta determinar si algunas pruebas son capaces de encontrar la enfermedad y disminuir el número de muertes causadas por esa enfermedad. Por ejemplo, determina el valor de la colonoscopía para encontrar temprano el cáncer de colon, el valor de la prueba de virus papiloma humano (VPH) para encontrar y predecir el cáncer de cuello de útero, el valor del antígeno prostático específico (PSA) en la detección del cáncer de próstata, etc.

➤ *Tratamiento.* Esta es un área muy activa de investigación y en ella se encuentran los medicamentos de quimioterapia, las operaciones quirúrgicas o las técnicas de radiación más eficientes en el control del cáncer. Los grandes avances en el tratamiento de los que disponemos en la actualidad han sido producto de estudios clínicos en los que han participado miles de voluntarios.

➤ *Diagnóstico.* Se hacen estudios clínicos para determinar cuál es el mejor método de diagnosticar un cáncer. Por ejemplo, ¿es mejor solo una mamografía o debe hacerse una resonancia magnética nuclear (MRI) para diagnosticar el cáncer de mama?

➤ *Calidad de vida.* Son estudios destinados a estudiar la mejor manera de aliviar los síntomas del cáncer y disminuir los efectos secundarios de los tratamientos.

Según lo enumerado arriba, los estudios clínicos están disponibles para un paciente con cáncer en cualquier momento del transcurso de su enfermedad, por lo que es un mito que los estudios clínicos sean exclusivamente la última opción que tiene un paciente que no ha respondido a ningún otro tratamiento.

EL ESTUDIO CLÍNICO

Antes de que un medicamento pase a ser probado en un ser humano en un estudio clínico, ha tenido que ser exhaustivamente estudiado en células aisladas y en animales en lo que se llaman estudios de laboratorio o preclínicos. Recién después de haberse demostrado que las sustancias estudiadas han demostrado algún tipo de actividad importante, es que están listas para ser probadas en los seres humanos.

Pero es muy importante saber que la transición, del animal al ser humano, de esa nueva sustancia química se hace bajo estrictas reglas científicas en lo que se llaman las fases del estudio clínico.

Fases de un estudio clínico

Hasta ahora hemos visto que se acaba de descubrir una sustancia que a través de estudios en células aisladas y animales (estudios preclínicos) ha demostrado que puede matar células cancerosas. Antes de que esa sustancia pueda ponerse a disposición de todos los pacientes con cáncer, esa sustancia debe estudiarse metódicamente en las siguientes fases.

Estudios de fase 1

Se hacen para responder a una pregunta fundamental: ¿Es esa sustancia segura para el ser humano? En otras palabras, ¿qué pasaría si esa sustancia que ha demostrado buena actividad contra el cáncer y no afectó al ratoncito en el que se probó, daña los riñones de un ser humano?

El estudio de fase 1 se hace en voluntarios humanos con tres importantes objetivos, ninguno de los cuales tiene que ver con el hecho de saber si la sustancia funciona o no contra el cáncer.

➤ Encontrar la dosis más segura con la menor cantidad de efectos secundarios.

➤ Determinar la mejor ruta de administración de la medicación: ¿por boca, por la vena, por inyección dentro de una cavidad?

➤ Observar qué efectos tiene la medicación en los principales sistemas del organismo: riñones, pulmones, corazón, glándulas, etc.

Estos estudios tan especiales se hacen en un número pequeño de voluntarios, aproximadamente de quince a cincuenta, y generalmente en pacientes con cánceres que ya no tienen un tratamiento eficaz. Es notable que estos pacientes y sus familiares tengan un sentido de altruismo tan grande que permiten que estos nuevos medicamentos, que pueden convertirse en los medicamentos del cáncer del futuro, sean probados en sus organismos.

Estudios de fase 2

Estos estudios se hacen para responder a una pregunta fundamental: ¿Funciona esta nueva medicación contra el cáncer? Una vez que se ha demostrado que la nueva sustancia es segura para el ser humano, que se sabe cuál es su mejor ruta de administración y cuáles son sus efectos sobre el organismo, ya está lista para probarse si en realidad tiene alguna actividad contra algún tipo de cáncer, además por supuesto de ver qué otros efectos secundarios pueden presentarse. Esta fase se hace en un mayor número de voluntarios (generalmente de veinticinco a cien), no se usan los placebos y generalmente se hace en un hospital especializado. En este tipo de estudio, a diferencia de los de fase 1, los pacientes pueden ser divididos en grupos de comparación.

Estudios de fase 3

Estos estudios se hacen para responder a una pregunta fundamental: ¿Es esta nueva sustancia, sola o en combinación, mejor que lo que se tiene ahora para tratar el cáncer? Para responder a esta pregunta, la nueva sustancia, sola o en combinación con otras conocidas, es comparada con los tratamientos que se usan de rutina. En este tipo de estudio participan miles de voluntarios, generalmente entre mil y tres mil, se hacen en varios hospitales en todo el país e incluso en todo el mundo y, si son exitosos, la nueva sustancia es aprobada para su uso general. Es importante saber que solo 70% de las sustancias estudiadas en un estudio de fase 2 llegan a esta fase 3.

Los estudios de fase 3 se caracterizan por un importante elemento en su diseño: se trata de asegurar que ni el paciente ni el investigador médico sepan qué tipo de medicamento se está usando. Esto porque muchas veces el sesgo producido por el conocimiento de lo que se le está dando al paciente puede enmascarar la interpretación, tanto favorable como desfavorable, de los resultados. Para eso se hace lo que se llama la "randomización", que consiste en sortear los casos (en medicina se llama distribución aleatoria), para que unos reciban el tratamiento con la nueva medicación, y otros el tratamiento con la medicación ya conocida o un placebo. El método más seguro de randomización es el llamado estudio doble ciego, en el cual ni el médico ni el paciente saben lo que se está administrando. En caso de una emergencia o una duda extrema, solo la computadora podrá revelar qué medicamento se le está dando al paciente.

Como se mencionó arriba, en ciertos estudios de fase 3 pueden usarse sustancias placebo, es decir sustancias inertes, para descartar que la mejoría o los efectos secundarios no sean explicados por el azar. Los placebos nunca son usados como el único tratamiento si ya existe un tratamiento que funciona. En otras palabras, nunca se podrá comparar la nueva sustancia contra un placebo si para ese tipo de tumor ya existe un tratamiento efectivo.

Si el estudio de fase 3 es exitoso, el medicamento podrá ser aprobado por la FDA para su uso general por médicos y pacientes en los Estados Unidos.

Estudios de fase 4

Esta fase se hace ya después de que la nueva medicación ha sido aprobada y se está usando, y trata de responder a la siguiente pregunta: ¿Qué otras cosas podemos aprender sobre esta nueva medicación? En esta fase, médicos, investigadores y voluntarios trabajan para averiguar qué efectos secundarios a largo plazo se pueden presentar con la nueva medicación y para conocer, por ejemplo, si ese medicamento tiene alguna ventaja a largo plazo sobre los medicamentos ya conocidos. Un reciente caso es el de la medicación bevacizumab (Avastin) que inicialmente fue aprobada por la FDA para el tratamiento de mujeres con cáncer avanzado de mama. Subsecuentes estudios de fase 4 demostraron que este caro medicamento no era en realidad efectivo para esta condición, por lo que la FDA le retiró el permiso previamente otorgado. Muchas pacientes y activistas, que no entendieron los resultados de los estudios de fase 4, protestaron enérgicamente por lo que ellas consideraron una actitud arbitraria de la FDA.

¿QUIÉN AUSPICIA Y FINANCIA LOS ESTUDIOS CLÍNICOS?

En los Estados Unidos, los estudios clínicos tienen dos grandes tipos de auspiciadores: el Gobierno federal a través del Instituto Nacional del Cáncer (NCI, por sus siglas en inglés), parte de los Institutos Nacionales de la Salud (NIH, por sus siglas en inglés) y la industria farmacéutica.

Los estudios clínicos de fase 1 y 2 se hacen generalmente en grandes hospitales de investigación y los de fase 3 y 4, además de en centros especializados de investigación, se hacen en hospitales comunitarios más pequeños e incluso en las oficinas de médicos particulares. Aparte de esos dos grandes auspiciadores, los estudios clínicos pueden también ser financiados por organizaciones sin fines de lucro, centros universitarios y fundaciones.

EL VOLUNTARIO DE UN ESTUDIO CLÍNICO

En muchos estudios clínicos, aparte de personas enfermas se pueden usar voluntarios sanos debido a que los exámenes y análisis que se hagan en ellos servirán para comparar los resultados anormales que se puedan presentar en los pacientes. En general, lo más importante en un voluntario es que tenga un enorme sentido de altruismo debido a que las conclusiones que se obtengan en los estudios servirán para diseñar tratamientos nuevos para otros enfermos en el futuro. Lamentablemente, y esto es cierto en personas vulnerables, los incentivos económicos son más importantes que el altruismo. Como veremos después, al hablar de la protección de los participantes en los estudios clínicos, los métodos de reclutamiento de voluntarios deben evitar realzar solamente las recompensas económicas de participar.

PREGUNTAS QUE DEBEN HACERSE ANTES DE PARTICIPAR EN UN ESTUDIO CLÍNICO

De acuerdo al Instituto Nacional del Cáncer de los Estados Unidos, las siguientes son las principales consideraciones que pacientes y familiares deben tener en cuenta antes de participar en un estudio clínico (las preguntas que siguen son aplicables mayormente a voluntarios con la afección que se busca tratar, no a voluntarios sanos):

Preguntas acerca del estudio:

➤ ¿Cuál es el propósito u objetivo principal del estudio?

➤ ¿En qué datos se basan los investigadores para creer que este estudio puede ser eficaz?

➤ ¿Quién va a financiar el estudio?

➤ ¿Quién ha revisado y aprobado el estudio?

➤ ¿Cómo se van a revisar los resultados del estudio y cómo se va a comprobar la seguridad de los participantes?

➤ ¿Cuánto tiempo durará el estudio?

➤ ¿Cuáles serán mis responsabilidades si decido participar?

Preguntas acerca de los posibles riesgos y beneficios del estudio:

➤ ¿Cuáles son mis posibles beneficios a corto plazo?

➤ ¿Cuáles son mis posibles beneficios a largo plazo?

➤ ¿Cuáles son mis posibles riesgos a corto plazo (efectos secundarios)?

➤ ¿Cuáles son mis posibles riesgos a largo plazo?

➤ ¿Qué otras opciones tienen las personas que sufren la misma enfermedad que yo?

➤ ¿Cómo se pueden comparar los posibles riesgos y beneficios del estudio que se me ofrece con las opciones que tienen otros pacientes con mi misma enfermedad?

Preguntas acerca de la participación y la atención durante el estudio:

➤ ¿Qué tipos de tratamiento, procedimientos y/o exámenes me van a hacer durante el estudio?

➤ ¿Me van a doler? Si es así, ¿por cuánto tiempo?

➤ ¿Cómo se comparan las pruebas del estudio con las que tendría fuera de la investigación?

➤ ¿Voy a ser capaz de seguir tomando mis medicamentos habituales mientras participe en el ensayo clínico?

➤ ¿Dónde voy a obtener atención médica?

➤ ¿Quién estará a cargo de mi atención médica?

Preguntas acerca de asuntos personales:

➤ ¿Cómo se afectarán mis rutinas diarias si participo en este estudio?

➤ Antes de participar, ¿podría hablar con otras personas en el estudio?

Preguntas acerca del costo del estudio clínico:

➤ ¿Tendré que pagar por algún componente de la investigación, tal como algún examen o la medicación del estudio?

➤ Si es así , ¿cuál será el costo?

➤ ¿Qué componentes del estudio serán cubiertos por mi seguro de salud?

➤ ¿Tienen ustedes a alguien que pueda ayudarme a responder alguna pregunta de mi compañía de seguros o plan de salud?

➤ ¿Habrá gastos de viaje o de cuidado infantil que deba tener en cuenta mientras participo en el estudio?

Consejos a tener en cuenta cuando hables con tu médico acerca de los ensayos clínicos:

➤ Considera ir acompañado de un familiar o amigo para que te ayude a preguntar y a tomar notas o grabar la conversación.

➤ Escribe tus preguntas con anticipación para asegurarte de hacerlas todas, pero no dudes en hacer cualquier pregunta que se te ocurra mientras conversas con el médico.

➤ Anota las respuestas, de modo que puedas revisarlas en cualquier momento.

➤ Pregúntale al médico si puedes grabar la conversación (incluso si tomas nota de las respuestas).

PROTECCIÓN DE LOS PARTICIPANTES EN UN ESTUDIO CLÍNICO

Debido a los terribles abusos cometidos por los médicos nazis contra la población judía durante la Segunda Guerra Mundial, el 6 de diciembre de 1946 se dio inicio al juicio de Núremberg, en el que veintitrés oficiales del Ejército alemán fueron enjuiciados por crímenes de lesa humanidad. Como consecuencia de ese juicio, en 1948 se proclamó el Código de Núremberg, el primer documento en el que se establece que "la participación voluntaria del individuo es esencial para cualquier experimento". Si bien es cierto que el Código de Núremberg no presupone una obligación legal, es el primer documento internacional en el que se establecen claramente el consentimiento informado y la participación voluntaria de las personas en cualquier tipo de experimento.

En los años cincuenta se aprobó en Europa el uso de la Talidomida, una medicación que sedaba y calmaba las nauseas de las mujeres embarazadas. Sin mayores estudios y sin tener autorización de la FDA, la Talidomida empezó a venderse en los Estados Unidos con la terrible consecuencia de que más de doce mil niños nacieron con malformaciones congénitas en brazos y piernas. Como consecuencia de este hecho, después de varias audiencias en el Senado de los Estados Unidos en 1962, se aprobó una ley llamada "Enmiendas de Kefauver", en la que por primera vez se exigía que una nueva medicación debía probar ante la FDA que era efectiva y segura.

En 1964, la Asociación Médica Mundial propició la Declaración de Helsinki, en la que se establecen las normas de investigación biomédica en voluntarios humanos y se definen los aspectos éticos de la investigación en hospitales y otros centros en el mundo. La declaración de Helsinki fue puesta al día en 1977, 1983, 1989 y 1996, y constituye la guía fundamental de Prácticas Médicas Correctas en el mundo. En el documento se establecen cinco importantes puntos:

➤ La investigación con seres humanos debe sustentarse en estudios previos de laboratorio y experimentos en animales.

➤ Antes de iniciarse el estudio, los protocolos de investigación deben ser revisados por un comité independiente.

➤ El consentimiento informado de los participantes en la investigación es imprescindible.

➤ La investigación debe ser realizada por personas médica y científicamente calificadas.

➤ Los riesgos del estudio no deben exceder nunca los beneficios.

En 1973 reventó un terrible escándalo en los Estados Unidos. Resulta que en 1932 se había iniciado una investigación sobre la sífilis en hombres de raza negra en la ciudad de Tuskegee en el estado de Alabama. Debido a que en esa época no había tratamiento curativo contra la sífilis (la penicilina fue recién descubierta en 1945), el estudio consistía en observar qué pasaba a través de los años con los hombres infectados, averiguar cuál era su calidad de vida, qué tipo de complicaciones iban a presentar, cuál iba a ser la causa de muerte, etc.

Uno de los incentivos más "atractivos" por participar en el estudio, para esos hombres económicamente pobres, era que el Gobierno les iba a pagar los funerales y el entierro, servicios muy caros e inalcanzables para ellos en esa época.

El estudio iba bien hasta 1945, fecha en que se descubrió que la penicilina podía curar a los enfermos con sífilis, y en vez de tratar a los participantes en el estudio, los investigadores les negaron tratamiento y se los siguió "observando" hasta el año 1972. Obviamente se podrían haber evitado muchas muertes y mucho sufrimiento si se hubiera detenido la investigación en 1945.

Como consecuencia del escándalo, en 1974 el Congreso de los Estados Unidos promulgó la Ley Nacional de Investigaciones, la que creó la Comisión Nacional para la Protección de Sujetos Humanos en Investigación Biomédicas y de Conducta. Esa comisión redactó el documento fundamental de investigación biomédica en los Estados Unidos: El Reporte Belmont.

Sabiendo que cualquier tipo de estudio clínico puede tener algún tipo de riesgo, el Reporte Belmont establece los tres principios básicos para reducir al máximo las consecuencias negativas de las investigaciones biomédicas en seres humanos:

➤ *Principio de respeto por las personas:* Reconoce que todas las personas deben ser respetadas y tienen el derecho de elegir los tratamientos que reciben a través de la firma de un consentimiento informado. Debe también protegerse a las personas vulnerables.

➤ *Principio de beneficencia:* Protege a las personas de cualquier daño producido por el estudio, maximizando los beneficios y minimizando los riesgos.

➤ *Principio de justicia:* Trata de asegurar que los riesgos y beneficios de las investigaciones deben ser distribuidos por igual entre los participantes, asegurándose que la selección de los participantes sea justa y científicamente bien diseñada.

EL CONSENTIMIENTO INFORMADO

Este es un documento muy importante en el cual se ponen por escrito todos los detalles de la investigación, entre ellos los objetivos, los métodos de estudio, los criterios de elección y de rechazo (no todos pueden participar en un estudio clínico), su duración, los beneficios y los posibles riesgos. Sabiendo que un documento como este puede ser científicamente muy complicado y difícil de entender, los investigadores están obligados a redactar un documento en palabras sencillas que puedan ser entendidas por una persona que no tiene conocimientos de medicina.

Una vez explicado por el investigador y entendido por el voluntario, el documento debe ser firmado por el participante. Es importante decir que este documento no es un contrato legal y que el participante puede retirarse del estudio en cualquier momento.

DEFENSA DE LAS PERSONAS VULNERABLES

Se considera como personas vulnerables a las mujeres embarazadas, los fetos, los recién nacidos, los niños, los prisioneros, las personas con discapacidades mentales y las personas pobres y sin educación. Es muy importante que las instituciones tengan guías específicas de protección para esas poblaciones vulnerables, especialmente en lo concerniente al método de reclutamiento y la firma de los consentimientos informados.

Un método muy criticado, por ejemplo, es la propaganda basada en la provisión de "servicios médicos gratuitos" como razón fundamental para participar en un estudio clínico. Las poblaciones económicamente pobres y sin acceso a servicios de salud son presa fácil de investigadores que les ofrecen exámenes médicos y de laboratorio "gratuitos" como anzuelo para su participación.

Si tú estás pensando en participar en un estudio clínico, la razón fundamental de tu participación debe ser el avance de la ciencia y la posibilidad de que tu esfuerzo pueda crear conocimiento útil para tu familia y otros seres humanos en el futuro.

DEFENSA DE LOS PARTICIPANTES DE ESTUDIOS CLÍNICOS EN LAS INSTITUCIONES

Todos los centros que conducen algún tipo de estudio clínico deben tener dos tipos de mecanismo de control para asegurarse de que los participantes estén protegidos: la Junta de Revisión Institucional (IRB, por sus siglas en inglés) y el Consejo de Vigilancia y Monitoreo de Datos.

La Junta de Revisión Institucional es el grupo responsable de aprobar que los estudios se hagan de acuerdo a las normas de investigación del Reporte Belmont y la Declaración de Helsinki. Está compuesta por profesionales de la salud, científicos y miembros de la comunidad y pacientes. La participación de estos últimos es fundamental porque ellos pueden "defender" los derechos de las personas que no son científicos. Si tú estás participando en un estudio clínico, tienes el derecho de comunicarte directamente con la Junta de Revisión Institucional por cualquier preocupación o pregunta.

En los Estados Unidos, es el Gobierno federal quien está a cargo de supervisar todas las investigaciones biomédicas que se conducen en el país. Esa supervisión se hace a través de la Oficina de Protección de Investigación en Seres Humanos (OHRP, por sus siglas en inglés).

Por último, la Administración de Alimentos y Medicamentos de los Estados Unidos (FDA) es quien tiene la última palabra en la aprobación o rechazo en el uso de cualquier medicamento o aparato en seres humanos.

DÓNDE CONSEGUIR INFORMACIÓN SOBRE UN ESTUDIO CLÍNICO

Los estudios clínicos se hacen en la actualidad en todos los países del mundo. Pregúntale a tu médico oncólogo si tu centro hospitalario ofrece algún tipo de estudio clínico.

En los Estados Unidos se hacen estudios clínicos en casi todos los grandes centros hospitalarios e incluso en hospitales comunitarios más pequeños. Lamentablemente, la participación de adultos en estudios clínicos es decepcionante: solo de 5 a 10% de los pacientes elegibles participan en un estudio clínico. En el caso de los niños, es al revés: casi el 90% de los niños elegibles participan en estudios clínicos.

La Sociedad Americana Contra el Cáncer ofrece el sitio www.cancer .org y el número telefónico gratuito 1-800-303-5691 para que puedas averiguar sobre tu participación en un estudio clínico. Por su parte, el Instituto Nacional del Cáncer de los Estados Unidos ofrece la página web www.cancer.gov/clinicaltrials y el número gratuito 1-800-422-6237 con el mismo propósito.

CAPÍTULO 16

Cuando la ciencia no puede ofrecer más

Cómo llegar al fin de la vida, humana y dignamente

Tan grave como es el momento en el que el médico le anuncia a una persona que tiene cáncer, es el momento en que le dice que su cáncer ya no tiene control y que no hay nada más que la ciencia le pueda ofrecer.

Dependiendo de lo esperable de la temida noticia, de la fortaleza espiritual, de las convicciones religiosas, del apoyo de la familia y del sufrimiento previo por la enfermedad y los tratamientos, el paciente puede reaccionar con tranquilidad y resignación o puede reaccionar tan negativamente que moviliza una serie de reacciones psicológicas negativas para él, su familia y los miembros de su equipo de cuidado médico.

EL CUIDADO PALIATIVO DEL CÁNCER

Contrario a lo que se piensa, el cuidado paliativo del paciente no solo está confinado a las etapas finales del cáncer. El cuidado paliativo se hace desde que el cáncer se diagnostica cuando, por ejemplo, se dan tratamientos para aliviar los síntomas producidos por el tumor inicial y posteriormente cuando se dan tratamientos de alivio para los efectos secundarios producidos por el tratamiento.

Ese concepto toma cuerpo cuando analizamos el origen de la palabra "paliativo". Si alguien tiene frío, o se siente enfermo, tendemos a envolverlo en una manta para que no solo se sienta abrigado, sino también para que se sienta protegido. En latín, *"pallium"* significa precisamente "manta", y "paliativo" significa usar una manta para proteger a una persona. Es por eso que el tratamiento paliativo no solo está circunscrito al manejo del dolor y otros síntomas en las etapas finales de la enfermedad, sino a todas las intervenciones que se hacen para mantener o mejorar la calidad de vida del paciente durante todo el transcurso de la enfermedad.

Los tratamientos paliativos del cáncer no solo toman en cuenta y resuelven las necesidades de salud física, mental y espiritual de los enfermos, sino también las de sus familiares. Al respecto, como oncólogo te puedo decir que he sido testigo de que el cáncer es una enfermedad que no solo afecta al paciente sino también a la familia entera. En ese sentido, sesiones de apoyo psicológico o espiritual por ejemplo, son extraordinariamente importantes en la familia de un paciente con cáncer.

Múltiples investigaciones científicas han demostrado que una implementación temprana y bien planificada de cuidados paliativos es capaz de proporcionar una adecuada calidad de vida al enfermo de cáncer y darle una vida con menos dolor, falta de aire, nauseas y depresión.

¿QUIÉN BRINDA TRATAMIENTO
PALIATIVO DEL CÁNCER?

El médico oncólogo está capacitado para brindar tratamiento paliativo del cáncer al inicio y durante el transcurso de la enfermedad, pero se acepta que cuando se quieren brindar los llamados cuidados del final de la vida, se ensamble un grupo de profesionales especializados en el tratamiento paliativo. Dicho equipo está compuesto por el médico y la enfermera especializados en tratamientos paliativos, una trabajadora social, un psicólogo, un nutricionista y un pastor o sacerdote para el apoyo espiritual, si es que el paciente así lo desea. Muchos hospitales y centros de cáncer tienen ya esos equipos multidisciplinarios; es importante preguntar sobre este tipo de servicio desde el inicio del tratamiento.

ELEMENTOS DEL CUIDADO PALIATIVO

Un adecuado tratamiento paliativo del cáncer empieza con el diagnóstico de la enfermedad y debe tomar en cuenta cuatro elementos fundamentales: la salud física, la salud mental, la salud espiritual y los aspectos prácticos de la vida.

La salud física. Comprende todos los síntomas que se puedan presentar desde el inicio de la enfermedad, los cuales van a depender del tipo y localización del cáncer. Algunos síntomas frecuentes son dolor, nauseas, falta de aire, fatiga, diarreas, pérdida del apetito, molestias urinarias e insomnio. Muchos de esos síntomas podrán aliviarse con los tratamientos del cáncer, mientras que otros nuevos se producirán como consecuencia de los mismos.

La salud mental. Este es un elemento muy importante pero lamentablemente muy descuidado. Uno de los traumas psicológicos más fuertes que se pueden producir en una persona ocurre cuando le dicen que tiene cáncer. El estrés postraumático origina reacciones de negación y de ira y rabia que son muy difíciles de superar, y si la persona no recibe el adecuado soporte anímico y psicológico desde el comienzo de la enfermedad, arrastrará los síntomas del golpe psicológico durante todo el transcurso de la enfermedad. En esas condiciones, la depresión, el miedo y la ansiedad crónica se desarrollarán irremediablemente, originando síntomas tan diversos que podrán confundir al médico oncólogo haciéndole pensar que muchos de esos síntomas están relacionados con el cáncer. Un adecuado apoyo psicológico a través de reuniones familiares, de grupos de apoyo de gente que ha tenido cáncer y de consultas con profesionales de salud mental podrá ser muy útil si se hace desde el inicio del tratamiento. (Ver la sección de Recursos en la página 315).

La salud espiritual. El diagnóstico de cáncer hace que mucha gente encuentre un cierto significado en su vida. He conocido a gente que me ha dicho, por ejemplo, que antes del diagnóstico de cáncer la vida transcurría con éxito pero sin mayor sentido y que la enfermedad los ha hecho "más humanos"; un paciente me dijo que "tuvo que darle cáncer para aprender a vivir". Muchos pacientes se vuelven más espirituales, dedican mucho tiempo a la religión y al servicio de otras personas, actividades que los preparan en la eventualidad de que su propia enfermedad escape al control y tengan que enfrentar la realidad de su propia mortalidad.

Los aspectos prácticos de la vida diaria. Este es otro asunto muy evitado en las conversaciones del hogar del paciente con cáncer. ¿Quién quiere hablar de testamentos, de herencias, de "arreglar las cosas" durante el transcurso de la enfermedad? De eso no se habla, se considera de mal gusto y de "mal agüero", cuando lo cierto es que esos aspectos prácticos de la vida son muy importantes y deben tenerse muy claros, incluso sin esperar que llegue una enfermedad como el cáncer. No hay cosa más dolorosa para los familiares que tener que arreglar todos los asuntos pendientes del ser querido recientemente fallecido. Pero, repito, eso vale en todo momento de la vida, no solamente es relación con el cáncer.

¿ES LO MISMO CUIDADO PALIATIVO QUE CUIDADO TERMINAL?

No, no es lo mismo. Como dijimos, el cuidado paliativo se hace desde el comienzo de la enfermedad, mientras que el cuidado terminal se hace cuando ya los tratamientos del cáncer no funcionan y se hace el diagnostico de "cáncer terminal" y la expectativa de vida del enfermo es menor de seis meses. El cuidado terminal puede hacerse en el hospital, pero en los Estados Unidos se usan las casas de hospicio, en las cuales el foco del tratamiento ya no es la recuperación del paciente sino el cuidado personal durante los últimos días de vida.

El cuidado terminal puede hacerse en la casa del paciente pero es necesario que se tengan todas las facilidades para cumplir los objetivos del tratamiento. En los Estados Unidos, muchas compañías de seguros reconocen los gastos de lo que se denomina "cuidado del enfermo terminal en la casa".

LA ENFERMEDAD TERMINAL

Para un médico oncólogo, uno de los momentos más difíciles en el cuidado de su paciente con cáncer es saber reconocer el momento en que ya no hay opciones de tratamiento y que ha llegado la etapa final de la enfermedad. Y si para el médico oncólogo ese es un momento muy difícil, sin ninguna duda que para el paciente y su familia lo es mucho más.

Se define como "enfermedad terminal" a la etapa irreversible del cáncer en la que se considera que la medicina ya no puede ofrecer ningún tipo de tratamiento curativo, que la finalidad del tratamiento será solo aliviar los síntomas, y que por tanto la muerte del paciente está cerca. Muchas definiciones de enfermedad terminal introducen el factor tiempo y establecen que un enfermo de cáncer terminal tiene una sobrevida no mayor de seis meses.

Al hacerse el diagnóstico de enfermedad terminal, el equipo de cuidados paliativos debe tomar control de la situación e informar y guiar al paciente y sus familiares con respecto a los cambios que van a suceder. Ya sea en reuniones conjuntas de paciente y familiares o por separado, el equipo paliativo debe advertir acerca de los cambios en el aspecto físico del enfermo, de los posibles síntomas y complicaciones que se van a presentar y, sobre todo, de lo que ellos harán para controlar esos síntomas y complicaciones.

Debe ponerse un cuidado muy especial en el soporte emocional del paciente, guiándolo si es posible a una muerte libre de angustia, ira o temor, haciéndole entender que sus familiares no quedarán abandonados, que su vida ha tenido un propósito y que su legado ha quedado establecido y que deben alcanzar un cierre pacífico de su vida. El apoyo psicológico y espiritual a través de un pastor o sacerdote, si así lo permitieran las creencias del paciente, es vital en estos graves momentos, y por supuesto que la presencia de la familia es también esencial.

Es importante saber que cuando el médico determina que la etapa terminal ha empezado, debe desarrollarse una adecuada y temprana comunicación entre el paciente, su familia y el equipo de cuidado paliativo. Esto permitirá un control de la situación final con mucho más aplomo y libre de ansiedad. Diversos estudios han demostrado también que muchos pacientes prefieren una comunicación franca y abierta, algo que los familiares a veces no desean, pensando equivocadamente que su familiar enfermo "no quiere saber la verdad".

Obviamente que los factores personales y culturales juegan un rol muy importante en momentos como este. En mi práctica he encontrado pacientes que realmente quieren saber cada detalle de su enfermedad, incluyendo la llegada de la etapa terminal, mientras que otros son relativamente indiferentes incluso desde el comienzo del tratamiento. Mi consejo a los familiares siempre ha sido que, en momentos como este, actúen como siempre actuaron con su familiar. En otras palabras, si siempre fueron francos y abiertos en sus conversaciones, eso es lo que el enfermo esperará de ellos.

LOS CUIDADOS DEL ENFERMO
DE CÁNCER EN EL FINAL DE SU VIDA

En su obra *El libro tibetano de la vida y la muerte*, el autor Sogyal Rimpoché hace una reflexión que me impactó mucho. Dice Rimpoché que el ser humano esta inherentemente condicionado a ayudar a vivir pero no a ayudar a morir. Cuando nace un bebe, dice Rimpoché, todos hacemos lo imposible para ayudarlo a vivir. Pero, se pregunta el autor, cuando una persona está en la etapa final de su vida, ¿quién lo ayuda a morir?

Pienso, y no solo por mi experiencia como profesional oncólogo sino también por mi experiencia personal, que el cuidar de un familiar en el proceso de morir es una prueba fundamental de humanidad. Saber aceptar la realidad, sobreponerse a los sentimientos negativos que nos ocasiona la pérdida progresiva del ser querido y saber guiar al familiar en el camino de la muerte son experiencias que nos hacen más fuertes y humanos.

Sabiendo que existen magníficas y detalladas monografías que describen todos los pasos que deben tomarse en cuenta en el cuidado de un paciente con cáncer terminal (buscar *Cuando el final de la vida se acerca*, publicado por la Sociedad Americana Contra el Cáncer), en las próximas secciones haremos un resumen básico de lo que hay que saber para cuidar a un enfermo con cáncer en los últimos días de su vida.

En los días posteriores a saber que ya no hay tratamiento posible del cáncer, el enfermo empieza a hacerse una serie de preguntas, algunas de las cuales son las siguientes:

➤ ¿Qué me va a pasar en los próximos días y semanas?

➤ ¿He hecho en mi vida todo lo que debería haber hecho?

➤ ¿Cuánto tiempo de vida me queda?

➤ ¿Cuánto control tendré sobre el resto de mi vida y sobre mi muerte?

➤ ¿Se seguirán mis deseos y disposiciones acerca de mis últimos días?

➤ ¿Cuánto dolor y sufrimiento tendré?

➤ ¿Qué pasará si mi médico quiere continuar con el tratamiento?

➤ ¿Qué voy a hacer con el dinero y los bienes que tengo?

➤ ¿Cuánto tiempo va durar todo este proceso?

➤ ¿Me convertiré en una carga para mi familia?

➤ ¿Será mi muerte una carga muy pesada para mi familia?

➤ ¿Qué sucederá cuando yo muera?

El pensar en la respuesta a todas estas preguntas causa mucho miedo y angustia en el enfermo; es por eso que en un intento de disminuir ese sufrimiento, es importante seguir algunos consejos básicos.

LA COMUNICACIÓN DURANTE TODO EL PROCESO DE ENFERMEDAD TERMINAL

Si bien es cierto que la comunicación entre el médico, paciente y familiares es muy importante durante todo el transcurso de la enfermedad, es excepcionalmente importante durante la fase terminal del cáncer.

Paradójicamente, muchos pacientes sienten un sentido de alivio al saber que ya no hay tratamiento que pueda curar su enfermedad. Esta paradójica reacción es consecuencia de darse cuenta de que desde ese momento, ya no "dependerá" de los médicos controlar su enfermedad; de ahora en adelante, el paciente estará en capacidad de decidir su propio destino.

Como consecuencia de ese "darse cuenta" de que ahora tiene "el timón" de su vida, el paciente generalmente toma una de dos actitudes: la de rebeldía y negación ante la noticia, y por tanto la búsqueda de algún tipo de tratamiento alternativo "milagroso", o la actitud de aceptación y resignación, tomando control de su vida y preparando su partida.

LAS DECISIONES QUE DEBEN TOMARSE AL FINAL DE LA VIDA

Recuerdo mucho las palabras de mi madre cuando le comunicamos que su cáncer estaba muy avanzado y que ya no había posibilidades de tratamiento. Ella me miró fijamente a los ojos y me dijo: "Tú eres médico y quiero pedirte varias cosas… En primer lugar, yo quiero morir aquí, en mi cama y en mi dormitorio. En segundo lugar, quiero que hagas todo lo posible para controlar el dolor que ahora es leve, pero que es posible vaya a aumentar. Y por último, quiero que tú tomes todas las decisiones acerca de mi enfermedad cuando yo ya no pueda darme cuenta de las cosas y quiero decirte que no quiero ningún tubo en la garganta ni esas cosas…".

Esas decisiones finales constituyen lo que en oncología y medicina paliativa se conoce como "decisiones al final de la vida", y mi madre estaba expresando claramente sus deseos acerca de cómo quería que fueran sus últimos días, cómo deseaba que se la cuidara y dónde quería morir. Ella fue una mujer admirable y siempre supo cómo llevar su vida y la de sus hijos; ahora estaba ejerciendo su derecho inalienable de decidir cómo quería su propia muerte.

Pongo el ejemplo de mi madre para ilustrar el punto de las decisiones que deben tomarse al final de la vida. Su ejemplo permanecerá en mí para siempre y, llegado el momento, estoy seguro de que lo seguiré. Pero la razón más importante para dar este ejemplo tan personal es que espero que te sirva a ti, amable lector, a tomar una decisión en el futuro. No hay cosa más importante que tener control de la propia vida hasta el final.

LAS DIRECTRICES ANTICIPADAS

Para volver al ejemplo de mi madre, ella tuvo un hijo que era médico y por tanto confió en él para que manejara los últimos días de su enfermedad. Pero, ¿qué sucede con aquellas personas que no tienen esa facilidad?

Para ellos se recomienda que dejen sus últimos deseos por escrito en un documento llamado "directriz anticipada", un documento legal que estipula claramente los últimos deseos del enfermo. Dejar un documento de directriz anticipada claro quita un peso enorme de los hombros de los familiares, quienes hubieran tenido que tomar esas decisiones cuando el enfermo pierda la conciencia. No se imaginan las veces que he tenido que presenciar agrios desacuerdos entre los miembros de una familia con referencia al tratamiento médico de un paciente terminal. Un hijo exigiéndole a los médicos que intuben a su padre mientras que la hija se oponía enérgicamente porque su padre le dijo alguna vez que no deseaba que lo intubaran; ante la incertidumbre, era triste ver a la desconcertada esposa y a los otros hermanos poniéndose a uno u otro lado de la decisión. Y todo porque el enfermo no dejó una clara directriz anticipada, en la que aliviaría el sufrimiento de su familia exponiendo claramente sus últimos deseos.

La directriz anticipada solo vale para tomar decisiones sobre la atención médica. No tiene ninguna incidencia en el control de la propiedad o el dinero del paciente, y solo entra en vigor cuando el paciente ya no puede tomar sus propias decisiones.

Poder duradero para el cuidado de la salud

Este es un documento legal que en inglés se llama: *Durable Power of Attorney for Health Care* (DPOA). El documento sirve para nombrar a una persona para que tome todas las decisiones médicas en el caso de que el enfermo pierda la conciencia. Es importante hablar mucho con esta persona a cargo debido a que, llegado el momento, ella tomará todas las decisiones médicas. Es importante también, para evitar problemas legales después, que toda la familia sepa a quién se le está dando el poder duradero para el cuidado de la salud.

Testamento de vida

Este es otro tipo de documento legal en el que el enfermo deja directivas claras acerca del tipo de tratamiento que desea, o que no desea, para cuando ya no pueda expresarse en los últimos días de su vida. La diferencia con el documento anterior es que en el testamento de vida no se nombra a una persona para que decida en su nombre. El testamento de vida generalmente contiene instrucciones acerca de si deben o no iniciarse maniobras de resucitación cardiopulmonar y uso de una maquina de ventilación artificial en caso de que ocurra un paro cardiaco o que se usen o no infusiones endovenosas de líquidos o alimentos. Es muy importante que ese tipo de decisiones sean discutidas con familiares y médicos para que el documento sirva como un afianzamiento adicional de la voluntad del enfermo.

ELIGIENDO EL LUGAR DONDE MORIR

En los Estados Unidos, se considera que si un enfermo fallece de cáncer en el hospital, es porque no se tomaron las decisiones adecuadas de elegir el lugar de muerte con anticipación. El enfermo con cáncer fallece generalmente en su casa o en un hospital para enfermos terminales u hospicio.

Cuidados en la casa

Para esto es imprescindible que la habitación del enfermo tenga todas las facilidades para cuidarlo. Esto se hace en muchos países a través de servicios especializados llamados cuidados domiciliarios (*home care* en inglés). Estos servicios son pagados por las compañías de seguros médicos para pacientes de cualquier edad que necesiten de cuidados en la casa. Si tú tienes Medicare o seguro médico del Gobierno para los pacientes mayores, debes saber que este cubre los cuidados en la casa. Si tú vives en otro país, te recomendamos averiguar si el seguro médico que tienes cubre estos servicios.

El hospicio

Esta es una institución especializada en brindar cuidados durante los últimos días de la vida y su foco es darle más calidad que tiempo a la vida. El requisito para poder ingresar a un hospicio es que el cáncer ya no tenga tratamiento y que el enfermo tenga una sobrevida menor de seis meses.

El hospicio brinda los siguientes servicios:

➤ Control del dolor y otros síntomas del cáncer.

➤ Cuidado espiritual adecuado a las necesidades y preferencias del enfermo.

➤ Reuniones informativas para la familia.

➤ Cuidado coordinado de las necesidades del enfermo y su familia por un equipo de especialistas.

➤ Cuidado de relevo, para permitir que los amigos y la familia puedan tomarse momentos libres.

➤ Ayuda a los seres queridos para superar el proceso de duelo.

A pesar de que las necesidades de servicio son muy grandes, los latinos en los Estados Unidos tienden a preferir no usar los servicios de un hospicio para sus seres queridos con enfermedad terminal. Mucha gente piensa que el internar al ser querido en el hospicio es el equivalente a "abandonarlo". Pensamos que esa es una voluntad del enfermo, pero que si vamos a tener al enfermo en la casa, debemos tener todas las facilidades para que ese deseo no se convierta en una razón de sufrimiento para nuestro ser querido.

EN RESUMEN...

Es importante entender que cuando llega el momento en que la ciencia dice que ya no hay nada que ofrecerle a un paciente con cáncer en términos de tratamiento, hay mucho que ofrecerle tanto a él como a su familia en términos de alivio y cuidados terminales. Lo importante es saber que estos existen y que es obligación del médico oncólogo derivar a su paciente con los especialistas en cuidados paliativos.

De ninguna manera debemos dejar que nuestros seres queridos trascurran sus últimos días sin gozar del enorme beneficio que representan los cuidados terminales. Debemos siempre pensar que ellos merecen los mismos beneficios que nos gustaría tener para nosotros mismos en una situación similar.

CAPÍTULO 17

Tratamientos alternativos
y complementarios

¡Cuidado!
No todo lo que brilla es oro...

Recuerdo mucho el caso de una mujer humilde, con cáncer de cuello de útero, que llegó a verme al hospital en el que trabajaba en Perú. Al momento de hacerle el examen genital, me di con la sorpresa de que tenía una enorme cantidad de hierbas dentro de la vagina. Al preguntarle qué era eso y por qué lo había hecho, me confesó que hacía aproximadamente un año le habían diagnosticado cáncer de útero en otro hospital, y debido a los consejos de amigas y familiares no quiso aceptar el tratamiento de cirugía que le ofrecieron los médicos. En vez, aceptó el tratamiento de embutirse diariamente un preparado de hierbas dentro de la vagina, porque según sus "consejeros", ese "tratamiento" era mejor que cualquier otro porque "había curado a muchas mujeres con ese cáncer".

Cuando el sangrado vaginal se hizo más intenso y la mujer empezó a tener dolor en el vientre bajo, decidió por fin ir al hospital. El cáncer había avanzado y ahora comprometía parte de la vejiga y el recto. La curación era ahora casi imposible y la mujer había perdido su oportunidad.

Y si tú piensas que eso sólo puede ocurrir en una persona pobre y sin educación, te recuerdo el caso de Steve Jobs, el multimillonario fundador de la compañía Apple, quien postergó durante casi un año el tratamiento de su cáncer neuroendocrino del páncreas, un raro tipo de tumor que puede curarse con cirugía cuando se encuentra temprano. Cuando su cáncer fue descubierto en octubre de 2003, rechazó la cirugía que se le ofreció y escogió más bien un tratamiento alternativo compuesto de una dieta vegetariana estricta, hierbas, acupuntura y consulta con un psíquico. Fue recién en junio de 2004 que, luego de descubrir que el cáncer había avanzado, decidió operarse al siguiente mes, fecha en que lamentablemente el cáncer ya había invadido su hígado. La enfermedad siguió avanzando y, a pesar de un trasplante de hígado en 2009, Steve Jobs falleció en octubre de 2011.

La pregunta fundamental en estos dos casos es la misma: ¿Pudo el haber escogido un tratamiento alternativo haber hecho que ambos pacientes perdieran la oportunidad de curar su cáncer? Esa pregunta no tiene respuesta, pero lo que sí se puede decir es que desde el punto de vista estadístico, las probabilidades de controlar mejor la enfermedad eran mayores con un tratamiento convencional.

Se calcula que más del 70% de las personas en los Estados Unidos usan algún tipo de medicación complementaria o alternativa durante su jornada a través del cáncer. Y esto es entendible. Es natural que, ante el impacto de ser diagnosticado con cáncer, un paciente intente evaluar todas sus opciones, en especial si su tendencia es evitar tratamientos convencionales. Pero es importante tomar esas decisiones con la información necesaria para no esperar resultados milagrosos donde no hay seguridad de obtenerlos. Las estadísticas no son sensaciones; son datos concretos. Y si esos datos apuntan en la dirección de un tratamiento médico convencional como la mejor opción para controlar, y hasta quizá eliminar, el cáncer, es mi deber como médico destacarlo.

TRATAMIENTO EXPERIMENTAL, CONVENCIONAL, COMPLEMENTARIO Y ALTERNATIVO

Tal como lo definimos en el capítulo 15, un tratamiento "experimental", o estudio clínico, es el estudio científico que se hace de un tratamiento nuevo al compararlo con algún tipo de tratamiento estándar o convencional. En otras palabras, si se tiene un cierto tratamiento estándar o convencional para un tipo de cáncer, un tratamiento experimental es el tratamiento nuevo que se compara con el estándar bajo condiciones científicas muy precisas. El resultado de ese estudio puede ser que el nuevo tratamiento sea mejor que el convencional, en cuyo caso se lo acepta como el nuevo estándar, o que el nuevo tratamiento sea inferior, en cuyo caso se seguirá buscando un nuevo tratamiento.

El tratamiento "convencional" o estándar es aquel que se acepta como el mejor para un tipo de cáncer determinado. Esa condición de "ser el mejor" es consecuencia de estudios científicos experimentales que avalan que realmente funciona, y por tanto es el que debe escogerse cuando ocurre un caso del cáncer para el que se indica ese tratamiento.

El tratamiento "complementario" es aquel que se hace en adición al tratamiento convencional. En otras palabras, cuando ocurre un cáncer, el paciente recibe el tratamiento convencional o estándar, y además puede recibir algunos tipos de tratamiento tales como dietas, aromaterapia, terapia de masajes, etc. El objetivo fundamental de estos tratamientos es precisamente *complementar* el tratamiento convencional, pero de ninguna manera reemplazarlo.

El tratamiento "alternativo" es aquel que reemplaza al tratamiento convencional o estándar, es decir, es aquel tipo de tratamiento que el paciente escoge *en vez* del tratamiento convencional. Es lo que hicieron Steve Jobs y mi paciente en los ejemplos citados más arriba. La realidad, si vamos a ser sinceros, es que muchos oncólogos no vemos con buenos ojos estos tratamientos porque se basan en creencias y anécdotas y no han sido estudiados desde el punto de vista científico. Obviamente que cada persona está en libertad de escoger el tratamiento que sienta como más apropiado para su enfermedad; la función del médico es solo aconsejar y ofrecer las opciones de tratamiento a su paciente, brindando con total honestidad su opinión basada en experiencia y conocimiento médico.

PREGUNTAS QUE DEBES HACERTE ANTES DE ESCOGER UN TRATAMIENTO COMPLEMENTARIO O ALTERNATIVO

➤ ¿Qué afirmaciones se hacen sobre el tratamiento que me están ofreciendo? ¿Promete ayudarme a aliviar los efectos secundarios producidos por el tratamiento, o promete curarme el cáncer?

➤ ¿Cuáles son las credenciales médicas y científicas de los que apoyan el tratamiento? ¿Son expertos reconocidos en el tratamiento del cáncer o en medicina complementaria?

➤ ¿Se han hecho estudios científicos o ensayos clínicos (pruebas en voluntarios humanos) para probar si los tratamientos alternativos o complementarios que me están ofreciendo realmente funcionan?

➤ Si se han hecho estudios científicos, ¿los resultados han sido publicados en revistas médicas prestigiosas después de haber sido revisados por otros científicos en el mismo campo?

➤ ¿Cómo se hace la publicidad del método alternativo o complementario que me están ofreciendo? ¿Se promueve sólo en los medios de comunicación (libros, revistas, Internet, TV, infomerciales y programas de radio) y no en revistas científicas?

➤ ¿Cuánto cuesta el tratamiento? ¿Será cubierto por mi seguro?

➤ ¿El método está ampliamente disponible para su uso por los médicos, o es solo distribuido y vendido por quien lo inventó, diciendo que es una "fórmula secreta"?

➤ ¿Qué se sabe sobre la seguridad del tratamiento? ¿Podría ser dañino o tener interacciones negativas con los medicamentos que estoy tomando o me van a dar?

➤ El método que me están ofreciendo, ¿exige que renuncie al tratamiento médico convencional o estándar? De ser así, ¿podrán afectarse mis posibilidades de curación? ¿Será posible que ese retraso haga que el cáncer avance sin control?

SIGNOS DE QUE EL TRATAMIENTO ALTERNATIVO PUEDE SER UN FRAUDE

➤ Cuando el tratamiento promete una cura para el cáncer y otras enfermedades graves. Uno debe sospechar de los anuncios que dicen que un cierto tratamiento puede curar todo tipo de cáncer, además de otras enfermedades incurables (como la fatiga crónica, esclerosis múltiple, SIDA, etc.).

➤ Cuando se dice que para usar ese producto, hay que parar el tratamiento médico habitual.

➤ Cuando se dice que el tratamiento o el medicamento ofrecido "es un secreto" ignorado por la ciencia médica y que solo ciertas personas lo conocen.

➤ Cuando el tratamiento o el medicamento es ofrecido por una sola persona o una sola clínica. Recuerda que cuando un medicamento es real, este está disponible para otros profesionales médicos calificados. Debes tener cuidado con los tratamientos que solo están disponibles en una sola clínica, especialmente si esta se encuentra en un país que brinda menor protección a los pacientes.

➤ Cuando los promotores del producto utilizan términos como "descubrimiento científico ignorado por la ciencia", "cura milagrosa", "ingrediente secreto" o "antiguo remedio".

➤ Cuando el producto presenta "testimonios" sorprendentes acerca de los resultados del producto, pero sin evidencia científica real que los avale.

➤ Cuando los promotores atacan a la comunidad médica o científica, diciendo que estos no quieren que su producto sea conocido porque les "arruinaría el negocio".

➤ Cuando los promotores dicen que su producto no tiene efectos secundarios. Recuerda que todos los medicamentos, incluidos los productos naturales, tienen efectos secundarios. Si el tratamiento dice que no tiene efectos secundarios, significa que no ha sido estudiado en ensayos clínicos rigurosos, pruebas en las que se ven los efectos secundarios de los productos.

Mi consejo es que seas cuidadoso con el tipo de tratamiento que escoges para tu enfermedad. Recuerda que los tratamientos convencionales, aquellos que han sido descritos anteriormente en este libro, son intensos y con muchos efectos secundarios, pero son lo mejor que se tiene porque han demostrado que pueden dar largos periodos de control de la enfermedad.

Creo que un tratamiento complementario puede ser usado sin ningún problema, siempre y cuando se lo informemos al médico oncólogo.

TIPOS DE TRATAMIENTO ALTERNATIVO Y COMPLEMENTARIO

La Sociedad Americana Contra el Cáncer, en su libro *Métodos complementarios y alternativos para la atención del cáncer*, agrupa los tratamientos alternativos y complementarios en cinco categorías:

➤ Métodos relacionados con la mente, el cuerpo y el espíritu.

➤ Métodos que usan las manos.

➤ Métodos que usan hierbas, vitaminas y minerales.

➤ Métodos que usan dietas y elementos nutricionales.

➤ Métodos que usan elementos farmacológicos y biológicos.

1. Métodos relacionados con la mente, el cuerpo y el espíritu

Estos incluyen los métodos que prometen el "poder de la curación" a través de conectar la mente, el cuerpo y el espíritu.

Aromaterapia. Consiste en el uso de aproximadamente cuarenta aceites esenciales, generalmente derivados de las plantas, y cuyo aroma puede proporcionar bienestar y mejorar la salud. No hay ninguna prueba de que pueda prevenir o curar el cáncer, pero indudablemente proporciona bienestar a muchos pacientes, sobre todo a aquellos que desean disminuir los efectos secundarios del tratamiento.

Terapia de arte. Consiste en el uso de alguna forma artística (pintura, escultura, música), para proporcionar bienestar al paciente con cáncer.

Ayurveda. Según esta antigua teoría hindú, todas las enfermedades (incluyendo el cáncer) ocurren cuando hay un desbalance entre el medio ambiente y los sistemas de energía que controlan la mente, el alma y el cuerpo. A través de programas de alimentación, meditación, uso de hierbas, yoga, limpieza del intestino, masajes, ejercicios respiratorios e imágenes visuales, los proponentes de esta teoría aseguran que pueden prevenir o tratar el cáncer. Lo cierto es que no hay ninguna prueba científica de que eso sea cierto, pero no hay duda de que los que la practican se sienten mejor y desarrollan una actitud positiva para poder tolerar mejor los tratamientos.

Biofeedback. Esta es una técnica que usa aparatos electrónicos para medir y monitorear funciones corporales básicas, las cuales, según sus proponentes, pueden ayudar a regular ciertas funciones corporales y promover la relajación y disminuir el estrés. Generalmente se monitorean cinco funciones: tensión muscular, temperatura corporal, sudoración, pulso y presión arterial y frecuencia respiratoria. No hay ninguna evidencia de que pueda influir en el cáncer, pero puede ayudar a la relajación del paciente con cáncer.

Curaciones de fe. Propone que ciertos lugares o ciertas personas tienen la capacidad de curar el cáncer. Tiene mucho que ver con la fe que se les tiene a los santos o a las divinidades, y con los milagros que se les atribuyen. No hay prueba de que puedan ayudar, pero obviamente la espiritualidad bien guiada puede ayudar a una persona a sentirse mejor.

Curanderismo. Muy popular en América Latina, usa hierbas, masajes, ritos curativos, técnicas espirituales y oraciones. No hay evidencia de que tenga influencia alguna sobre el cáncer, pero muchas personas se sienten mejor después de practicarlo.

Hipnosis. Es el estado de pérdida relativa del estado de alerta pero no de la conciencia. Ha demostrado cierta efectividad en el manejo del dolor.

Terapia de humor o de la risa. Usa la risa y el buen humor como agentes para mejorar el estado general del paciente con cáncer. No hay evidencia científica de que la risa y el buen humor puedan tener alguna influencia en la prevención o la curación del cáncer; hay alguna evidencia que sostiene que puede mejorar la circulación y el sistema respiratorio.

Imagenología. Usa la imaginación para crear imágenes mentales que sus proponentes aseguran pueden relajar a una persona y disminuir el estrés. No hay prueba científica de que pueda ayudar en el tratamiento del cáncer, aunque sí podría ayudar a manejar el estrés y la ansiedad.

Meditación. Usa la concentración mental y la relajación corporal para conseguir un estado de calma mental y sensación de bienestar. Muy usada en las culturas orientales, no hay prueba científica de que pueda ayudar en la prevención o la curación del cáncer, pero puede hacer que los pacientes se sientan mejor después de practicarla.

Musicoterapia. Usa la música para conseguir un estado de calma mental y sensación de bienestar. Aunque no hay prueba científica de que pueda ayudar en la prevención o la curación del cáncer, indudablemente puede hacer que los pacientes se sientan mejor después de practicarla.

Taichi. Es una forma china de artes marciales que usa técnicas de movimiento, respiración y meditación para producir bienestar. No hay prueba científica de que pueda ayudar en la prevención o la curación del cáncer.

Yoga. Es una forma de ejercicio anaeróbico que requiere un programa de posiciones precisas y técnicas de respiración que ayudan a producir bienestar. Si bien es cierto que la investigación científica ha demostrado que el yoga puede controlar algunas funciones básicas del cuerpo como pulso, presión arterial, respiración, temperatura corporal y metabolismo, no hay prueba de que tenga alguna incidencia en el cáncer. Puede ayudar sin embargo a que los pacientes en tratamiento, o quienes ya han pasado su tratamiento, se sientan mejor.

2. Métodos que usan las manos para promover el bienestar

Acupuntura. Técnica china milenaria en la cual se introducen agujas finas en ciertos puntos de acupuntura, los cuales están distribuidos en doce meridianos del cuerpo. No hay pruebas de que tenga incidencia alguna en el cáncer, pero ha demostrado utilidad en el manejo de algunos de los síntomas de la enfermedad como el dolor y las nauseas causados por la quimioterapia.

Terapia electromagnética. Usa energía eléctrica o magnética para producir bienestar. No hay pruebas de que tenga alguna incidencia en el cáncer.

Terapias de masaje. Incluyen el sobar y manipular diversas partes del cuerpo para promover la relajación, el aumento de la circulación y el bienestar. Si bien es cierto que no hay pruebas de que tengan incidencia alguna en el cáncer, sí se ha demostrado que pueden ayudar en el manejo del estrés, la ansiedad, el dolor y la depresión que se pueden producir en un paciente con cáncer.

Moxibustión. Usa la estimulación de ciertos puntos del cuerpo con el calor producido por la quema de pequeños atados de hierbas. No hay pruebas de que tenga alguna incidencia en el cáncer.

Reflexología. Usa la presión de ciertos puntos en los pies para promover el bienestar. No hay pruebas de que tenga alguna incidencia en el cáncer.

Reiki. Es una palabra japonesa que significa "energía universal de la vida" y es una técnica que usa la manipulación y el masaje de ciertas partes del cuerpo consideradas por sus proponentes como áreas de energía que controlan la salud física y espiritual. Es muy popular, y aunque no hay pruebas de que tenga alguna incidencia en el cáncer, los pacientes con cáncer refieren sentirse con menos estrés y dolor después de las sesiones.

3. Métodos que usan hierbas, vitaminas y minerales

Estos métodos usan preparados derivados de las plantas y productos comerciales de vitaminas y minerales con fines terapéuticos. Es importante decir que, de acuerdo con la Sociedad Americana Contra el Cáncer, el uso de los productos comerciales de vitaminas y minerales no está recomendado para el paciente con cáncer ni para la persona que ya terminó su tratamiento. Se considera que esos importantes nutrientes deben obtenerse de los alimentos porque las dosis altas que contienen las pastillas comerciales podrían también ser aprovechadas por las células cancerosas.

Aloe. La sustancia gelatinosa que se encuentra en las suculentas hojas del aloe puede ser de ayuda en lesiones superficiales de la piel producidas por el tratamiento de radioterapia. No hay pruebas de que consumirla por boca tenga algún efecto sobre el cáncer.

Chaparral. Esta es una hierba que crece en los desiertos de la frontera entre los Estados Unidos y México, y que se dice sirve para mejorar el sistema de defensa y puede ser útil en el tratamiento del cáncer. Mientras que esta hierba no ha probado ser útil para ninguna de esas condiciones, sí ha probado ser extremadamente tóxica para el hígado si se ingiere por boca.

Hierbas chinas. Muy usadas por los herbolarios chinos desde tiempos inmemoriales, las hierbas chinas comprenden casi 5.000 productos diferentes, los cuales son usados por los practicantes con diversos fines. Una revisión de 450 estudios publicados en idioma chino reveló que algunas hierbas, combinadas con tratamiento convencional, pueden ser efectivas en el control del cáncer. El problema es que además de que las publicaciones no describen cuáles fueron las hierbas usadas, es posible que esos efectos hayan sido producidos por los medicamentos convencionales. Si tú o algún familiar quieren usar alguna hierba china, te aconsejamos que hables primero con tu oncólogo. Es posible que esos productos tengan algún serio efecto secundario que es necesario descubrir.

Echinacea. Esta hierba es muy promocionada contra las gripes y resfríos y debido a que se cree que "mejora el sistema de defensa", su uso se extiende como un suplemento contra el cáncer. Lo cierto es que no hay ninguna prueba, ni de que mejore el sistema de defensa ni de que tenga incidencia alguna contra el cáncer.

Linaza. Promocionada como una planta que "protege contra el cáncer", el consumo de las semillas de linaza es muy popular. Algunos estudios en animales indicarían que existe cierta actividad antitumoral, pero lamentablemente no existen estudios en seres humanos que hayan podido comprobar que la linaza tenga alguna acción anticancerígena.

Marihuana. No tiene ninguna incidencia sobre el cáncer, pero de acuerdo al Instituto de Medicina de los Estados Unidos, podría ser útil en el control del dolor, las nauseas y en mejorar el apetito en pacientes con cáncer que están en tratamiento. Desde 1985 se tiene disponible un medicamento llamado dronabinol (Marinol), compuesto por delta-tetrahidrocannabinol (Δ-THC), la sustancia activa de la marihuana. Este medicamento ha demostrado que puede aliviar las nauseas y el vómito causados por la quimioterapia y puede también aumentar el apetito.

Muérdago. Llamado *"mistletoe"* en inglés, es una hierba que tiene amplio uso contra el cáncer en Europa y que ha sido estudiada tanto en ese continente como en los Estados Unidos para saber si tiene alguna incidencia en el cáncer. Lamentablemente, no se ha podido demostrar que tenga algún efecto positivo. Esta es una hierba cuyo concentrado se aplica en forma de inyecciones y cuyo uso por boca no se recomienda por contener sustancias muy tóxicas.

Saw palmetto. Esta planta es muy usada para aliviar algunos síntomas relacionados con el crecimiento benigno de la próstata, pero no ha demostrado tener ninguna acción contra el cáncer de ese órgano. No se sabe si esta planta puede interferir con la medición del antígeno prostático específico (PSA, por sus siglas en inglés), que sirve para monitorear el éxito del tratamiento del cáncer de próstata. Es por eso que se recomienda que este suplemento no sea consumido por un hombre que haya pasado el cáncer de próstata.

Té verde. Muy promocionado como un "protector contra el cáncer", este delicioso producto lamentablemente no ha podido demostrar tener acción preventiva alguna contra esa enfermedad. El consumirlo como parte de un estilo de vida saludable en general es probablemente muy recomendable.

Uña de gato. Planta de origen peruano que es promovida como un "poderoso antiinflamatorio" y una planta que "puede curar el cáncer". Lo cierto es que no existe ningún estudio científico serio y bien diseñado que pruebe esas afirmaciones.

4. Métodos que usan dietas y elementos nutricionales

Ajo. Una creencia muy popular es que el ajo puede proteger contra diversas enfermedades, entre ellas el cáncer. Esa creencia ha motivado a los comerciantes a producir dudosas cápsulas de ajo "sin olor". Lo cierto es que, aparte de ser deliciosos, los ajos no han podido demostrar que tienen algún efecto protector contra el cáncer. Pensamos que los ajos deben ser consumidos de manera natural y como parte de una alimentación saludable.

Ayuno. Algunas personas creen que el ayuno prolongado puede ayudarlos a "limpiar" su organismo y protegerlos del cáncer. No existe ningún estudio que demuestre que esa creencia es correcta y, por el contrario, algunos estudios han demostrado que el ayuno prolongado puede promover la formación de tumores.

Brócoli. Desde hace aproximadamente veinte años se han promovido las propiedades "protectoras" contra el cáncer del brócoli. Se ha estudiado que el "sulforafano", un compuesto responsable del sabor amargo del brócoli, podría disminuir la frecuencia de cáncer en animales. La recomendación es que el brócoli sea parte de una alimentación saludable.

Tratamiento de Gerson. Creado en los años cuarenta por un médico alemán radicado en los Estados Unidos, es un "régimen metabólico" compuesto por enemas de café asociados a una estricta dieta vegetariana, baja en sal y grasa, con altas cantidades de jugos vegetales y de frutas y suplementos de vitaminas, minerales, hormonas tiroideas y aminoácidos. Lo cierto es que ningún estudio bien diseñado ha demostrado que ese régimen tenga alguna efectividad en el tratamiento del cáncer.

Licopeno. Es la sustancia química responsable del color intenso de los tomates y otras frutas y vegetales, y tiene el doble de actividad antioxidante del caroteno. Ciertos estudios en animales han revelado que puede proteger contra el cáncer de estómago, pulmón y próstata. Se necesitan más investigaciones en seres humanos y pensamos que las frutas y vegetales, incluyendo los tomates, son la principal fuente de esta y otras sustancias químicas beneficiosas.

Noni. Este es el ejemplo del producto que tiene una infinidad de usos y cuyos proponentes sostienen que puede curar y aliviar enfermedades desde la A hasta la Z. En 1998, los fiscales generales de Arizona, Texas, California y Nueva Jersey prohibieron la venta de este producto porque, según las publicidades, curaba el cáncer, el sida, la diabetes, el reumatismo, la presión alta, el colesterol alto, la psoriasis, las alergias, las anormalidades del ritmo cardiaco, las inflamaciones crónicas y los dolores de las coyunturas. No se ha podido demostrar ninguna utilidad ni en la prevención ni en el tratamiento del cáncer.

Soya. La soya es una planta de la familia de las habichuelas o frijoles que se usa como alimento de seres humanos y animales. Se puede preparar de muchas formas, siendo el tofu, la leche de soya y la harina de soya las más populares. Contiene unas sustancias llamadas "fitoestrógenos" e "isoflavonas" que en estudios con animales han demostrado poder reducir el riesgo de desarrollar cáncer de mama, próstata y colon. Sin embargo, no se han hecho estudios a largo plazo en seres humanos que puedan corroborar esos hallazgos. Lo que sí se hizo fue un estudio en Japón en más de 260.000 hombres y mujeres, que comprobó que el consumo diario de miso (una pasta de soya) podía disminuir el número de muertes por cáncer de estómago, aparentemente por una reducción en el riesgo de desarrollar la enfermedad. Por otro lado, existe una controversia con respecto a los fitoestrógenos, sustancia que se sabe tiene una actividad muy parecida a la de las hormonas femeninas o estrógenos. Algunos investigadores creen que puede actuar como un antiestrógeno, mientras que otros creen que puede actuar como un estrógeno débil. Es por eso que se recomienda que aquellas mujeres que tengan cáncer de mama con marcadores de estrógeno positivo no consuman altas cantidades de este alimento.

Vegetarianismo. Es la práctica de consumir solamente alimentos de origen vegetal y es de dos tipos: aquella que permite el uso de huevos, derivados de la leche y pescados (dieta ovo-vegetariana) y aquella que es estrictamente vegetariana (dieta vegana). Las dietas vegetarianas han demostrado que pueden proteger de las enfermedades del corazón, diabetes, presión alta, obesidad y cáncer de colon. Ciertos estudios realizados con personas pertenecientes a la Iglesia Adventista del Séptimo Día, cuyas prácticas religiosas les aconsejan no consumir carnes, han demostrado que los beneficios de la alimentación vegetariana son importantes. Sin embargo, algunos estudiosos también indican que esos beneficios podrían estar enmascarados porque los miembros de esa Iglesia tampoco fuman cigarrillos ni consumen alcohol.

5. Métodos que usan elementos farmacológicos y biológicos

Antineoplastones. Es un método alternativo de tratamiento del cáncer que implica usar ciertas sustancias químicas llamadas antineoplastones, los cuales fueron desarrollados por el médico polaco Stanislaw Burzynski mientras trabajaba en la Escuela de Medicina de Baylor, en Houston, Texas, en 1967. Según su teoría, ciertas sustancias (a las que bautizó "antineoplastones") encontradas en la orina y la sangre de personas sanas tendrían una acción protectora contra el cáncer. Posteriormente, dejó su trabajo en la Escuela de Medicina y fundó su propia clínica en la que trata pacientes afectados de diversos tipos de cáncer y, según él, logra curarlos.

En 1995, un jurado federal lo acusó de mercadear un producto no aprobado y de fraude administrativo contra los seguros del gobierno. Pero incluso antes que eso, en la década del ochenta, el Instituto Nacional del Cáncer de los Estados Unidos revisó algunos de los casos tratados con los antineoplastones, no pudiendo encontrar ninguna evidencia de que realmente se hubiera curado el cáncer. En 1985, la Oficina Canadiense de Prescripción de Medicamentos analizó treinta y seis casos tratados por el Dr. Burzynski y encontró que treinta y dos pacientes habían fallecido sin ninguna evidencia de mejora. De los cuatro restantes, un paciente falleció después de una leve mejoría, otro estabilizó su enfermedad pero falleció en un año y los dos restantes desarrollaron cáncer diseminado. El caso del cantante Draco Rosa, ex miembro de Menudo, quien recayó poco más de dos años después de haber recibido un tratamiento con antineoplastones para el linfoma difuso de células B que desarrolló en abril de 2011, brinda un buen ejemplo de la dudosa efectividad de ese tipo de tratamientos, sobre todo cuando por un precio que varía entre $36.000 y $60.000 por año de tratamiento, se asegura que el cáncer será curado.

En diciembre de 2013, el Dr. Burzynski recibió una carta de la Administración de Alimentos y Medicamentos (FDA) en la que se le comunicaba que los estudios clínicos que estaba realizando con los antineoplastones tenían una serie de graves fallas, y se le pedía que deje de administrar esas sustancias a los pacientes.

Cartílago de tiburón. A diferencia de otros peces y animales, los tiburones no tienen huesos, sino cartílagos, y se cree además que estos animales no sufren de cáncer. Fue precisamente después de la publicación del libro *Los tiburones no enferman de cáncer* en 1992, que el uso de esta sustancia se volvió muy popular en los Estados Unidos y el mundo. Posteriormente, se ha comprobado que esa afirmación es falsa: los tiburones, como cualquier ser vivo, también sufren de cáncer. De acuerdo con los comerciantes, el cartílago de tiburón "cura" el cáncer haciendo que el tumor se quede sin sangre. Este concepto, nunca comprobado para el cartílago de tiburón, ha sido aprovechado, sin embargo, por modernas investigaciones que han encontrado sustancias (no relacionadas al cartílago de tiburón) que sí son capaces de impedir que los tumores formen nuevos vasos sanguíneos (ver sección de medicamentos biológicos contra el cáncer en el capítulo 13, página 182). En resumen, el cartílago de tiburón no tiene ningún efecto sobre el cáncer.

Coenzima Q10. La coenzima Q10 es una sustancia natural presente en todas las células de los seres vivos y tiene como función ayudar en la producción de energía a partir del azúcar en la sangre. Por su actividad antioxidante, se ha promovido su uso en el tratamiento y prevención de múltiples enfermedades, entre ellas el cáncer. Si bien es cierto que es una sustancia natural y poco tóxica, ningún estudio serio y a largo plazo ha logrado demostrar que la coenzima Q10 tenga alguna utilidad. Es más, se sabe que las tabletas de coenzima Q10 no son bien absorbidas en el aparato digestivo de los seres humanos.

Homeopatía. En la antigüedad, los tratamientos médicos eran increíblemente toscos y maltrataban mucho a los pacientes: las purgas, los desangramientos, los ayunos y el uso de sustancias químicas a altas e incontroladas dosis eran la norma. Es muy probable que debido a eso, el médico alemán Samuel Hahnemann decidiera cambiar esa realidad e inventara la homeopatía.

La homeopatía se basa en dos principios: la "ley de similares" y la "ley de infinitesimales". La "ley de similares" dice que si una sustancia causa algún tipo de efecto o síntoma en el organismo, esa misma sustancia puede ser usada para aliviarlo. Por su parte, la "ley de infinitesimales" dice que cuanto más diluida se encuentra una sustancia química, más poderosa es. Obviamente, esas leyes creadas hace más de doscientos años, mucho antes del desarrollo del método científico que guía nuestra medicina moderna, ya han quedado completamente anticuadas. En relación al cáncer, no hay estudios científicos que hayan comprobado el valor de la homeopatía en el tratamiento de esa enfermedad. Muchas personas logran aliviar algunos de los síntomas ocasionados por el tratamiento con radioterapia o quimioterapia. Se piensa que eso se consigue por el llamado "efecto placebo". Al respecto, una reciente revisión de sesenta y ocho estudios publicados en la literatura médica, hecha por el Consejo Nacional de Salud e Investigación Médica de Australia, encontró que la homeopatía no era mejor que un placebo. Otros estudios han demostrado que algunos usuarios de sustancias homeopáticas presentaron alergias, trastornos del ritmo cardiaco, asma, y que las sustancias homeopáticas pueden interferir con la acción de algunos medicamentos. Algunos pacientes tuvieron que ser hospitalizados y se presentaron algunos fallecimientos. Al parecer, la dilución de las sustancias químicas no estuvo bien hecha.

Orinoterapia. Usada empíricamente desde hace miles de años por culturas orientales, la orinoterapia emplea la orina humana para tratar diversas enfermedades, entre ellas el cáncer. Ese uso fue propulsado a mediados de los años cincuenta por el médico griego Evangelos Danopoulos, quien aseguraba haber encontrado propiedades contra el cáncer en la urea, sustancia muy abundante en la orina humana. Los estudios han sido muy pocos y no han encontrado evidencia de que la orina pueda tener algún efecto en el tratamiento del cáncer.

Quelación. En 1930 se descubrió una sustancia llamada "ácido etilen amino tetra acético" (EDTA, por sus siglas en inglés) que demostró ser muy efectiva en los casos de intoxicación por plomo u otros metales. Lo que hace el EDTA es "quelar" o remover el metal y eliminarlo a través de la orina. Poco después, y sin demostración científica, se empezó a usar el EDTA para "limpiar" el calcio de las arterias de personas afectadas con arterioesclerosis y para "limpiar el cuerpo de toxinas" y prevenir o tratar el cáncer. Al momento no existen pruebas científicas que demuestren que el EDTA pueda ayudar en el tratamiento o prevención del cáncer, y su uso puede ser tóxico, causando daño en los riñones, ocasionando latidos irregulares del corazón, nauseas, vómitos y deficiencias de minerales en el organismo.

Terapia celular. Inventada por el médico suizo Paul Niehans en 1931, este tipo de medicina alternativa usa células del cerebro, de la glándula pituitaria, de la tiroides, del timo, del hígado, de los riñones, del páncreas, del bazo, del corazón, de los ovarios y de los testículos de animales jóvenes, las que son inyectadas a los pacientes. La teoría es que esas células sanas de animales jóvenes "reemplazan" a las células enfermas del paciente, con lo cual se logra la curación. No solo han sido promovidas para curar el cáncer sino también la enfermedad de Parkinson, las artritis, enfermedades del corazón e incluso el síndrome de Down. Ningún estudio serio ha podido comprobar que estas terapias celulares funcionen, y se han documentado serios efectos secundarios, incluyendo graves infecciones y muerte en las personas inyectadas con las células de animales.

Venenos de animales. Existen diversos tipos de venenos, entre ellos el de las abejas, del alacrán azul, de los gorgojos, que son usados por practicantes de medicina alternativa en su intento de "curar" el cáncer. Ningún estudio ha probado que esas sustancias tengan algún valor.

EN RESUMEN...

El cáncer es una enfermedad demasiado seria como para que el paciente o su familia no exploren todas las posibilidades de tratamiento, incluyendo los tratamientos alternativos y complementarios. Estoy convencido de que solo un paciente muy bien informado será capaz de tomar la decisión más adecuada para el tratamiento de su enfermedad. Informarse acerca de los beneficios y efectos secundarios de tratamientos formales, alternativos y complementarios, y buscar tantas opiniones como sea posible de médicos y otros profesionales de la salud, son pasos muy importantes para tomar buenas decisiones. Y no solo hay que estar al tanto de lo que funcionaría en cada caso en particular, sino también de los engaños; son muy comunes cuando los comerciantes se dan cuenta de que hay pacientes y familias desesperados. Si el paciente y la familia están bien informados, es poco probable que sean víctimas de un engaño y serán capaces de elegir el tratamiento adecuado para el paciente y así emprender el camino hacia una mejoría y, en muchos casos, una recuperación completa.

CAPÍTULO 18

La supervivencia del cáncer

Nueva vida después del cáncer

El diagnóstico del cáncer es una de las experiencias psicológicas traumáticas más intensas que puede sufrir el ser humano. A pesar de los muchos avances que se han hecho durante los últimos cuarenta años, y que han permitido que dos de cada tres personas tengan una larga vida después del diagnóstico del cáncer, todavía la palabra "cáncer" despierta intensos temores en la persona recién diagnosticada.

¿SOBREVIVIENTE O SUPERVIVIENTE?

De primera impresión, estas palabras parecen sinónimos, pero existe una pequeña pero importante diferencia entre las dos. Según el Diccionario de la Real Academia Española, "sobreviviente" es la persona que sobrevive a un evento, mientras que "superviviente" es la que sobrevive a un hecho o suceso en el que otros han muerto. Es decir, todos los supervivientes son sobrevivientes, pero no todos los sobrevivientes son supervivientes.

Es por eso que en este libro usaremos la palabra "superviviente" para referirnos a la persona que ha vencido al cáncer. En ese sentido, la definición de supervivencia del cáncer acepta dos puntos de inicio: desde el momento en que se hace el diagnóstico y el paciente inicia la jornada del tratamiento del cáncer, o desde el momento en que termina el tratamiento y empieza su vida libre de la enfermedad. Nosotros preferimos la primera definición y pensamos que la persona es un superviviente desde que se entera que tiene cáncer.

Se calcula que, en la actualidad, el número de supervivientes del cáncer en los Estados Unidos suma alrededor de 13,7 millones y se anticipa que llegará a 18 millones en 2022. Ese número es impresionante cuando se considera que en 1971, solo había 3 millones de supervivientes. Otras impresionantes estadísticas con respecto a los supervivientes son las siguientes:

➤ En la actualidad, el 68% de las personas diagnosticadas con cáncer vivirá al menos cinco años después del diagnóstico. En los años sesenta, ese porcentaje no llegaba al 15–20%.

➤ Casi el 15% de los supervivientes de cáncer fueron diagnosticados hace más de veinte años.

➤ El 59% de los supervivientes de cáncer son mayores de sesenta y cinco años y 5% son menores de cuarenta años.

➤ El 22% de los supervivientes tuvo cáncer de mama, el 20% cáncer de próstata, el 9% cáncer colorrectal y el 8% cáncer de cuello uterino, cáncer de útero o cáncer de ovario.

Estos maravillosos avances son consecuencia de *mejores métodos de detección precoz* de cáncer de mama, colon, próstata y cuello uterino; *mejores tratamientos de la enfermedad*, incluyendo tratamientos biológicos más específicos y menos tóxicos; y el *control más eficaz de los efectos secundarios de las terapias*, lo que permite ser más agresivos con los tratamientos.

LAS TRES ETAPAS
DE LA SUPERVIVENCIA DEL CÁNCER

Habiendo definido la supervivencia como el tiempo que trascurre desde el momento en que se hace el diagnóstico hasta que llega el final de la vida, podemos aceptar que la jornada del cáncer tiene tres momentos:

1. *El momento inmediatamente después del diagnóstico.* Incluye el golpe psicológico de aceptar que se tiene la enfermedad y las múltiples vivencias que trascurren durante el tratamiento del cáncer. En los capítulos enfocados en los diferentes tipos de tratamiento hemos tocado los retos relacionados con los efectos secundarios de esas terapias y cómo afrontarlos. Más adelante en este capítulo describiremos brevemente el golpe psicológico del diagnóstico.

2. *El momento después de terminar el tratamiento.* Incluye los meses en los que el paciente ha superado la enfermedad, pero "la cosa está fresca" y el superviviente tiene que hacer un seguimiento cercano y frecuente de la enfermedad con sus oncólogos (generalmente tres a cuatro veces al año). Las dudas intensas acerca del posible retorno del cáncer, asociadas a la sensación de que "ya no tienen al médico tan cerca" son características importantes de esta etapa.

3. *El momento de la supervivencia de largo plazo.* Incluye todos los años de vida después de las dos etapas anteriores. Se estima que dos de cada tres personas regresan a tener una vida prácticamente normal después de terminar el tratamiento del cáncer, pero una de cada tres desarrolla serios problemas de adaptación. El paciente regresa al cuidado de su médico de cabecera e idealmente debería llevar consigo un "Plan de Cuidado del Sobreviviente", un documento en el cual se describen el tratamiento recibido y las recomendaciones de seguimiento del oncólogo al médico de cabecera. Temas relacionados a la alimentación, la actividad física, las relaciones personales, la reaparición del cáncer, etc., tienen una gran importancia durante este momento.

Las siguientes son algunas de las posibilidades que pueden darse durante este tercer momento en la vida del superviviente:

➤ Que la persona viva sin cáncer por muchos años y que fallezca por cualquier otra razón pero no por el cáncer.

➤ Que la persona viva sin cáncer por muchos años, pero que en el trascurso de la vida presente alguna complicación producida por el tratamiento de la enfermedad.

➤ Que la persona viva sin cáncer por muchos años pero que fallezca por una recurrencia tardía de la enfermedad.

➤ Que la persona viva sin cáncer por muchos años pero que desarrolle un segundo tipo de cáncer, diferente al primero.

➤ Que la persona viva con etapas en las que el cáncer regresa cada cierto tiempo y reciba tratamiento periódicamente.

➤ Que la persona viva con el cáncer permanentemente porque este nunca pudo controlarse adecuadamente.

En este momento es importante poner en claro un hecho de la existencia humana que siempre me permito discutir con mis pacientes. Es el referido a que la vida y la muerte son las dos caras de una misma moneda y que la única certeza que tenemos en la vida es que algún día vamos a morir. Ese simple ejercicio del pensamiento nos permitirá aprender que con cáncer o sin cáncer, debemos vivir gozando cada día de nuestra existencia como si este fuera el último.

ASPECTOS EMOCIONALES Y SOCIALES QUE AFECTAN AL SUPERVIVIENTE DEL CÁNCER

El golpe psicológico del diagnóstico

Uno de los momentos más desagradables de mi vida profesional ocurre cuando tengo que comunicarle a mi paciente que tiene cáncer. A través de los años he aprendido que las reacciones de las personas son muy diferentes. Algunos reaccionan con mucha tristeza y depresión, otros reaccionan con rabia, mientras que otros lo hacen con indiferencia y negación. Pero en los próximos días después de ese anuncio, todos mis pacientes transitan por las cuatro etapas de un episodio de *estrés postraumático agudo*: negación, rumia, aceptación y regreso a la rutina.

Se define como estrés postraumático agudo al trauma psicológico equivalente al trauma físico. En otras palabras, cuando una persona tiene un accidente de automóvil y sufre una fractura de un hueso, eso constituye un ejemplo de trauma físico en el cual el hueso fracturado debe ser atendido y curado. Pero cuando a una persona le comunican que un ser querido ha muerto, o que su pareja le pide un divorcio inesperado, o el médico le dice que tiene un cáncer, el golpe no es físico, sino emocional y se lo denomina estrés postraumático agudo. El estrés postraumático origina síntomas que pueden presentarse inmediatamente después de producido el evento psicológico traumático, en este caso cuando el médico le comunica al paciente que tiene cáncer.

Aquella persona que no sepa transitar por las cuatro etapas mencionadas anteriormente, tendrá problemas emocionales duraderos que le impedirán tener una vida productiva y de calidad tanto durante el tratamiento como una vez completado el mismo. Describiremos brevemente cada una de esas etapas.

Negación. Ocurre inmediatamente después de que el médico le dice al paciente que tiene cáncer. La persona no lo cree o no quiere creerlo, piensa que se ha podido dar una equivocación en la lectura de sus placas o de su biopsia y dice que no puede ser, que eso no le puede pasar a él o a ella. Después de algunos días, la gran mayoría de las personas pasa esta etapa y reconoce que tiene la enfermedad. Sin embargo, conozco muchos pacientes que, por increíble que parezca, pasan muchos años simulando que nunca sufrieron de la enfermedad, disimulando su negación con una aparente falta de información.

Rumia. Esta es una etapa muy negativa y que lamentablemente puede durar mucho tiempo. Su nombre proviene del modo de comer de los animales rumiantes como la vaca, por ejemplo. Debido a que estos animales tienen un enorme estómago dividido en cuatro cavidades, ellos necesitan tener varias digestiones, para lo cual están constantemente masticando, deglutiendo, regurgitando, volviendo a masticar y a deglutir por largos periodos de tiempo.

La persona que rumia su diagnóstico de cáncer es la que está constantemente pensando en por qué le ocurrió a él o ella, qué cosa hizo para merecer la enfermedad, qué le va a suceder si se muere, qué sucederá si no funciona el tratamiento, etc. La persona que rumia el cáncer se arrepiente de las cosas que ha hecho, y desarrolla diversos síntomas relacionados a la ansiedad que la aqueja, entre ellos insomnio, falta de apetito, dolores de cabeza, etc. Pero también la persona en rumia desarrolla sentimientos negativos como rabia, desesperanza e incluso blasfema diciendo: "¡Dios mío, por qué me has abandonado! Yo siempre he sido un fiel creyente, ¡no creo más en ti!".

Como se entenderá fácilmente, esta etapa de rumia es muy negativa, pero como dijimos, es lamentablemente muy frecuente y duradera en los pacientes con cáncer. El resultado es que la vida, tanto para el paciente como para sus seres queridos, se hace insoportable y puede mellar el éxito de un buen tratamiento de cáncer.

Aceptación. Esta etapa es muy importante y es a la que idealmente todo superviviente del cáncer debe llegar. En la aceptación, el paciente se vuelve consciente de que tiene la enfermedad y de que los sentimientos negativos de rumia que lo están atormentando no lo van a ayudar. Muchos de mis pacientes dicen que, al aceptar su problema y trazarse un plan de lucha, sienten como si despertaran de una pesadilla y se dan cuenta de que tienen que poner mucho de su parte y seguir para adelante. En esta etapa es muy importante el apoyo de la familia y de los amigos y muchos pacientes refuerzan su fe en la religión.

Un pensamiento muy útil en esta etapa de la enfermedad es recordar las palabras de Mahatma Gandhi cuando dijo que en la vida hay dos días que no existen, ayer y mañana, y que el único día que existe es el hoy y que no debemos arruinarlo rumiando sobre el pasado negativo o el futuro incierto.

Una persona que acepta la realidad del cáncer es la que planifica y colabora con su tratamiento y sabe que está avanzando un día a la vez en una jornada que tendrá una recompensa: su recuperación definitiva.

Vuelta a la vida. Esta etapa se desarrolla gradualmente algunos años después de haber finalizado los tratamientos del cáncer. Ya envuelta en la rutina diaria de la vida, la persona vuelve a su vida de antes del cáncer, y muchas veces sólo se acuerda que tuvo la enfermedad cuando le toca visitar a su médico para su revisión de rutina o cuando tiene algún síntoma extraño que lo regresa al pasado.

Esta es una etapa de la vida muy importante, porque la persona debe más que nunca practicar un estilo de vida muy saludable, el cual no solo incluya esfuerzos para mejorar la salud física, sino también para reforzar la salud mental y propiciar la salud espiritual.

Pero al mismo tiempo esta etapa es muy estresante porque es difícil buscar y encontrar un patrón de vida completamente "normal", igual al que se tenía antes de la enfermedad. Es por eso que a esta etapa se le llama la "etapa de la nueva vida" o del "nuevo normal".

LA VIDA DESPUÉS DEL CÁNCER

Hay algunos elementos básicos que todo superviviente del cáncer debe considerar en su regreso a la "nueva vida" después del cáncer. A continuación enumero algunos de los más relevantes:

➤ Asegurarse de adoptar y mantener un estilo de vida saludable, con el objeto de tener calidad de vida.

➤ Reconocer y tratar adecuadamente los efectos secundarios a largo plazo de los tratamientos contra el cáncer.

➤ Tener un plan personalizado de controles médicos (seguimiento).

➤ Reconocer, enfrentar y resolver los problemas emocionales y sociales originados por la enfermedad, incluyendo relaciones de pareja y sexualidad.

➤ Entender que, si bien es cierto que el cáncer puede reincidir, es posible tratarlo en cada recaída, y que es importante entender que vivir con el temor de que vuelva puede negar la felicidad de vivir el día a día.

IMPORTANCIA DE ADOPTAR Y MANTENER UN ESTILO DE VIDA SALUDABLE

Actividad física. Diversos estudios indican que el beneficio de alimentarse saludablemente, hacer actividad física diaria y dejar de fumar cigarrillos va más allá de solo sentirse bien; la adopción y el mantenimiento de esos hábitos saludables puede evitar la recurrencia y el desarrollo de un segundo tumor para algunos tipos de cáncer.

El ejercicio diario ha demostrado, por ejemplo, que puede impedir que el cáncer de colon y de mama regresen; por otro lado, la obesidad desarrollada durante el periodo después del cáncer puede aumentar el riesgo de una recurrencia de esos tipos de cáncer. El dejar de fumar disminuye la posibilidad de desarrollar una recaída de un cáncer causado por el cigarrillo o que aparezca un segundo cáncer relacionado al tabaco.

El ejercicio puede hacer que, en general, el riesgo de una recurrencia del cáncer disminuya de un 24 a un 67%, y que el riesgo de recurrencia del cáncer de mama disminuya de un 50 a un 53%. El ejercicio puede ayudar también en el control de la fatiga, la ansiedad y la depresión, además de mejorar la autoestima y el bienestar general del superviviente. Es muy importante entender que debido a que el cáncer o su tratamiento puedan haber afectado de alguna manera el organismo, el ejercicio debe ser individualizado. Por ejemplo, si la persona ha recibido tratamientos con esteroides por mucho tiempo, es probable que el vigor muscular se haya afectado; del mismo modo, una persona que sufrió una amputación, o que sufre de daño en los nervios por la quimioterapia, debe recibir instrucciones personalizadas para determinar el tipo de actividad física que es conveniente para su caso particular.

Alimentación saludable. Aquí la cosa es también muy clara: una alimentación que incluya abundancia de colores, en forma de vegetales y frutas frescas, y que limite la cantidad de grasas, carnes rojas y procesadas (salchichas, jamones, mortadelas y otros embutidos) es la más recomendable.

Y unas palabras con respecto a las multivitaminas, que muchas personas juran que tienen un efecto positivo en su salud. De acuerdo a las últimas guías de nutrición y actividad física de la Sociedad Americana Contra el Cáncer, el uso de esas multivitaminas no está recomendado pues pueden ser contraproducentes. Sabiendo que las células cancerosas son células en constante división y por tanto en necesidad de alta cantidad de nutrientes, se piensa que al tomar multivitaminas "se puede estar alimentando al enemigo". Las frutas frescas y las ensaladas surtidas diarias son la mejor fuente de vitaminas que podemos tener.

El cigarrillo en la vida del superviviente del cáncer. Por increíble que te parezca, un reciente estudio ha revelado que el 40% de los supervivientes del cáncer de entre dieciocho y cuarenta y cuatro años fuma cigarrillos, comparado con solo el 24% de la población general. No se sabe exactamente por qué lo hacen, aunque algunos investigadores piensan que es una manera de lidiar con su ansiedad y estrés por la incertidumbre del futuro. Lo que sí podemos asegurarles sin ninguna duda es que en vez de ayudar, el fumar cigarrillos les va a agregar un problema enorme a su salud al producirles una serie de padecimientos más, como la presión alta, la tos crónica y la posibilidad de tener un infarto cardiaco o un derrame cerebral. El superviviente que fuma debe consultar con su médico de cabecera para recibir un tratamiento de cesación de tabaquismo. La vida será más plena después de dejar de fumar.

Exposición al sol. El exceso de rayos solares no es un buen amigo de la salud, y quiero recalcar la palabra "exceso" porque los rayos solares son vitales para mantener una buena salud. Una simple exposición del cuerpo a la luz del sol por un período de diez a quince minutos diarios puede hacer que la cantidad de vitamina D que fabrica el organismo sea la necesaria para suplir nuestras necesidades. Pero los tratamientos contra el cáncer pueden haber producido cambios en la piel del superviviente. Por ejemplo, el tratamiento con radiación hace que la piel se vuelva más sensible y habrá que protegerla. Siempre consulta a tu médico de cabecera si tienes alguna duda al respecto.

SECUELAS DEL TRATAMIENTO Y CALIDAD DE VIDA DEL SUPERVIVIENTE DEL CÁNCER

El tratamiento del cáncer ha sido intenso y es posible que haya dejado secuelas importantes que alteren la calidad de vida del superviviente, cambios que hay que reconocer y tratar adecuadamente. Pero, ¿qué es la calidad de vida que se busca preservar después del tratamiento de cáncer?

Se define "calidad de vida" como el bienestar del ser humano en cuatro esferas diferentes: física, emocional, social y espiritual. El bienestar "físico" se define como el vivir sin síntomas que produzcan dolor, fatiga o falta de sueño, situaciones que a su vez producen serios problemas en la vida diaria. El bienestar "emocional" o "psicológico" significa vivir libre de ansiedad, depresión, miedo a que el cáncer regrese en cualquier momento, o tener problemas con la memoria o la concentración. El bienestar "social" implica el poder desarrollar y mantener un "colchón social" con amigos y familiares y tener una adecuada relación de pareja, incluyendo una sexualidad saludable. En este bienestar influyen también el tener un empleo y estar libre de preocupaciones económicas. El bienestar "espiritual" implica el desarrollar las ganas de vivir, despertar "la chispa de la vida" usando la traumática experiencia del cáncer como un trampolín para tener una vida con "misión".

En general, los supervivientes del cáncer que pasan de los cinco años recuperan la calidad de vida que tenían antes de la enfermedad, entendiendo que si eso no es posible, deben buscar ayuda, ya sea de un profesional médico o de salud mental o, si lo desean, de consejería espiritual. La calidad de vida del superviviente va a depender del tipo de tratamiento que haya recibido y de las secuelas que este le haya dejado.

En ese sentido, se acepta que los tratamientos del cáncer pueden dejar dos tipos de secuela: los "efectos duraderos", que son aquellas secuelas que empiezan *durante el tratamiento* y continúan por mucho tiempo, y los "efectos tardíos", que aparecen meses o años *después de que terminó* el tratamiento.

Por ejemplo, la fatiga es un síntoma que empieza durante el tratamiento y puede continuar durante muchos años afectando al 25% de los supervivientes a largo plazo. Del mismo modo, el dolor es otro síntoma que continúa y muchas veces se agrava en los años posteriores al tratamiento. El dolor que se produce en el sitio de la operación o en zonas que recibieron irradiación puede persistir durante muchos años. Otro tipo de dolor muy especial es el que aparece en los dedos de manos y pies por efecto de ciertos medicamentos de quimioterapia (vincristina, taxanos) que causan la llamada "neuropatía periférica crónica". Otro síntoma duradero es la falta de aire que se produce en muchos pacientes después de la cirugía pulmonar.

Por otro lado, una persona que ha recibido tratamiento de leucemia con radiación del cráneo cuando niño, puede llegar a presentar *efectos tardíos* del tratamiento que le impidan tener una adecuada memoria o un intelecto comparable a personas de su edad. Estas secuelas pueden llegar a dificultar su capacidad de empleo, y por tanto su calidad de vida se verá afectada por las preocupaciones económicas que eso ocasione. Del mismo modo, una persona que haya recibido quimioterapia de tipo antraciclinas, puede llegar a presentar efectos tardíos en la salud de su corazón. Otro ejemplo de efecto tardío es la hinchazón de las extremidades, o linfedema, producida por la cirugía de los ganglios linfáticos en las axilas o ingles (cáncer de mama o melanomas). Del mismo modo, la infertilidad es otro efecto tardío de un tratamiento con quimioterapia o con cirugía (extirpación de ovarios o testículos).

PLAN PERSONALIZADO DE CONTROLES MÉDICOS PARA EL SUPERVIVIENTE (SEGUIMIENTO)

Una vez finalizado el tratamiento, el paciente es dado de alta por el oncólogo pero debe ingresar ahora a lo que se llama el seguimiento, una etapa cargada de emociones porque es la época en la que, por una serie de razones, muchos pacientes "se sienten abandonados".

Durante el tratamiento, por ejemplo, muchos familiares y amigos estaban alrededor del paciente y el médico oncólogo estaba siempre a su disposición. Al terminar el tratamiento, los amigos y familiares vuelven a sus rutinas, el oncólogo le da el alta y el paciente se encuentra solo y con una serie de dificultades para ajustarse a la nueva vida. Esos sentimientos se agravan porque en esta época el cáncer tiene más probabilidades de regresar, y cada síntoma raro que se presenta es recibido con pánico por el paciente.

En un informe publicado en 2006 titulado *De paciente del cáncer a superviviente del cáncer: Perdido en la transición*, el Instituto de Medicina de los Estados Unidos, un grupo muy prestigioso de científicos y académicos, denunció que los pacientes que terminaban el tratamiento del cáncer no tenían un seguimiento adecuado. Para evitar eso, sugirieron que todo paciente que terminaba el tratamiento del cáncer, debía recibir de sus oncólogos tratantes un informe final con un resumen pormenorizado de su tratamiento. Dicho resumen (ya mencionado más arriba), llamado "Plan de Cuidado del Superviviente", debe ser solicitado al oncólogo si este no lo facilita al momento del alta, y debe contener los siguientes elementos:

➤ Tipo de cáncer, estadío y fecha de diagnóstico.

➤ Fechas y tipo de tratamiento recibido (nombre de las operaciones, nombre y dosis de los medicamentos de quimioterapia recibidos, dosis de los tratamientos de radiación, etc.).

➤ Complicaciones sufridas durante el tratamiento.

➤ Tratamientos suplementarios recibidos (rehabilitación y medicación física, tratamientos adyuvantes como el tamoxifen).

Además de los detalles del tratamiento, el plan debe incluir algunos aspectos particulares del paciente, tales como:

➤ Un calendario de visitas de seguimiento con una lista de las pruebas diagnósticas y pruebas de detección precoz del cáncer, mencionando cuáles y cada cuánto tiempo deben hacerse.

➤ Una lista de síntomas que podrían indicar que el cáncer está regresando.

➤ Una lista de las probables secuelas a largo plazo del tratamiento y sus síntomas.

➤ Recomendaciones de cómo iniciar y mantener un estilo de vida saludable.

➤ Una lista de los recursos comunitarios para enfrentar el proceso de supervivencia.

PROBLEMAS EMOCIONALES Y SOCIALES

Ya hemos descrito los profundos cambios emocionales que ocurren al momento de recibir la noticia del diagnóstico de un cáncer. Después del choque inicial, el paciente empieza su tratamiento y la intensidad de este no hace más que aumentar el impacto del choque emocional del diagnóstico inicial. Durante esta etapa se producen una serie de "pérdidas". Por ejemplo, la pérdida del cabello si se ha recibido quimioterapia o la amputación de alguna parte del cuerpo (senos, extremidades, pulmón) son pérdidas físicas importantes. Otras pérdidas importantes son las de la salud en general, de la fertilidad, del deseo sexual y de la independencia física. Los grupos de apoyo (ver la sección de Recursos en la página 315) para supervivientes del cáncer son muy importantes para ayudar en la recuperación del paciente durante esta etapa de la jornada del cáncer.

Pero el cáncer tiene también un impacto enorme sobre las relaciones con otras personas. Al enterarse de que la persona tiene cáncer, familiares y amigos no saben cómo reaccionar. Algunos evitan ver al enfermo, otros lo visitan pero no saben cómo abordar el tema, algunos usan el humor para romper el hielo, otros se hacen los tontos y creen que al no hablar del asunto, le evitan una pena al enfermo. Es importante entender que, debido a que el cáncer es una enfermedad crónica y los familiares y amigos estarán alrededor del enfermo por mucho tiempo, es recomendable que el paciente aclare con ellos cómo desea ser tratado. Es mejor arreglar los malentendidos al principio, que vivir mucho tiempo en conflicto.

En mi experiencia, el principal elemento a tener en cuenta al decidir el trato que se le da al paciente con cáncer es la llamada dinámica familiar. Si el paciente ha sido un hombre o mujer autoritario o jefe de familia, los familiares dudan mucho en iniciar la conversación sobre el final de la vida. En esta situación, esa conversación es muchas veces iniciada por el propio paciente cuando, cansado o cansada de que no se le digan las cosas, lo pide directamente y exige que se le hable de una manera clara.

Pero si el paciente es una persona que siempre tuvo un carácter pasivo y resignado, la familia puede escoger entre solicitarle al oncólogo o al médico especialista en medicina paliativa que facilite el dialogo porque se sienten incómodos por no tratar adecuadamente a su familiar, o simplemente perder la oportunidad de armonizar la comunicación entre el paciente y la familia.

Es también importante saber que el superviviente del cáncer puede tener dificultades para reintegrarse a la escuela o al trabajo, dependiendo de la edad a la que se le diagnostica el cáncer. El rendimiento laboral va a verse afectado no solamente por problemas relacionados al temor de revelarle a los jefes o compañeros de trabajo que se tiene o se ha tenido cáncer, sino también por temores relacionados al miedo a adquirir infecciones y a no poder pensar claramente por la preocupación del tratamiento o el temor a la recurrencia del cáncer. Pero muchas veces basta el hecho de que el superviviente se sienta diferente y de que crea que nadie es capaz de entender su experiencia, para aislarlo del resto de sus compañeros y afectar su reintegración a la fuerza laboral.

En los Estados Unidos existen dos leyes que protegen a la persona con cáncer que regresa al trabajo: La Ley de Americanos con Discapacidades (Americans With Disabilities Act) y la Ley de Ausencia Familiar Médica de 1993 (Family Medical Leave Act). Para que estas leyes proporcionen una protección adecuada, el paciente con cáncer debe revelarle a su jefe que ha sido diagnosticado con cáncer y que así se tomen las provisiones correspondientes al inicio de la enfermedad y durante el tratamiento y supervivencia.

Las siguientes son algunas de las cosas que puede hacer un paciente que regresa a la fuerza laboral y desea evitar la discriminación:

➤ Ponerse al día con los proyectos nuevos o con el progreso que se ha hecho en proyectos antiguos, durante su ausencia.

➤ Actualizar sus habilidades en el trabajo, si es posible, tomar cursos de actualización o talleres de capacitación profesional.

➤ Buscar asesoría de un profesional en hacer la transición de regreso al trabajo, o hablar con otros supervivientes que ya hayan pasado por la experiencia.

➤ Pedirle a su médico que le proporcione una carta en la que especifique que ya puede volver a trabajar.

RELACIONES DE PAREJA Y SEXUALIDAD

El cáncer tiene también un impacto enorme en la relación con la pareja. En un intento de "proteger" a la pareja, el enfermo puede aparentar que se siente bien y que no necesita mucha ayuda. También puede suceder a la inversa: en un intento por "retener" a la pareja, algunos enfermos refuerzan la dependencia que mantienen con sus parejas. Ni uno ni otro extremo es saludable. Una conversación franca, al inicio de la enfermedad, preferentemente guiada por un profesional de salud mental, en la que se sienten las bases de mutua dependencia y comunicación es muy importante. Por otro lado, la persona que cuida al enfermo debe entender que tiene que cuidarse a sí misma primero, porque solo si él o ella está bien, podrá cuidar adecuadamente de la pareja.

Para evitar estrés, ansiedad, depresión y frustración, sugerimos que la persona que cuida del paciente con cáncer siga los siguientes consejos:

➤ Buscar apoyo de amigos o familiares que hayan pasado por lo mismo o de un profesional de salud mental.

➤ Reconocer los signos de estrés, tales como sentir cansancio constante, presentar insomnio, irritabilidad, volverse olvidadizo y no disfrutar de las actividades que solía disfrutar

➤ Buscar ayuda. Buscar o contratar personas que puedan ayudar en el cuidado del paciente. Muchas veces, familiares, amigos, miembros de organizaciones religiosas están dispuestos a ayudar y solo es cuestión de solicitarlo. De hacerlo, aceptar su ayuda y darles tareas específicas.

➤ Tomarse un tiempo para uno. Yo le digo siempre a los familiares de mis pacientes que en su escala de valores, primero deben estar ellos, segundo ellos y tercero también ellos. Y eso porque solo cuando ellos (los cuidadores) estén bien, podrán cuidar bien de un enfermo. Hay que darse respiros, pedir un reemplazo, ir al cine, a alguna fiesta o simplemente quedarse en casa. El hecho es que es importante darse tiempo para uno mismo.

➤ Ser amable y paciente con uno mismo. Si se pierde la paciencia y se reacciona con frustración, hay que tratar de encontrar maneras positivas de lidiar con esos sentimientos difíciles hablando con amigos o un profesional de salud mental. Escribir un diario es otra salida positiva.

El cuidador debe cuidar su salud física, tomarse un tiempo para hacer ejercicio, alimentarse saludablemente, mantenerse hidratado y dormir lo suficiente. Hay que evitar el tabaco, el abuso del alcohol y no hay que automedicarse.

Otro aspecto importante a tener en cuenta es que la vida sexual se altera enormemente durante la jornada del cáncer. En primer lugar, sabiendo que una relación sexual plena se inicia con un fuerte e intacto deseo sexual, el impacto emocional del diagnóstico de cáncer elimina completamente el deseo sexual. En esas condiciones, el tener relaciones sexuales es probablemente lo último que desea una persona recién diagnosticada con cáncer. Ya en pleno tratamiento, los efectos secundarios pueden afectar intensamente la intimidad y la vida sexual. La pérdida de los senos, las operaciones radicales, las amputaciones y los efectos secundarios de la quimioterapia y la radioterapia, entre otros, no hacen más que agravar el efecto negativo sobre la sexualidad. Una vez terminado el tratamiento, el problema puede continuar. La disfunción eréctil, la perdida del deseo sexual, la sequedad vaginal, las alteraciones de la autoestima y el temor a la recurrencia del cáncer son algunos problemas que impiden que la pareja regane su sexualidad.

Solamente una comunicación franca y abierta desde el inicio de la enfermedad puede hacer que la intimidad no se afecte y que la sexualidad regrese a los niveles previos al diagnóstico del cáncer. Reafirmar el cariño mutuo, hacer votos de confianza y entender que solamente juntos se puede derrotar a un enemigo común, todo eso puede ayudar a que la pareja se mantenga unida.

Esos consejos, que en teoría son muy de sentido común, en la práctica son muy difíciles de implementar. El trauma psicológico del cáncer puede resquebrajar mucho la relación emocional, incluso de una pareja que siempre fue un modelo de comunicación. Por eso a continuación te doy algunos consejos importantes para facilitar la comunicación de la pareja.

Sé franco y dile de frente a tu pareja lo que sientes acerca de tu vida sexual. Dile, por ejemplo, que has notado que ya no te acaricia como antes o que no han hecho el amor por varias semanas. Pregúntale si es porque tiene temor de hacerte daño o es por la cicatriz que tienes en el cuerpo. Hazlo de frente, mirándolo/a a los ojos y pidiéndole que sea sincero o sincera. Escucha con atención sus respuestas, céntrate en lo que está diciendo y no dejes que tu imaginación te haga anticipar lo que te responderá. No tengas temor de hacer preguntas y mantén en todo momento la mente abierta.

Iniciar esa conversación será de mucho valor para tu pareja, especialmente si él o ella es de aquellas personas que no tienen facilidad para hablar y expresar sus sentimientos y tienden a sufrir en silencio. Si bien es cierto que es reconfortante saber que cuando una relación de pareja es muy fuerte, no hay ostomías, cicatrices u otros cambios en el cuerpo que ocasionen un divorcio o separación, un estudio publicado en la revista *Cancer* en noviembre de 2009 debe hacernos reflexionar, sobre todo a los hombres. Investigadores de la Universidad de Washington y de Utah, siguieron durante cinco años a 515 parejas en las que uno de sus miembros había desarrollado cáncer o alguna enfermedad neurológica grave. La frecuencia de divorcios en el grupo fue de 11,6%, un porcentaje similar al de la población general durante ese periodo de tiempo. Lo sorprendente fue comprobar que el número de hombres que abandonaron a sus mujeres enfermas fue seis veces mayor que el número de mujeres que abandonaron a los hombres.

La investigación no estuvo dirigida a averiguar la razón de esa observación, pero de acuerdo a la socióloga Deborah Carr de la Universidad Rutgers, esos datos no le llaman la atención y dice que la psicología femenina hace que la mujer sea más propensa a aceptar "el sufrimiento de cuidar a un enfermo" como parte natural del matrimonio, mientras que al no tener esa misma percepción, el hombre toma la drástica decisión de abandonar el hogar.

VIVIR CON TEMOR A LA RECURRENCIA DEL CÁNCER

Este quizás sea el temor más grande que tiene el superviviente por el resto de su vida y de acuerdo a estudios de la Sociedad Americana Contra el Cáncer, 60% de los supervivientes tienen una preocupación severa o moderada de que el cáncer les pueda regresar durante el primer año de su enfermedad.

Es importante, una vez más, distinguir entre la recurrencia del cáncer y un segundo cáncer. Recurrencia significa que después del tratamiento, algunas células cancerosas originales permanecieron "escondidas" o "durmientes" dentro del cuerpo y que en algún momento empiezan a crecer, ya sea cerca al sitio original o a distancia (metástasis). Segundo cáncer significa que el superviviente desarrolla un tipo diferente de cáncer con respecto al original.

Si bien es cierto que no existen estadísticas nacionales acerca de la frecuencia con que un cáncer recurre, se sabe que la posibilidad de que el cáncer regrese está relacionada a las características del tumor, el estadío inicial de la enfermedad y al tipo de tratamiento recibido.

Ciertos tipos de cáncer, como aquellos relacionados al consumo del tabaco, pueden recurrir con más frecuencia. Mientras que los supervivientes de cánceres desarrollados antes de los veinte años, así como los supervivientes de sarcoma de Ewing, retinoblastomas y aquellos que recibieron radiación en el pecho (linfoma de Hodgkin, por ejemplo) tienen una mayor probabilidad de desarrollar un segundo cáncer, diferente al original.

Recientes estudios indican que el cáncer tiene diferentes variedades genéticas que le imprimen diferentes tipos de comportamiento biológico. En otras palabras, un mismo tipo de cáncer puede tener variedades genéticas, algunas con mucha agresividad y alta posibilidad de recurrencia, y otras con un altísimo porcentaje de curación y que casi nunca van a regresar. Se espera que, en los próximos años, estas investigaciones no solo nos ayuden a entender mejor la enfermedad sino, como veremos más adelante, nos ayuden a personalizar los tratamientos.

* * *

Nunca olvidaré mis primeros esfuerzos en la educación del cáncer en el área metropolitana de Washington, D.C., allá por el año 1990. Me fue muy difícil encontrar a una persona superviviente del cáncer que se "atreviera" a salir en público confesando que había tenido cáncer. Hasta que al comentar el tema en una conferencia en una iglesia, se me acercó una dama colombiana que me dijo que ella podía colaborar en la labor educativa. Fue impresionante ver la reacción del público al ver a la superviviente del cáncer. Muchas mujeres se le acercaban, la tocaban, le acariciaban el cabello (en realidad se lo tiraban un poco para ver si no era una peluca) y manifestaban que no podían creer que ella hubiera tenido cáncer.

En la actualidad, felizmente, muchísimas personas latinas (aunque no en tanto número como en otros grupos étnicos y raciales) salen en público para decir que han tenido cáncer. Su influencia sobre otras personas es inmensa porque le quita ese sentimiento fatalista y negativo a la enfermedad.

Los adelantos científicos han hecho posible que el cáncer se convierta en la más curable de todas las enfermedades crónicas, especialmente si es encontrado temprano gracias a la prevención y a la detección precoz, que es precisamente lo que trataremos a continuación.

TERCERA PARTE

PREVENCIÓN,
detección... y un
futuro prometedor

CAPÍTULO 19

Prevención y detección precoz del cáncer

Más de la mitad de los cánceres pueden prevenirse o detectarse

PREVENCIÓN NO ES LO MISMO QUE DETECCIÓN PRECOZ

En la "prevención", lo que hacemos es evitar entrar en contacto con las sustancias que tienden a causar cáncer (caso del tabaco), con los microbios que pueden causar cáncer (virus papiloma humano en el caso del cáncer del cuello de útero) o con los elementos físicos que pueden causar cáncer (radiación ultravioleta y el cáncer de piel). La prevención también implica evitar las condiciones o factores de riesgo que predisponen a desarrollar la enfermedad. Algunos ejemplos son evitar la obesidad y el fumar cigarrillos para disminuir el riesgo de cáncer y enfermedades del corazón, o vacunarse contra la hepatitis B para evitar incrementar la posibilidad de contraer cáncer de hígado. A este tipo de prevención se la llama también "prevención primaria".

En la "detección precoz" o prevención secundaria, se asume que el cáncer ya empezó pero que este no origina ningún tipo de síntomas. En esas condiciones, es posible entonces usar algún tipo de examen auxiliar (Papanicolaou, mamografía, colonoscopía) para encontrar la enfermedad en un momento tan temprano que la curación es posible.

Durante los muchos siglos en que el cáncer no constituía un problema de salud pública, como lo es hoy, no se pensaba mucho en la prevención de esa enfermedad. Al no tenerse idea de lo que era la enfermedad, no se pensaba en su causa y por tanto en su prevención. El cáncer aparecía de vez en cuando, se llevaba la vida de la víctima, poca gente lo reconocía y la vida seguía adelante.

La primera observación de la relación entre una sustancia química y un tipo de cáncer fue hecha por el médico inglés Percivall Pott en 1775. En ese año, el Dr. Pott descubrió que los jóvenes que trabajaban limpiando chimeneas tenían más tendencia a desarrollar cáncer en la piel del escroto. Lo que sucedía era que al ser muy pobres y no querer ensuciar su única muda de ropa, los niños y adolescentes trabajaban desnudos a horcajadas sobre las chimeneas llenas de hollín, el cual se impregnaba en la piel de las ingles y el escroto. Con el tiempo, los jóvenes desarrollaban heridas en la piel de los muslos y el escroto, las que se extendían a los testículos y al interior del abdomen, acabando con la vida de la víctima. Sin conocer la verdadera naturaleza maligna de la enfermedad, el Dr. Pott logró que se aprobara una ley que obligaba a que los trabajadores usaran ropa al trabajar y que se bañaran al finalizar el día de trabajo. La ley no se cumplió en Inglaterra, pero sí en Holanda, lugar en que en pocos años desapareció el llamado "mal de los limpiadores de chimeneas". No fue sino hasta 1918 que se reprodujo en experimentos en ratones ese tipo de cáncer y fue recién en los años treinta que se descubrió que el cáncer era causado por los hidrocarbonos policíclicos aromáticos del hollín.

De allí en adelante, el campo de la prevención del cáncer se detuvo completamente debido a que no se conocía la enfermedad. No fue sino hasta que se empezaron a analizar los tejidos cancerosos en el microscopio, y la ciencia aprendió, recién a mediados del siglo pasado, que el cáncer no era una enfermedad súbita sino que progresaba de a poco a nivel celular, que empezó la disciplina de la prevención del cáncer.

A continuación repasaremos algunos de los abordajes que se usan para la prevención primaria y secundaria del cáncer:

1. Prevención del cáncer a través del uso de sustancias químicas (quimioprevención).

2. Prevención del cáncer con vacunas.

3. Prevención quirúrgica del cáncer.

4. Prevención del cáncer a través de la modificación del comportamiento.

5. Uso de pruebas de tamizaje del cáncer y resección de lesiones precancerosas: Detección precoz del cáncer o prevención secundaria.

1. PREVENCIÓN DEL CÁNCER A TRAVÉS DEL USO DE SUSTANCIAS QUÍMICAS (QUIMIOPREVENCIÓN)

Uso de nutrientes para prevenir el cáncer

Este es un campo relativamente nuevo que empezó recién en 1925, cuando los investigadores norteamericanos S. B. Wolbach y P. R. Howe se dieron cuenta de que el intestino de las ratas deficientes en vitamina A mostraba cambios celulares de progresión al cáncer, cambios que desaparecían cuando las ratas eran alimentadas normalmente.

De allí en adelante se han estudiado muchas sustancias, sintéticas y provenientes de alimentos, como posibles sustancias que previenen el cáncer. El resultado ha sido, por así decirlo, decepcionante. No existe ninguna sustancia que aislada haya podido demostrar que puede prevenir el cáncer. Es por eso que mi opinión es que ninguna sustancia aislada en pastillas (ajo, resveratrol, beta-caroteno, tocoferol, selenio, magnesio, ácidos grasos omega-3, etc.) puede reemplazar al alimento natural y a una dieta bien balanceada que contenga un poco de todos los nutrientes naturales.

Prevención del cáncer con agentes dirigidos a moléculas especificas

Este campo es más nuevo todavía empezando recién en 1974, cuando el investigador norteamericano Craig Jordan demostró que el medicamento tamoxifen podía bloquear los receptores de estrógenos (hormonas femeninas) del cáncer de mama y, por tanto, impedir que el cáncer regrese después del tratamiento. Previamente, en 1941, el médico canadiense Charles Huggins demostró que era posible prevenir el crecimiento de un cáncer de próstata avanzado suprimiendo la acción de la hormona masculina testosterona a través de la castración. En este sentido, modernos estudios con bloqueadores químicos de la hormona masculina (dutasteride, finasteride), están en curso para demostrar que realmente pueden impedir el desarrollo del cáncer de próstata.

Posteriormente, en 1994, otros estudios han encontrado que el uso de la aspirina y los antiinflamatorios no hormonales (AINS) podrían bloquear los receptores celulares COX-2, lo que puede prevenir la formación de pólipos cancerosos en el intestino grueso. Algunos de estos medicamentos, tales como el celecoxib y el sulindac, están en pleno estudio porque ese importante beneficio contra el cáncer podría ser contrarrestado por su toxicidad sobre el corazón.

2. PREVENCIÓN DEL CÁNCER CON VACUNAS

Este tema es muy interesante porque abre la posibilidad de que controlando ciertas enfermedades se pueda controlar el cáncer. Por ejemplo, la vacunación contra la hepatitis B podría hacer que desaparezca nada menos que el 80% de los casos de cáncer de hígado en el planeta. Del mismo modo, la vacunación contra las cepas 16 y 18 del virus papiloma humano (VPH) podría eliminar el 70% de los casos de cáncer de cuello de útero.

Los orígenes de usar el sistema inmunológico para controlar el cáncer se remontan a la observación a fines del siglo XIX de que muchas personas que sobrevivían a la tuberculosis no se enfermaban de cáncer. La vacuna contra la tuberculosis, llamada BCG (Bacilo de Calmette-Guérin) fue desarrollada en 1908 en Francia y, además de ser usada contra la tuberculosis, empezó a ser usada contra el cáncer. En 1976 se logró demostrar que el BCG era muy efectivo contra el cáncer superficial de la vejiga, por lo que, hasta la fecha, las instilaciones directas de BCG sobre el tumor, hechas a través de una cistoscopia, constituyen un tratamiento de primera línea contra ese tipo de cáncer.

Si bien es cierto que no existe una vacuna contra la bacteria Helicobacter pylori, causante del 90% de los casos de gastritis o severa inflamación del estómago, su erradicación con antibióticos podría tener un enorme impacto en el desarrollo del cáncer de estomago, una verdadera plaga en muchos países de las Américas.

3. PREVENCIÓN QUIRÚRGICA DEL CÁNCER

Cirugía profiláctica

En ciertos casos en que la susceptibilidad genética para desarrollar un cierto tipo de cáncer es muy grande, es posible reducir el riesgo de desarrollar ese cáncer extrayendo el órgano susceptible. Tal cual se mencionó anteriormente, este abordaje fue hecho famoso en 2013 cuando la actriz Angelina Jolie se extirpó los dos senos por tener una altísima probabilidad genética de desarrollar cáncer de mama. Luego la actriz tomó la decisión de extirparse también, en un futuro, los dos ovarios por la misma razón.

Este drástico método de prevenir el cáncer empezó a principios del siglo pasado cuando se recomendó que ciertas personas que sufrían de poliposis familiar del colon, una condición hereditaria que prácticamente garantiza el desarrollo de un cáncer de colon en la persona afectada, previnieran la presencia del cáncer extirpando completamente el colon o intestino grueso.

Pensamos que, en el futuro, estos métodos de prevención serán vistos como un ejemplo desesperado y arcaico de prevención, del mismo modo que en la actualidad vemos con horror cómo a comienzos del siglo pasado se "desinflaban" los pulmones de los pacientes afectados de tuberculosis con la idea de que los pulmones "debían descansar". Técnicas de análisis del genoma y el desarrollo de medicamentos que puedan selectivamente cambiar esa susceptibilidad genética, permitirán que el riesgo de desarrollar el cáncer sea controlado de un modo menos invasivo.

4. PREVENCIÓN DEL CÁNCER A TRAVÉS DE LA MODIFICACIÓN DEL COMPORTAMIENTO

El cigarrillo y sus consecuencias

En términos de salud pública, no hay duda de que uno de los inventos más destructivos para la salud del ser humano es el cigarrillo. En consecuencia, el fumar es uno de los comportamientos más nocivos que modificar.

Se calcula que solo en los Estados Unidos, cada año mueren 440.000 personas por alguna enfermedad relacionada con fumar cigarrillos; eso equivale a 1.200 muertes por día o, lo que es lo mismo, 50 personas por hora. Ese es un número extraordinariamente alto de muertes causadas por un simple producto. ¿Te imaginas que tres jumbo jets cayeran diariamente matando a todos sus pasajeros? Pues ese es el equivalente al numero de muertes que causa el cigarrillo sólo en los Estados Unidos. En el mundo, ya son seis millones los seres humanos que mueren cada año por fumar cigarrillos.

La carga de enfermedad que produce el cigarrillo es extraordinaria, y si tú pensabas que las muertes de fumadores estaban más que nada relacionadas al cáncer, estás equivocado. Por cada cien muertes que ocasiona el cigarrillo, solo treinta son por cáncer. La gran mayoría (sesenta) son causadas por enfermedades del corazón y derrames cerebrales, y diez por bronquitis crónica.

El gran problema es que el humo del cigarrillo contiene nicotina, una sustancia que es diez veces más adictiva que la cocaína y quince veces más adictiva que la heroína. Esa es la razón por la cual, a pesar de que el 98% de los fumadores sabe que el fumar les hace daño, siguen fumando. Felizmente, el número de fumadores ha ido disminuyendo muchísimo. En algún momento, en la década del cuarenta, el 65% de los norteamericanos fumaba cigarrillos. En la actualidad, solo el 19% fuma cigarrillos con regularidad.

Una vez conocido ese terrible efecto adictivo de la nicotina, la ciencia médica ha tratado de desarrollar técnicas para intentar convencer a la persona de que deje de fumar. Lamentablemente, todos los productos que existen son solo reemplazos de la propia nicotina, la cual se da en parches, gomas de mascar, aerosoles nasales y, en los últimos años, cigarrillos electrónicos. El porcentaje de éxito con esos productos es muy bajo, simplemente porque la persona cree que el producto los va a hacer dejar de fumar y eso no es cierto.

La persona que va a dejar de fumar es aquella que está convencida de que realmente quiere dejar de fumar. Lastimosamente, es muy difícil influenciar el comportamiento de un fumador. Muchas veces el enfrentarse con alguna enfermedad producida por el cigarrillo —tal como un cáncer, un infarto o un derrame cerebral— va a hacer que la persona deje de fumar. Pero muchas veces ni con eso el fumador deja el cigarrillo, calculándose que el 40% de los supervivientes del cáncer fuma cigarrillos.

Volviendo a los cigarrillos electrónicos, son la nueva moda y una floreciente industria en los Estados Unidos, anticipándose que para 2018 habrán desplazado a los cigarrillos de tabaco en el consumo popular. Estos aparatos están compuestos por una batería eléctrica y un receptáculo que contiene un cartucho de plástico con nicotina disuelta en agua y mezclada con diversos elementos químicos que le dan el "sabor" respectivo. Lo que hace la persona que "vapea" el vapor de nicotina es introducir la droga directamente a los pulmones, con lo que obtiene la respectiva satisfacción. Existen decenas de "sabores" de cigarrillos electrónicos, todos ellos consecuencia de elementos químicos que al "vapear" ingresan directamente hasta los pulmones, desconociéndose el daño a largo plazo que puedan producir. A pesar de que sus proponentes aducen que estos aparatos pueden ayudar a que los fumadores dejen de fumar cigarrillos de tabaco, eso no ha podido ser comprobado. Del mismo modo, la aseveración de que los cigarrillos electrónicos, al contener menos elementos químicos que los cigarrillos de tabaco, son más seguros para la salud, no ha podido ser comprobada. Muchos niños están siendo atendidos en las salas de emergencias, intoxicados por haber tomado el líquido con nicotina.

Otros comportamientos a modificar para prevenir el cáncer

Además del control del tabaquismo —la causa prevenible de muerte número uno en nuestra sociedad— existen algunos otros comportamientos que deben también considerarse.

Uno es el relacionado a la adopción de hábitos de alimentación saludable y actividad física diaria para controlar la obesidad, característica que está asociada al 30% de muertes por cáncer en la sociedad. La influencia de la publicidad de comida chatarra y los complicados horarios de trabajo que impiden cocinar diariamente y dedicar tiempo al ejercicio son barreras que impiden un estilo de vida saludable. Buscar consejería del nutricionista y del médico de cabecera son pasos importantes en la adopción de un estilo de vida saludable.

Otro aspecto del comportamiento que tiene influencia en la prevención del cáncer, especialmente en los hombres, es el que se refiere a la utilización de los servicios médicos preventivos. En mi consulta de prevención, el número de mujeres que acude a las citas de prevención es cuatro veces más alto que el de hombres. Es más, de los hombres que acuden a las citas de prevención, el 90% lo hace de mal humor, prácticamente obligados por sus esposas. El machismo, el temor al examen rectal y probablemente esa idea de que el hombre es "invencible" y que nada le va a pasar, contribuyen a la baja utilización de servicios preventivos. La obvia consecuencia de ese comportamiento es que la enfermedad avanzada es más frecuente en aquellos hombres que no acuden a las citas preventivas.

También se puede modificar otro comportamiento, y es el que se refiere a la exposición a los rayos solares en la prevención del cáncer de piel. Fuerzas de la sociedad hacen que mucha gente prefiera estar bronceada en el verano, para lo cual no solo se expone directamente al sol, sino que usa peligrosas máquinas de radiación ultravioleta. La educación de protección ante los rayos solares debe empezar en la niñez, especialmente cuando se sabe que el riesgo de cáncer de piel está directamente relacionada con la cantidad de luz ultravioleta que se absorbe durante la niñez y la adolescencia.

5. USO DE PRUEBAS DE TAMIZAJE DEL CÁNCER Y RESECCIÓN DE LESIONES PRECANCEROSAS: DETECCIÓN PRECOZ DEL CÁNCER

Como hemos dicho antes, en la detección precoz se asume que la enfermedad en cuestión ya empezó pero que no origina ningún tipo de síntomas. Lo que hace la prueba de detección es encontrarla temprano, a tiempo de ser curada.

La detección precoz y sus beneficios

Tamizaje o "cribaje" es la intervención médica en la que a una persona que no tiene ningún tipo de problema aparente en su salud, se le hace una cierta prueba para tratar de encontrar una determinada enfermedad que hasta ese momento no da síntomas.

Por ejemplo, el Papanicolaou o citología es una prueba que debe hacerse regularmente en una mujer que ha iniciado su vida sexual. Esta prueba debe hacerse regularmente en una mujer que no tiene ningún tipo de síntoma para encontrar el cáncer de cérvix o cuello de útero antes de que se desarrolle, momento en que es muy fácil curarlo.

Los siguientes son algunos de los beneficios de las pruebas de detección precoz:

➤ Al descubrir temprano la enfermedad, esta puede curarse y, por tanto, la persona afectada tiene un mejor pronóstico.

➤ El tratamiento de la enfermedad descubierta temprano es poco agresivo o radical. En el caso del cáncer de mama, por ejemplo, gracias a la prueba de detección llamada mamografía, el cáncer puede ser descubierto del tamaño de un granito de azúcar; esto permite que ya no se extraiga todo el seno de la mujer sino solamente el área en donde esta el cáncer (lumpectomía) y la mujer queda entonces con sus senos intactos.

➤ La persona queda más tranquila cuando le dicen que su prueba de detección precoz fue negativa. Aunque esto no es siempre cierto (ver resultados falsos negativos después), por lo general las pruebas son muy certeras para saber distinguir las enfermedades.

➤ No solo la persona, sino los sistemas de salud ahorran mucho dinero porque al tratar la enfermedad temprano, ya no es necesario gastar enormes cantidades de dinero en el tratamiento de enfermedades avanzadas e incurables.

➤ La persona se ahorra mucho sufrimiento porque al descubrir temprano una enfermedad y tratarla adecuadamente y curarla, se evitará el dolor de una discapacidad o muerte temprana.

Limitaciones de las pruebas de detección precoz

Recordemos que las pruebas de detección precoz son exámenes que se hacen en personas aparentemente sanas para detectar una enfermedad que aún no da síntomas. Lo ideal es que, una vez hecha la prueba de detección, el resultado sea certero tanto si es positivo, o sea que la persona tiene la enfermedad que se estaba buscando, o negativo, es decir que la persona no tiene la enfermedad. Pero lamentablemente la cosa no es tan sencilla. Muchas veces esos resultados, ya sean positivos o negativos, son engañosos y entramos entonces en lo que se llaman resultados "falso positivo" y "falso negativo".

Falso positivo

Cuando una prueba de detección precoz es informada como positiva pero la persona no tiene la enfermedad que se busca, se habla de un resultado falso positivo. Es decir, el resultado de la prueba asusta a la persona y obliga a hacerle pruebas adicionales para confirmar el diagnóstico de la enfermedad.

Todas las pruebas que se hacen en medicina, sean estas de detección precoz o de diagnóstico de enfermedades, tienen un cierto porcentaje de falsos positivos. Eso es algo inherente a la naturaleza de la medicina; no existe prueba perfecta. Es por eso que es muy importante que pacientes y profesionales discutan las limitaciones de las pruebas de detección precoz, incluyendo los falsos positivos y falsos negativos, para que el paciente tenga esto en claro antes de efectuarse las pruebas.

La frecuencia de falsos positivos puede ser de 1 a 10% en los exámenes de citología o Papanicolaou y de 10 a 15% para las mamografías. Por otro lado, solo 20% de los hombres con un elevado nivel de PSA (Prostatic Specific Antigen) tiene cáncer de próstata, por lo que un resultado positivo de esta prueba asusta a la mayoría de hombres, 80% de los cuales no tienen cáncer.

El problema con los falsos positivos es que pueden llevar a lo que se denomina "sobretratamiento", una situación en la que los médicos tratan una enfermedad que podría no ocasionar daño, con el riesgo de que los efectos secundarios del tratamiento sean muy severos. En otras palabras, que el remedio sea peor que la enfermedad. Esto lo veremos con más detalle cuando veamos el problema de la detección precoz del cáncer de próstata.

Falso negativo

Este es un tipo peligroso de error porque, en esta situación, la prueba de diagnóstico precoz es reportada como negativa, es decir dice que el paciente no tiene la enfermedad que se busca, cuando la verdad es que la prueba se equivocó y la persona sí tiene el padecimiento. En otras palabras, debido al resultado negativo de la prueba, el paciente desarrolla una falsa sensación de seguridad y se va contento pensando que no tiene nada, solo para regresar poco tiempo después con síntomas de la enfermedad que se estaba buscando.

La frecuencia de falsos negativos en las mamografías es de alrededor del 10%, en las colonoscopías es del 3,5% y en las citologías o Papanicolaou es del 20 al 45%. Esta alta frecuencia de falso negativo en el Papanicolaou puede ser corregida en parte por la frecuencia de la prueba y el uso de nuevas tecnologías en las pruebas de citología.

Es importante entender que existen casos de cáncer que son muy agresivos y que pueden desarrollarse de un año para otro. Por ejemplo, si una persona se hizo un examen de detección que salió negativo, como la mamografía, por ejemplo, y desarrolla un cáncer de mama en el intervalo hasta la próxima mamografía, esto no significa necesariamente que la prueba se equivocó (falso negativo), sino que se ha producido un caso de cáncer agresivo y de crecimiento rápido.

Condiciones que deben cumplirse para que se utilice una prueba de detección del cáncer

No toda prueba o examen es considerada adecuada para encontrar temprano el cáncer. Para que una prueba pueda usarse en la detección precoz del cáncer tienen que cumplirse las siguientes condiciones:

➤ Que la prueba tenga muy pocos falsos negativos y falsos positivos, es decir que se haya comprobado que sirve para encontrar los verdaderos casos de la enfermedad.

➤ Que la prueba sea simple de hacer y que no cause efectos secundarios importantes. Imagínense lo terrible que sería que una persona que está aparentemente sana quede discapacitada o muera por hacerse una prueba de detección peligrosa.

➤ Que la prueba sea aceptable para las personas que se la quieren hacer, es decir, que sea conveniente, rápida y que no duela. A pesar de la enorme utilidad que tiene, el problema con las colonoscopías que se hacen para detectar el cáncer de colon o intestino grueso es que para hacer un buen examen, la persona tiene que limpiar su intestino grueso con purgantes el día previo al examen y eso es algo que no le gusta a mucha gente. Por otro lado, el examen requiere de una anestesia superficial y puede ser un poco doloroso, elementos que tampoco contribuyen a la aceptación de una prueba tan importante.

➤ Que la prueba sea barata. Esto es muy importante para que la prueba pueda ser aplicada en gran escala a millones de personas.

➤ Que la enfermedad que se busca sea muy común y sea causa de mucha discapacidad y muerte en la comunidad. Por ejemplo, el cáncer de cuello de útero, el cáncer de mama y de intestino grueso.

➤ Que la enfermedad encontrada tenga un tratamiento curativo relativamente sencillo en comparación con otros. Por ejemplo, si gracias al Papanicolaou y la biopsia se encuentra un cáncer de cuello de útero en una etapa muy temprana, el tratamiento curativo puede lograrse con la extracción del útero (histerectomía).

➤ Que la persona a quien se le haya encontrado la enfermedad y que haya recibido un tratamiento adecuado, viva más tiempo que la persona que no se hizo la prueba y a quien se le encontró la enfermedad en una etapa más tardía. Este asunto es muy importante porque el beneficio de encontrar temprano una enfermedad es que pueda ser tratada a tiempo y que el beneficiado viva más tiempo y con más calidad. Veremos más de esto más adelante, al discutir el caso de la detección precoz del cáncer de próstata.

El futuro de la detección precoz: Las biopsias líquidas

Como hemos mencionado anteriormente, las biopsias son procedimientos en los que se obtiene un trozo pequeño del tumor para ser analizado bajo el microscopio. Para obtener la muestra es necesario algún método un tanto invasivo, tal como cortar la piel y llegar al tumor o poner una aguja en el tumor y aspirarlo.

Recientes investigaciones, sin embargo, nos permiten dar un atisbo hacia el futuro de la detección precoz del cáncer: *buscar el cáncer direc-*

tamente en la sangre, en lo que se ha venido a llamar una "biopsia líquida". Y si te sorprende que las células cancerosas puedan circular en la sangre, te cuento que eso ocurre en el 85% de los tipos de cáncer —con la excepción del cáncer de cerebro que no tiene células sanguíneas circulantes— y que incluso la Administración de Alimentos y Medicamentos (FDA) ya ha aprobado desde 2008 un examen que las detecta en la sangre.

Pero aquí no estamos hablando de la detección de *esas* células cancerosas en la sangre, sino de parte de su estructura íntima: el ADN o ácido desoxirribonucleico del tumor. En el argot científico se lo denomina "ADN circulante del tumor" o "ctDNA" (*circulating tumor DNA*).

Lo que sucede es que cuando algún tipo de cáncer está creciendo en alguna parte del cuerpo, fragmentos moleculares de este salen a la sangre. Esos fragmentos moleculares son "pedazos" o "trozos" del ADN tumoral, los cuales circulan y pueden ahora ser medidos con técnicas conocidas desde hace mucho tiempo, las cuales se están perfeccionando. Esos pedazos de ADN son los llamados ctDNA y se puede distinguir una molécula de este ctDNA entre diez mil moléculas normales de la sangre.

Un estudio describe el caso de un paciente con cáncer de pulmón que desarrolló, después de terminar el tratamiento, una masa o tumor pulmonar. Al ver eso, los médicos tratantes pensaron que era una reincidencia del cáncer y que por tanto el pronóstico de la enfermedad se tornaba sombrío para el paciente. La medición del ctDNA, sin embargo, arrojó un nivel de cero del cáncer anterior, por lo que se concluyó que la recaída era imposible. Dicho y hecho, el paciente siguió viviendo normalmente hasta veintidós meses después de esa aparente metástasis, lo cual es un tiempo considerablemente largo en este tipo de casos.

En otro caso, un paciente con cáncer de pulmón había alcanzado después del tratamiento lo que se llama una "remisión completa", es decir, no se le encontraba el tumor por ningún lado. El examen del ctDNA, sin embargo, empezó a subir rápidamente después de suspender el tratamiento, por lo que se pensó que el tumor estaba regresando a pesar de que no se lo podía ver en ningún examen. Y así fue; lamentablemente, el paciente falleció con cáncer sólo siete meses después de haber sido declarado "libre de la enfermedad".

Otros estudios han demostrado que el ctDNA es muy abundante en los tumores avanzados, pero que también puede ser encontrado en tumores localizados, lo que indudablemente abre la puerta para usar este método en la detección precoz del cáncer. No hay duda de que la medición del ctDNA necesita perfeccionarse, pero estamos en camino de que este método sea usado no solo para guiar el tratamiento del cáncer, sino también para perfeccionar los métodos de detección precoz, tan venidos a menos en la actualidad.

De aquí a algunos años, pensaremos con horror que para hacer una biopsia del cáncer había que obtener una muestra del tumor con métodos invasivos como cortarlo con un bisturí o punzarlo con una aguja.

CAPÍTULO 20

Detección del cáncer en órganos específicos

Cómo no morir de un cáncer que puede ser encontrado a tiempo

Veamos ahora más específicamente, la detección del cáncer en los siguientes órganos: cuello de útero, mama, colon (o intestino grueso) y próstata.

DETECCIÓN PRECOZ DEL CÁNCER DE CUELLO DE ÚTERO

El útero o matriz es el órgano del aparato reproductor femenino que sirve para albergar al huevo humano fecundado, el que progresivamente se convierte en embrión y feto y que al cabo de nueve meses de gestación permite la salida del recién nacido. El útero tiene dos partes principales, el llamado cuerpo del útero (que es el lugar en donde crece el bebé) y el cuello del útero o cérvix, la parte del útero que es la continuación de la vagina. Cuando una mujer tiene relaciones sexuales, el pene entra en contacto directo con el cuello del útero.

El cuello del útero tiene un pequeño orificio por el que sale la sangre de la menstruación o el bebé en el momento del parto. Ese pequeño orificio se llama orificio cervical y el pequeño canal por el que sale la sangre de la menstruación se llama canal endocervical. Ese canal endocervical es el que se dilata en el momento del parto para permitir la salida del recién nacido. Esos detalles son muy importantes porque es en una de esas dos estructuras, el orificio cervical o el canal endocervical, que se va a desarrollar una de las enfermedades más temidas y traicioneras en la mujer: el cáncer de cuello de útero.

Desde el punto de vista de detección precoz del cáncer de cuello de útero, es muy importante saber que el cuello del útero puede ser observado y examinado directamente con los ojos. Esa visión directa del cuello del útero es el fundamento de la detección precoz del cáncer de cuello de útero. El profesional de la salud introduce en la vagina un pequeño aparato llamado espéculo vaginal, el cual abre un poco la vagina y permite ver el cuello del útero. Una vez localizado el espéculo, es posible obtener una pequeña cantidad de la mucosidad que cubre el cuello del útero, muestra que se envía para su análisis. Esta es la famosa prueba del Papanicolaou o citología, una prueba salvavidas que, lamentablemente, y por muchas razones, no todas las mujeres se hacen.

Para los lectores curiosos, les cuento que en 1929, el Dr. Georgios Papanicolaou, un médico de origen griego radicado en Nueva York, estaba dedicado a estudiar el ciclo menstrual. Su trabajo consistía en examinar miles de muestras de mucosidad vaginal bajo el microscopio para ver el cambio que sufrían las células en cada etapa del ciclo menstrual. Un buen día, según contó luego, vio unas extrañas células en el microscopio, y cual no sería su sorpresa al comprobar que eran células cancerosas porque la mujer de la que provenía la muestra sufría de cáncer de cuello de útero. Fue así como empezó a experimentar y descubrió que era posible descubrir las células cancerosas en las muestras vaginales de mujeres con cáncer. Su observación fue ignorada hasta 1941, año en que recién se reconoció su importante descubrimiento, el cual fue luego bautizado con su apellido, la prueba del Papanicolaou.

En esa época en los Estados Unidos, el cáncer de cuello de útero era la enfermedad más temida y más frecuente en la mujer. Miles de mujeres se presentaban a los hospitales con sangrado por la vagina y dolor en el bajo vientre. Al examinarlas, los médicos descubrían el temido cáncer de cuello de útero y, desde el punto de vista de tratamiento, era muy poco lo que les podían ofrecer. Pero todo cambió desde 1950, fecha en que se hicieron las primeras recomendaciones para que la mujer se hiciera el simple examen del Papanicolaou antes de presentar síntomas.

Desde el punto de vista histórico, es interesante recordar el caso de la primera dama argentina Eva Perón. A principios de 1950, a la joven edad de treinta años, Eva Perón, la esposa del presidente de Argentina, Juan Domingo Perón, empezó a sentirse enferma. De acuerdo a sus médicos, rechazó hacerse exámenes ginecológicos y la prueba del Papanicolaou recientemente introducida en los Estados Unidos. Poco después, se le diagnosticó un cáncer de cuello de útero avanzado y la enfermedad fue tan agresiva que Evita (como cariñosamente la llamaban sus seguidores), murió solo dos años después. Una revisión histórica del caso, publicada en el año 2000 en la revista inglesa *The Lancet*, refiere que Eva Perón nunca fue informada de su diagnóstico, llegándose al extremo de que el cirujano norteamericano George Pack viajara secretamente a Buenos Aires para intentar una operación que fue infructuosa. Posteriormente, debido al intenso dolor que le producía el cáncer, recientemente se reveló que Eva Perón tuvo una controversial operación cerebral llamada lobotomía frontal, cirugía que se hacía en esa época para controlar el dolor intratable.

Una vez conocidas las bondades del Papanicolaou, profesionales de la salud y millones de mujeres captaron el mensaje y adoptaron la citología o Papanicolaou como parte del examen anual. El resultado fue que en aproximadamente treinta años, el cáncer de cuello de útero prácticamente desapareció en la mujer norteamericana.

Lamentablemente, sin embargo, el cáncer de cuello de útero constituye todavía la primera causa de muerte por cáncer en muchos países de América Latina y en otros países pobres del mundo. En los Estados Unidos, este cáncer es todavía una enfermedad muy frecuente en la mujer latina. Sin ninguna duda, la principal razón por la que una enfermedad 100% prevenible es todavía muy frecuente en diversas partes del mundo es el poco uso de la prueba de la citología o Papanicolaou.

Para ser justos, es importante entender que por más simple que sea, el Papanicolaou puede ser un lujo en muchos países pobres del mundo. En estos casos, recientes investigaciones han demostrado que un método muy simple, llamado "Inspección Directa con Ácido Acético", es capaz de identificar a las mujeres que están en peligro inmediato de desarrollar el cáncer de cuello de útero. Esa prueba es tan simple que puede ser hecha por personal no médico, debidamente entrenado. Consiste en introducir el espéculo vaginal, ver el cuello del útero y aplicarle directamente ácido acético (el mismo vinagre blanco que se usa en las ensaladas). Al contacto con el vinagre, si el cuello del útero cambia de color (de rosado a blanco), eso puede indicar que el tejido es sospechoso de cáncer. La mujer examinada es entonces llevada a una clínica especializada, en donde es posible hacerle pruebas diagnósticas más precisas y salvarle la vida, encontrándole un cáncer temprano.

El cáncer de cuello de útero es un enfermedad causada por la infección que pueden causar algunas variedades del virus papiloma humano (VPH). Se calcula que 70% de los casos de cáncer de cuello de útero son producidos por las variedades 16 y 18 del VPH y que un 20% adicional, para un total de 90%, es causado por otras variedades del VPH. Recordemos que los VPH son una familia de más de cien tipos de virus, muchos de ellos inofensivos, otros causantes de enfermedades benignas como las verrugas vulgares (mezquinos) y otros causantes de las contagiosas verrugas genitales. Estos virus llegan al cuello del útero a través de las relaciones sexuales y pueden ser evitados en parte con el uso apropiado de los condones (el condón no protege la zona no cubierta por el dispositivo).

En la actualidad existen pruebas que permiten detectar la presencia de los virus papiloma humano en el cuello del útero. La prueba es muy parecida al Papanicolaou y no solo permite encontrar el VPH sino también el tipo de VPH. En ese sentido, los VPH se clasifican en virus de alto y de bajo riesgo, de acuerdo a la capacidad que tienen de causar lesiones en el cuello del útero.

De que el Papanicolaou o citología debe hacerse para detectar temprano el cáncer no hay ninguna duda. Lo que ha ido cambiando en los últimos años son el intervalo y frecuencia de la prueba. Hasta hace pocos años, la recomendación era hacerla una vez al año, pero debido a que el cáncer de cuello de útero es de muy lento crecimiento, recientes estudios han determinado que el intervalo puede ser más largo (como veremos abajo).

Estas son las recomendaciones de la Sociedad Americana Contra el Cáncer para la detección precoz del cáncer de cuello de útero:

➤ El examen debe empezar a hacerse a partir de los veintiún años.

➤ Entre los veintiuno y los veintinueve años, la citología puede hacerse cada tres años y la nueva prueba del VPH no debe hacerse a esta edad, a no ser que la mujer tenga una citología anormal.

➤ Las mujeres de entre treinta y sesenta y cinco años pueden hacerse la citología cada tres años o, alternativamente, pueden hacerse una citología y una prueba de VPH cada cinco años.

➤ Las mujeres mayores de sesenta y cinco años que hayan tenido exámenes regulares negativos ya no deben hacerse la citología. Las mujeres que tengan historia de una anormalidad precancerosa, deben hacerse exámenes por los próximos veinte años después de tratada la anormalidad, incluso después de los sesenta y cinco años.

➤ Las mujeres que no tengan útero (histerectomía) no deben hacerse la prueba.

➤ La mujer vacunada contra el virus papiloma humano (VPH) debe seguir haciéndose la prueba de acuerdo a las recomendaciones del grupo de edad arriba expuestas.

DETECCIÓN PRECOZ DEL CÁNCER DE MAMA

El cáncer de mama es el cáncer más frecuente y la segunda causa de muerte por cáncer en la mujer en los Estados Unidos. Cada año se descubren alrededor de 185.000 casos y aproximadamente 41.000 mujeres mueren por la enfermedad. Se calcula que aproximadamente 85% de los casos se presentan después de los cuarenta años de edad. Como todo cáncer, el cáncer de mama crece como una bolita silenciosa y traicionera, es decir, raramente duele cuando está creciendo. Obviamente, las primeras células cancerosas son indetectables, pero luego, a medida que van creciendo, forman pequeños acúmulos que tienden a captar el calcio de la sangre, formándose las famosas calcificaciones mamarias. Existen hasta cinco tipos diferentes de calcificaciones, pero solo una de ellas (la llamada calcificación espiculada o estrellada) es característica de un cáncer.

El examen de detección del cáncer de mama más importante es la mamografía o radiografía de los senos. Las mamografías fueron inventadas en 1913 por el médico alemán A. Salomón quien tomó radiografías de tres mil senos amputados de mujeres con cáncer. Posteriormente, la técnica se refinó en los años cincuenta y sesenta y su uso empezó a generalizarse a partir de los años setenta.

La mamografía es una radiografía en la que se toman dos placas o radiografías en cada seno; una comprimiendo el seno de arriba para abajo y la otra comprimiéndolo de costado a costado. Esas placas son examinadas por un médico radiólogo especializado, quien usando una lupa busca alteraciones de las glándulas mamarias radiografiadas. Si el radiólogo ve algo sospechoso o anormal, puede solicitar estudios adicionales, los cuales generalmente incluyen mamografías tomadas en otras posición y un "sonograma" o ecografía mamaria. La diferencia entre una mamografía y una ecografía mamaria es que las mamografías usan rayos X mientras que las ecografías usan ondas de sonido para ver el interior de las mamas. Ambos exámenes son complementarios, es decir que se ayudan uno al otro. En la actualidad, gracias a la tecnología digital, las mamografías usan muy poca radiación y son mucho más sensibles en detectar las anormalidades de las glándulas mamarias.

Ahora podemos entender entonces por qué las mamografías son tan útiles. Las mamografías permiten descubrir el cáncer meses o años antes de que se pueda palpar con los dedos. Diversos estudios han demostrado que el uso regular de las mamografías permite que la mujer a quien se le encuentra un cáncer temprano viva más tiempo que la mujer a quien se le encuentra un tumor más grande o avanzado. En términos médicos se dice que el uso de la mamografía disminuye la mortalidad en un 35%.

Lamentablemente, y por diversas razones, tanto en América Latina como en los Estados Unidos, las mujeres no se hacen las mamografías con la regularidad necesaria. Eso hace que cuando se presentan a clínicas y hospitales, las mujeres latinas tengan tumores mamarios grandes, avanzados e incurables. Eso indudablemente hace que la expectativa de vida después del diagnóstico sea más corta, comparada con mujeres en quienes se encuentra el cáncer más temprano.

En los últimos años se ha desencadenado una controversia muy intensa con respecto a la utilidad y la frecuencia con que deben hacerse las mamografías. El asunto es que recientes análisis han revelado que los efectos negativos de la mamografía (principalmente los falsos positivos) han ocasionado que millones de mujeres sean sometidas a biopsias innecesarias, y en muchos casos a tratamientos innecesarios. Esto es lo que en medicina se llama sobrediagnóstico, es decir, diagnosticar o encontrar alteraciones indolentes y tratarlas como si fueran cáncer (sobretratamiento).

Mi posición es que, en la actualidad, la mamografía es la mejor herramienta disponible, y a pesar de no ser perfecta, su uso juicioso puede hacer que la mortalidad por el cáncer de mama disminuya. Los médicos debemos explicarles a las pacientes los beneficios y las limitaciones de la mamografía y la frecuencia de su uso debe ser determinada de acuerdo al riesgo de la mujer.

Las siguientes son las recomendaciones de la Sociedad Americana Contra el Cáncer para la detección precoz del cáncer de mama, recomendaciones que estoy seguro serán revisadas en el futuro para acomodar las nuevas investigaciones:

➤ La primera mamografía debe hacerse a los cuarenta años de edad y debe continuarse cada año siempre y cuando la mujer mantenga una buena salud general.

➤ El médico debe hacer un examen clínico de la mama (ECM) por lo menos cada tres años en la mujer de entre veinte y cuarenta años, y todos los años en las mujeres mayores de cuarenta años.

➤ La mujer debe conocer la arquitectura y la consistencia de sus senos y reportar a su médico algún cambio que se presente. El autoexamen del seno es una opción para las mujeres después de los veinte años. Se dice que es una *opción*, porque ningún estudio científico ha demostrado que sirva para disminuir la mortalidad por cáncer, pero es bueno que la mujer conozca su cuerpo y note si hay algún cambio. Se pueden encontrar instrucciones de cómo hacer un autoexamen en sitios tales como el de la Sociedad Americana Contra el Cáncer mencionada en la sección de Recursos: www.cancer.org /espanol/cancer/cancerdeseno/recursosadicionales/fragmentado /cancer-de-seno-deteccion-temprana-a-c-s-recs-b-s-e.

➤ Algunas mujeres, por sus características particulares —historia familiar, tendencia genética, etc.—, deben hacerse una resonancia magnética nuclear (MRI, por sus siglas en inglés) para detectar el cáncer de mama (el número de mujeres que cae en esta categoría es muy pequeño y se calcula que está en alrededor del 2%).

DETECCIÓN PRECOZ DEL CÁNCER DE COLON O INTESTINO GRUESO

El cáncer de colon o intestino grueso constituye la segunda causa de muerte por cáncer en hombres y mujeres en los Estados Unidos. Cada año se descubren aproximadamente 145.000 casos nuevos y casi 50.000 personas mueren por esta enfermedad.

El aparato digestivo empieza en la boca y continúa con el esófago que lleva el alimento al estómago, lugar en donde se mezclan los alimentos ingeridos. A continuación viene el intestino delgado, el cual mide aproximadamente dieciocho pies, o seis metros, de largo y es la parte del aparato digestivo en donde se realiza la digestión de los alimentos. El colon o intestino grueso es la parte final del aparato digestivo y mide aproximadamente cinco pies, o un metro y medio, de largo. En este órgano se forma y se almacena el excremento antes de ser expulsado del cuerpo.

El colon es entonces un órgano largo, en forma de tubo, y en su interior se forma el cáncer a partir de unas pequeñas carnosidades llamadas pólipos del colon. Estos pequeños pólipos crecen en hombres y mujeres por igual a partir de los cincuenta años, y no dan ningún tipo de síntoma. Se calcula que aproximadamente 10 a 20% de los pólipos que crecen en el intestino grueso se convierten en cáncer, por lo que es muy importante tratar de encontrar esos pólipos a tiempo, antes de que se vuelvan cancerosos.

Existen varias maneras de encontrar esos pólipos y una de ellas es el examen de sangre oculta en los excrementos, examen que, como su nombre indica, es capaz de descubrir cantidades muy pequeñas (invisibles) de sangre en las heces. No debemos confundir este tipo de sangrado invisible con el sangrado rectal visible y grosero que puede deberse a la ruptura de venas en el ano (hemorroides), o de otro tipo de lesiones, incluyendo el cáncer avanzado del intestino. Cuando se habla de sangrado de un pólipo, estamos hablando de un sangrado invisible y que se encuentra mezclado en los excrementos. Existen varios tipos de esos exámenes de sangre oculta en los excrementos, todos ellos muy útiles y que han demostrado que pueden encontrar pólipos sangrantes y pueden reducir hasta en un 20% la muerte por cáncer de colon. El examen de sangre oculta en los excrementos debe ser hecho una vez al año y debe ser ordenado por el médico de cabecera en la visita anual. Lo interesante es que el paciente lo hace en la comodidad de su hogar y envía las muestras por correo a la oficina del médico, quien procesa la prueba e informa los resultados.

Una persona a quien se le encuentra un examen de sangre oculta positivo en el excremento, es una persona que puede llegar a tener cáncer de colon. Para explorar esa posibilidad, la persona debe hacerse un examen llamado colonoscopía.

La colonoscopía es un examen que consiste en introducir un delgado tubo flexible (colonoscopio) a través del ano para examinar el interior de los cinco pies, o metro y medio, del intestino grueso y buscar de esa manera algún tipo de lesión que pueda luego ser adecuadamente tratada. La colonoscopía se usa para estudiar el colon en diversos tipos de dolencias en el ser humano y puede ser hecha en niños, adolescentes y adultos de cualquier edad, dependiendo de la enfermedad que se quiera investigar.

En lo que se refiere a la detección precoz del cáncer de colon, la primera colonoscopía debe hacerse a los cincuenta años de edad y luego debe repetirse a los diez años, si no hubo alguna lesión importante que deba reevaluarse.

En la punta redondeada del tubo flexible del colonoscopio hay una luz y una cámara de televisión. Además de esos dos importantes elementos, tiene también la capacidad de poder dejar pasar algunos sencillos instrumentos para poder extraer los pólipos que se encuentren. Obviamente, para que se haga un buen examen del colon, órgano que está siempre lleno de excrementos, debe hacerse una limpieza previa del intestino grueso. Para eso, el día previo al examen, la persona debe tomar un purgante, acción que limpiará completamente el interior del intestino grueso.

También es importante saber que, debido a que este examen podría ser muy doloroso, el paciente debe ser ligeramente sedado (no se usa anestesia general). Eso permite que esté despierto y pueda colaborar con el médico durante el examen.

La colonoscopía misma no dura más de quince a veinte minutos, y es un examen que ha demostrado ser muy efectivo en la identificación y luego extracción de los pólipos, que como dijimos anteriormente pueden ya ser cancerosos o pueden convertirse en cáncer en el futuro. Es por eso que la colonoscopía es considerada tanto un examen de prevención como de detección precoz del cáncer de colon. Al igual que el Papanicolaou y la mamografía, el uso de la colonoscopía en la detección del cáncer de colon disminuye la mortalidad hasta en un 40%.

Si la colonoscopía no estuviera disponible, puede reemplazarse por la radiografía del colon de doble contraste después de un enema de bario. El bario es un material que se disuelve en agua y que se aplica en forma de enema, obviamente después de la limpieza del colon con un purgante. Bien hecha e interpretada, la radiografía del colon de doble contraste después de un enema de bario es también un examen muy útil para la detección de los pólipos y del cáncer de colon.

Debido a que aproximadamente 40% de los casos de cáncer de colon ocurren en los últimos 25–30 centímetros del colon, en la zona llamada colon sigmoides (de la letra griega sigma que tiene forma de S), es posible hacer un examen del colon con un tubo más pequeño llamado sigmoidoscopio flexible. Obviamente la sigmoidoscopia flexible no es un examen completo, especialmente cuando se sabe que cuando se encuentra un cáncer en el sigmoides, es posible que puedan existir otros en la parte del colon que no es examinada. Dadas esas limitaciones, este examen se hace raramente en la actualidad.

Otro examen de uso reciente es la llamada colonoscopía virtual o colonografía CT. Este examen usa rayos X para obtener imágenes del colon sin necesidad de introducir el colonoscopio. Es un buen examen alternativo pero deberá ser seguido de una colonoscopía si se encuentra algo anormal, por lo que su uso está limitado a las personas que por alguna razón en particular (temor a la sedación por ejemplo) no desean hacerse una colonoscopía.

Estas son las recomendaciones de la Sociedad Americana Contra el Cáncer para la detección precoz del cáncer de colon:

A. Para personas con riesgo promedio de desarrollar cáncer de colon:

A partir de los cincuenta años de edad, tanto hombres como mujeres con un riesgo promedio de cáncer colorrectal (ver criterios de riesgo más abajo), deben hacerse alguna de las siguientes pruebas de detección:

➤ Pruebas para encontrar pólipos y cáncer.

➤ Sigmoidoscopia flexible cada cinco años.*

➤ Colonoscopía cada diez años.

➤ Enema de bario de doble contraste cada cinco años.*

➤ Colonografía CT (colonoscopía virtual) cada cinco años.*

➤ Pruebas para encontrar principalmente cáncer.

➤ Una prueba anual de sangre oculta en las heces fecales (FOBT).†

➤ Prueba inmunoquímica fecal (FIT, por sus siglas en inglés) cada año.†

➤ Prueba de ADN en las heces fecales (sDNA), intervalo incierto.*

B. Para personas con alto riesgo de desarrollar cáncer de colon:
Si la persona está en alto riesgo, o riesgo aumentado, de cáncer colo-rectal, debe comenzar las pruebas de detección antes de los cincuenta años y/o hacérselas con mayor frecuencia. Las siguientes afecciones causan un mayor riesgo en comparación con el riesgo promedio:

➤ Antecedentes personales de cáncer colorrectal o pólipos adeno-matosos.

➤ Antecedentes personales de enfermedad inflamatoria intestinal (colitis ulcerosa o enfermedad de Crohn).

---

* Si la prueba da positivo, se debe realizar una colonoscopía.

† Para la FOBT o la FIT utilizada como prueba de detección, se debe usar el método de muestras múltiples realizado en el hogar. Una FOBT o una FIT que se tome en el consultorio médico durante un examen digital del recto no es adecuada para la prueba de detección porque la muestra de excremento debe haberse secado por lo menos durante veinticuatro horas antes de aplicarle el reactivo químico que detecta la sangre.

➤ Antecedentes familiares significativos de cáncer colorectal o pólipos.

➤ Antecedentes familiares conocidos de síndrome de cáncer colo-
rectal hereditario, como poliposis adenomatosa familiar (FAP,
por sus siglas en inglés) o cáncer de colon hereditario no asociado
con poliposis (HNPCC, por sus siglas en inglés).

EL CASO DE LA DETECCIÓN PRECOZ DEL CÁNCER DE PRÓSTATA

El caso de la detección precoz de este tipo de cáncer es muy especial y
está causando mucha controversia y división entre profesionales de la
salud y pacientes por igual.

Hemos dicho que el requisito fundamental para que se haga una
prueba de detección precoz en una persona sin síntomas y que está
aparentemente sana, es que aquella persona a quien se le encuentra la
enfermedad que se está buscando viva mayor tiempo que aquella persona que no se hizo la prueba y a quien se le encontró la enfermedad
en un estado más avanzado. Otra consideración muy importante para
hacer una prueba de detección precoz es que el tratamiento de la enfermedad encontrada sea simple y que no cause mayores efectos secundarios.

Pues en el caso del cáncer de próstata, aparentemente no se cumple
ninguno de esos requisitos. En primer lugar, el tratamiento de la enfermedad deja secuelas tendientes a una gran discapacidad en el hombre.
Ya sea que el hombre se opere de la próstata o reciba tratamiento de
radioterapia, aproximadamente 70% de ellos pueden quedar con diversos grados de incontinencia urinaria y disfunción eréctil, muchas veces
por el resto de sus vidas.

Muchos hombres estarían dispuestos a aceptar esas complicaciones
si se les dijera que vivirán más tiempo que aquellos hombres que no se
hicieron la prueba de detección precoz. Pero lamentablemente hasta

ahora ningún estudio (y se han hecho varios) ha demostrado que el encontrar temprano el cáncer de próstata haga que el hombre viva más tiempo.

El asunto es entonces que, si bien no hay dudas de que el tacto rectal y la prueba de sangre de PSA (Prostatic Specific Antigen) pueden encontrar temprano el cáncer de próstata, este hecho no le garantiza mayor vida al hombre ni tampoco le garantiza una vida de calidad.

Con estos resultados, las organizaciones de lucha contra el cáncer y los médicos están divididos en sus recomendaciones con respecto a la detección precoz del cáncer de próstata. La mayoría de las organizaciones no recomienda el chequeo categórico y compulsivo del cáncer de próstata. Lo que más bien recomiendan es que el médico discuta previamente con el hombre los pros y las contras de hacerse los exámenes.

La Sociedad Americana Contra el Cáncer recomienda que los hombres dialoguen con sus médicos para tomar una decisión fundada sobre si deben o no hacerse las pruebas de detección para el cáncer de próstata. La decisión se debe tomar después de recibir la información con respecto a las incertidumbres, los riegos y los beneficios potenciales de las pruebas de detección. Los hombres no deben hacerse las pruebas a menos que hayan recibido esta información.

Para los hombres con riesgo promedio de cáncer de próstata (ver factores de riesgo a continuación) y que se espera vivan al menos diez años más, la conversación sobre las pruebas de detección deben surgir cuando cumplan cincuenta años.

Este diálogo debe comenzar a los cuarenta y cinco años de edad en los hombres que están en alto riesgo de cáncer de próstata. Entre estos hombres se encuentran los de raza negra y aquellos cuyos parientes de primer grado (padre, hermano o hijo) recibieron un diagnóstico de cáncer de próstata a una edad temprana (menores de sesenta y cinco años).

Los hombres con un riesgo aún mayor (aquellos con varios parientes de primer grado que han tenido cáncer de próstata a una edad temprana) deben sostener esta conversación con su profesional de atención a la salud al cumplir los cuarenta años de edad.

Después de esta conversación, aquellos hombres que quieran hacerse las pruebas de detección deben someterse a la prueba sanguínea del antígeno prostático específico (PSA). El examen digital del recto (DRE, por sus siglas en inglés) también se puede hacer como parte de las pruebas de detección.

Si después de esta conversación, un hombre no puede decidir si las pruebas son adecuadas para él, la decisión de usar las pruebas de detección puede tomarla el médico, quien debe tomar en cuenta las preferencias y los valores del paciente, así como su condición general de salud.

Los hombres que optan por hacer las pruebas y que tienen un PSA de menos de 2,5 ng/ml, puede que solo necesiten someterse a la prueba cada dos años. Para los hombres con un nivel de PSA de 2,5 ng/ml o más, las pruebas se deben hacer cada año.

Debido a que el cáncer de próstata crece lentamente, las pruebas no se deben ofrecer a los hombres que no presenten síntomas de este cáncer y que tengan una expectativa de vida menor a diez años, ya que probablemente no se beneficiarán de las pruebas. La condición general de salud, no solo la edad, es importante al momento de tomar las decisiones sobre las pruebas de detección.

Aun cuando se haya tomado una decisión sobre las pruebas, la conversación sobre las ventajas y las desventajas de las mismas se debe repetir a medida que surja nueva información sobre los beneficios y los riesgos de las pruebas. También se necesitarán más conversaciones para tomar en cuenta los cambios que surjan en las preferencias, los valores y la salud del paciente.

En esta vida moderna, muchas veces nos preocupamos más por cuidar nuestras posesiones materiales que nuestro cuerpo y nuestra salud. Al respecto quiero recordarte que hasta ahora no se ha inventado un ataúd con gavetas para que te puedas llevar tus posesiones materiales. A la salud debemos cuidarla porque nos garantiza que podamos vivir la vida plenamente con nuestros familiares y amigos.

Usemos el ejemplo del automóvil. Estoy seguro de que si tienes un automóvil, lo cuidas mucho y estás siempre atento al mantenimiento preventivo de tu vehículo. El aire en los neumáticos, el nivel del aceite, la chispa electrónica y otros elementos son cuidadosamente revisados cada vez que llevas tu vehículo al mantenimiento periódico. En estas circunstancias me permito preguntarte, ¿con qué regularidad visitas a tu médico sin tener ningún síntoma? En otras palabras, ¿mantienes tu salud con el mismo celo y frecuencia con que mantienes el funcionamiento de tu automóvil?

Te recomiendo que visites a tu médico una vez al año, cuéntale cómo te va y pídele que te hable de la mejor manera de prevenir el cáncer y que te haga los exámenes de detección precoz del cáncer adecuados para tu edad.

Recuerda que un gramo de prevención vale mucho más que una tonelada de curación...

CAPÍTULO 21

El futuro del cáncer

La promesa de los tratamientos personalizados

Tal como hemos descrito en los capítulos precedentes, el progreso en la lucha contra el cáncer ha sido impresionante en los últimos sesenta años. Durante este tiempo, el cáncer ha pasado de ser una enfermedad que era prácticamente una condena a muerte, a una enfermedad que puede ser manejada durante muchos años como una enfermedad crónica. Es más, se considera que en la actualidad, el cáncer es la enfermedad crónica más curable que existe.

Pero por sorprendente que te parezca, el enorme avance en el control del cáncer no solamente ha sido consecuencia de mejores tratamientos (que indudablemente han sido desarrollados), sino de haber logrado que el público aprenda acerca de la importancia de controlar estilos de vida no saludables, muy especialmente el dejar de fumar cigarrillos. El futuro, entonces, para desarrollar mejores y más efectivos tratamientos contra el cáncer está abierto.

Uno de los grandes inconvenientes en el tratamiento actual del cáncer es que no es todavía muy específico. A continuación veremos esta temática en más profundidad, y haremos un repaso de los avances y las tecnologías que se vienen en le mundo de la oncología.

NO EXISTEN DOS CÁNCERES IGUALES

Imagina que estás en un estadio deportivo rodeado de treinta mil personas. Quiero que mires el cabello de todas las personas que te rodean y que observes la variedad de cabellos en esa multitud. Algunos son cortos, otros largos, unos son finos, otros gruesos, unos rubios, otros rojos, marrones, negros o canos; pero todos son cabellos. Y si observas bien, te darás cuenta de que existen personas que los han perdido, es decir, son calvos...

Del mismo modo, te pido ahora que observes los ojos de esas personas. Verás ojos grandes, medianos y pequeños, redondos, rasgados, verdes, azules, marrones, negros, y hasta de repente gente con un ojo de color diferente del otro, pero todos son ojos...

Y si te pido que le mires la nariz a cada una de esas treinta mil personas, verás narices de todas las formas y tamaños que puedas imaginar, pero a pesar de ser tan diferentes, a todas las llamamos nariz...

Todo eso para decirte que si esas treinta mil personas tuvieran dentro del cuerpo un mismo tipo de cáncer (por decir, un cáncer de pulmón), esos cánceres serían tan diferentes los unos de los otros como lo son sus cabellos, ojos o narices. Algunos cánceres serán más agresivos, otros menos agresivos, algunos tendrán más tendencia a diseminarse, mientras que otros tendrán la tendencia a estar localizados, algunos responderán mejor al tratamiento con quimioterapia, otros serán resistentes a este tipo de tratamiento, pero a todos los llamamos cáncer (o, en este ejemplo, cáncer de pulmón)...

En otras palabras, lo que en la actualidad llamamos "cáncer de mama", no es una enfermedad única y monolítica, sino más bien un conjunto de variedades de la enfermedad. Es por eso que se dice que el cáncer de mama (para seguir con ese ejemplo) es una enfermedad tan variada que no existen dos iguales. Al igual que las características de nuestros cabellos, ojos o nariz constituyen nuestro sello personal, el tipo de cáncer que desarrollamos es también nuestro sello personal. En otras palabras, el cáncer que desarrolla un individuo es único y personal, es parte de su cuerpo, es su propia naturaleza que se expresa en forma de un tipo de cáncer, es como su propio hermano gemelo.

HACIA UN TRATAMIENTO DEL CÁNCER PERSONALIZADO

La limitación que tiene la oncología actual es que, a pesar de que el cáncer que se presenta en una persona es una enfermedad única para el sujeto y puede venir en diferentes tipos o "variedades", el tratamiento médico que se usa para destruir ese cáncer es el mismo en todos los pacientes con ese tipo de cáncer, y no toma en cuenta las características específicas de ese cáncer en esa persona en particular, es decir *no está personalizado*.

Es como si hubiéramos inventado un cierto tipo de zapato y tratáramos de que todas las personas del mundo, independientemente del tamaño de su pie, se pusieran el zapato que hemos inventado. Obviamente eso sería imposible; hay pies que son pequeños, otros medianos y otros más grandes, hay pies anchos, otros delgados, otros tienen juanetes y otros son planos. Es decir existe una diversidad enorme de pies en la humanidad, y el tratar de ponerle el único zapato inventado a todos los pies del mundo sería una tarea imposible y sin sentido.

Con el tratamiento del cáncer sucede algo similar. Sabiendo que el cáncer que ha desarrollado una persona puede ser de alguna variedad más o menos agresiva, indolente, o tener alguna característica especial, a todos los tratamos usando la misma "fórmula" ya sea con cirugía, radioterapia o quimioterapia. Y eso carece de sentido porque, regresando a la analogía del zapato que inventamos, no podemos pretender que todo el mundo use el mismo zapato independientemente del tamaño de su pie. Sabemos bien que los mejores zapatos son aquellos "hechos a medida", es decir, que son fabricados de acuerdo a las características de cada pie.

Pues del mismo modo, lo que necesitamos son "zapatos hechos a medida" en el tratamiento del cáncer, es decir "tratamientos hechos a medida", y esa es la posibilidad que abren los llamados "tratamientos personalizados" del futuro. El tratamiento del cáncer debería ser único y personalizado y la única manera de hacerlo es analizando el llamado genoma del tumor.

Un tratamiento personalizado se define, en el más amplio sentido de la palabra, como el intento de mejorar la salud de un individuo haciendo que el tratamiento sea más específico y más eficaz para la persona, minimizando al mismo tiempo los efectos adversos de ese tratamiento. Además de un tratamiento individualizado, la medicina personalizada apunta a un diagnóstico más preciso, una mejor predicción de los riesgos individuales para desarrollar una enfermedad y al desarrollo de intervenciones preventivas "a medida" para reducir o eliminar el riesgo de una enfermedad.

Eso sólo se logrará cuando, para hacer un diagnóstico de cáncer, dejemos de usar exclusivamente el microscopio, un aparato que tiene casi cuatrocientos años de haber sido inventado, y lo complementemos con las modernas técnicas de análisis genético de los tumores. Gracias a eso se ha descubierto, por ejemplo, que lo que llamamos "cáncer de mama" con el microscopio, tiene en realidad cuatro variedades genéticas completamente diferentes con respecto al tratamiento y al pronóstico. Si has sido diagnosticado con un cáncer de mama, te sugiero preguntarle al médico oncólogo si esta prueba ya está disponible en el hospital en el que te tratas. No es todavía una prueba generalizada, pero ya hay algunos grandes centros que la están haciendo. Para tu información, esas variedades son Luminal A (73% de los casos) y el que mejor responde al tratamiento, Luminal B (12%), HER2+ (4%) y triple negativo o *basal-like* (11%), la forma más agresiva del cáncer de mama.

La oncología actual necesita desesperadamente este mismo tipo de análisis genético en los tumores de próstata, por ejemplo, para evitar el sufrimiento de miles de hombres que, como dijimos en el capítulo relacionado a la detección precoz del cáncer, están siendo innecesariamente operados por cánceres que nunca los matarían.

El día llegará cuando el médico le diga a un paciente que le ha encontrado un cáncer, pero que el análisis genético del tumor ha revelado que no tiene que preocuparse, que no recibirá ningún tratamiento y que sólo debe observarse. Por el contrario, le podrá decir a otro paciente que el análisis genético del tumor recién diagnosticado demuestra que es tan agresivo que deberá recibir un tratamiento inmediato y muy intensivo. A muchos otros, el oncólogo les dará medicamentos a dosis y tiempos personalizados.

Estamos en el comienzo de esa revolución. El genoma humano se ha descifrado recién en abril de 2003 y las investigaciones están en marcha para descifrar el genoma de los diversos tipos de cáncer. Las pruebas de análisis genómico se están haciendo cada día más baratas por lo que estamos de acuerdo con el Dr. Timothy Ley de la Universidad de Washington, quien expresó al *New York Times* en julio de 2012 que "durante más de sesenta años hemos estado enviando a la guerra a nuestros generales sin un mapa del campo de batalla; pues ahora estamos elaborando ese mapa".

Si bien es cierto que hay mucha esperanza puesta en el estudio del genoma humano y del genoma de los tumores, muchos investigadores son cautelosos y piensan que estamos depositando demasiadas expectativas en dichos estudios. La razón es que, si bien es cierto que el genoma es muy importante, ese no es el único elemento en el desarrollo de una enfermedad pues, como vimos en el capítulo 1 y revisaremos más adelante, la epigenética, o ciencia que estudia la influencia del medio ambiente en que vive la persona sobre el genoma, no puede dejarse de lado.

UN NUEVO CONCEPTO: EL CÁNCER NO NACE EN EL ÓRGANO SINO EN LOS GENES

El concepto revolucionario de que el cáncer nace en lo genes y no en un órgano se ha estado gestando en los últimos años y te lo ilustro con un ejemplo. Una paciente con cáncer de piel de tipo melanoma maligno fue admitida al hospital en Boston y lamentablemente no respondía bien al tratamiento convencional del cáncer de piel. Al hacerse un análisis del genoma del tumor, se vio que este tenía una mutación genética llamada KIT que hasta ese momento se había observado sólo en un tipo de cáncer de sangre llamado leucemia mieloide crónica, enfermedad que responde maravillosamente bien a un medicamento llamado Gleevec.

Basados en ese hallazgo, los médicos decidieron usar por primera vez para el cáncer de piel, un medicamento que se usa contra la leucemia. Como por milagro, la paciente respondió muy bien y el tumor de la piel desapareció completamente debido a que no se estaba tratando el cáncer en un órgano (en este caso la piel), sino que lo que se trató fue más bien una mutación genética, la cual es llamada la "firma genética".

Esto nos hace pensar entonces que el modo en el que hemos estado enfrentando el cáncer no ha sido el más adecuado. Hasta ahora hemos estado enfrentando el cáncer tomando en cuenta el órgano en que nace el cáncer, cuando lo cierto es que una misma "firma genética" puede presentarse en diversos órganos. Se ha visto, por ejemplo, que ciertas "firmas genéticas" o mutaciones del cáncer de pulmón están también presentes en el cáncer de cerebro. Del mismo modo, las "firmas genéticas" de cáncer de mama y de ovarios están también presentes en el cáncer de próstata.

A medida que se descubran más y más de estas "firmas genéticas" tendremos tratamientos más directos y de mayor efectividad. El resultado será que dejaremos de tratar el "cáncer de mama" o el "cáncer de próstata" y pasaremos a tratar "firmas genéticas" independientemente del órgano en que se localicen.

Debido a que esas "firmas genéticas" son tan personales como el color de los ojos o la forma de la nariz, el identificarlas y tratarlas constituye otro ejemplo de lo que se ha venido a llamar "medicina personalizada".

Te doy otro ejemplo de la vida real. El Dr. Lukas Wartman trabajaba en el laboratorio de investigación de leucemia de la Universidad de Washington en San Luis, Missouri, y un buen día cayó muy enfermo con, precisamente, la reincidencia de una leucemia linfática aguda del adulto, la cual por sus características era muy agresiva y no tenía tratamiento alguno. Sus colegas, desesperados, decidieron hacer una "secuencia genómica", o sea analizar el genoma de las células cancerosas de leucemia. Para su gran sorpresa, encontraron una mutación genética o "firma genética" llamada FLT3 que hasta ese momento solo se había encontrado en algunos tipos de cáncer de riñón y que para gran fortuna del Dr. Wartman respondía bien a un medicamento llamado sunitinib.

El Dr. Wartman recibió el tratamiento y como por arte de magia su leucemia desapareció completamente.

La secuencia genómica es todavía experimental, pero se espera que en los próximos años se haga más y más común. En la biografía de Steve Jobs, fundador de Apple, se describe que cuando su cáncer de páncreas ya no respondía a ningún tratamiento, Jobs pagó cien mil dólares por una secuencia genómica que lamentablemente no pudo ayudarlo, muy probablemente debido a que esta ciencia está todavía en pañales y recién estamos aprendiendo a interpretar los resultados de la decodificación del genoma humano. Algunos científicos dicen que al descifrar el genoma hemos logrado determinar el lenguaje y saber cuántos capítulos tiene el libro de la vida. Lo que nos falta ahora es leer bien y entender de qué trata dicho libro.

LA EPIGENÉTICA

Ya desarrollada en el capítulo 1, esta es una nueva y fascinante disciplina que estudia la influencia que tiene el medio ambiente sobre el genoma y, por tanto, la influencia que tienen el estilo de vida de una persona y el medio ambiente en el que vive sobre el desarrollo de una enfermedad. En otras palabras, esta disciplina científica relativamente nueva trata de estudiar la vieja disyuntiva del ser humano acerca de qué tiene más influencia en el desarrollo de una enfermedad: la genética o el medio ambiente.

Imaginemos que tenemos tres departamentos idénticos en un edificio, habitados por tres familias diferentes: familias A, B y C. Los departamentos fueron construidos con los mismos planos y por lo tanto son idénticos, es decir, tienen el mismo número de habitaciones, la misma distribución de cables eléctricos y tuberías de agua y desagüe y el mismo color de pintura en las paredes. En otras palabras, los tres departamentos han sido construidos con el mismo plano (en términos de genética, podríamos decir que son consecuencia del mismo genoma).

Pero las familias que habitan en ellas son diferentes. La familia A, por ejemplo, es de dos personas recién casadas, nunca cocinan, solo llegan al departamento a dormir y por tanto el departamento luce como nuevo. La familia B es diferente y tiene cinco miembros: padre, madre y tres hijos. Ellos cocinan todo el tiempo, colocan diversos cuadros y por tanto agujerean las paredes, y las han pintado de manera diferente. La familia C por su parte permite que otra familia viva en el departamento y por tanto en él viven nueve personas, las paredes están sucias, las alfombras completamente gastadas, las tuberías de desagüe obstruidas con la cantidad de desperdicios y el departamento sufre constantes inundaciones que han dañado los pisos de madera.

Este ejemplo nos ilustra cómo tres departamentos idénticos, construidos con un mismo plano, pueden sufrir tantos cambios en su estructura de acuerdo al uso o al mal uso de sus ocupantes.

En términos de genética y cáncer sucede algo parecido. Si bien es cierto que nacemos con un genoma fijo y por tanto con nuestras características hereditarias específicas, *el uso o mal uso* de nuestro cuerpo durante la vida (el cual depende del medio ambiente y de nuestros comportamientos) puede cambiar algunas expresiones genéticas y determinar la aparición de alguna enfermedad.

Eso es lo que estudia la ciencia de la epigenética, una disciplina que ya ha identificado que ciertos elementos del medio ambiente, tales como el tipo de alimentos, las radiaciones o los elementos químicos del cigarrillo o del medio ambiente, provocan cambios químicos en el ADN a través de reacciones llamadas "metilación" y "modificación de histonas". Es muy importante decir que esos cambios químicos pueden cambiar la *expresión* pero no la *estructura* del ADN. Es decir, la estructura del genoma del individuo no se modifica pero sí su función.

Ilustremos la importancia de la epigenética con un ejemplo. Un reciente estudio hecho en África por la Dra. Branwen Hennig de la Escuela de Higiene y Medicina Tropical de Londres ha demostrado que las características químicas del ADN de un grupo de niños cambian de acuerdo al tipo de alimentación que tuvieron sus madres al momento de salir embarazadas. Resulta que en Gambia hay dos estaciones del año muy pronunciadas, la estación de lluvias y la estación de sequía, por lo que el tipo de alimentación cambia drásticamente en ese país. Después de estudiar el ADN de los hijos de ochenta y cuatro mujeres que concibieron en la época de lluvias y ochenta y tres mujeres que concibieron en la época de sequía, se comprobó que las reacciones de metilación del ADN en los niños eran diferentes en unos y otros, y coincidían con el tipo de alimento que las madres habían consumido en el momento de la concepción. De acuerdo a los investigadores, el efecto de la nutrición es capaz de "mostrarse" en el ADN de los hijos por el resto de sus vidas.

La idea es entonces que todas las cosas que ocurren desde que nacemos al medio ambiente, pueden cambiar algunas reacciones químicas en nuestro ADN, lo cual puede conducir a que se desarrolle un cáncer. Lo interesante de estas investigaciones es que parece que algunos de esos cambios podrían trasmitirse de padres a hijos.

Estos fascinantes estudios nos demuestran la importancia del medio ambiente en el desarrollo de las enfermedades, incluyendo el cáncer. Se espera entonces que en un futuro, y una vez conocidas las reacciones químicas que ocurren en el ADN por efecto del medio ambiente, puedan prevenirse dichas enfermedades.

LA NANOTECNOLOGÍA Y SU APLICACIÓN EN EL CÁNCER

La nanotecnología es una disciplina que usa ciencia e ingeniería que manipula una sustancia a escala molecular con el objetivo de crear moléculas o "dispositivos moleculares" con nuevas propiedades físicas, químicas y biológicas. La nanotecnología fabrica entonces "máquinas moleculares" que pueden ser insertadas en las células para "marcarlas".

El campo de uso de esta novísima tecnología es inmenso. Imaginemos que se fabriquen moléculas que sean capaces de ingresar solo a ciertas células cancerosas y que luego se desarrolle la tecnología para detectarlas. Eso permitiría que la detección del cáncer sea mucho más precisa y precoz que en la actualidad. Del mismo modo, ya se está usando la nanotecnología para crear moléculas que se sabe pueden ingresar a las células y a las cuales se les adosa un medicamento de quimioterapia. Esos verdaderos "caballos de Troya" penetran entonces al interior de las células, liberan "su carga" de quimioterapia y destruyen el cáncer. Es importante mencionar que este tipo de tratamiento es diferente de los anticuerpos monoclonales revisados en el capítulo 12. Estas moléculas de nanotecnología son construidas especialmente tomando en consideración la estructura íntima de la célula. Es como si se fabricara una llave que solo va a abrir un tipo de cerradura especial localizado en la célula. Algunos ejemplos de esta modernísima disciplina son RNA de interferencia pequeña (conocida en inglés como *small interfering RNA* o *siRNA*), péptidos penetrantes al tumor de ovario y de páncreas y paclitaxel combinado con albumina funcionalizada.

LA IMPORTANCIA DE LAS BACTERIAS QUE VIVEN EN EL ORGANISMO: EL MICROBIOMA Y EL CÁNCER

Uno de los descubrimientos médico-biológicos más interesantes de los últimos tiempos es el haber encontrado que los microbios que viven dentro de nuestro organismo, las antiguamente llamadas "floras" y modernamente bautizados como "microbioma", son fundamentales para el buen funcionamiento de nuestros órganos, incluyendo el cerebro.

En ese sentido, se están llevando a cabo las primeras investigaciones que relacionan la presencia de diversas bacterias intestinales y el desarrollo del cáncer. Entre los miles de millones de bacterias que existen en el intestino grueso, existen dos familias prevalentes: los "Fermicutes" y los "Bacteriodetes". Lo que se ha descubierto es que una alteración en el balance de esas familias de bacterias conduce a la obesidad, y es a través de este mecanismo que se está investigando su relación con el cáncer.

Estoy seguro de que en los próximos años se descubrirán los mecanismos por los cuales el microbioma contribuye o protege del cáncer, y será posible entonces disminuir el riesgo de desarrollar un cáncer con el uso de alimentos llamados "probióticos".

ENTRENAR LAS PROPIAS CÉLULAS PARA LUCHAR CONTRA EL CÁNCER

Me atrevo a decir que esta es quizás la avenida más prometedora en el futuro del tratamiento del cáncer. Los conceptos básicos acerca del sistema inmunológico o de defensa fueron ya expuestos en el capítulo 12 donde describimos la moderna técnica de "entrenar" a las propias células de defensa del paciente para que estas células "entrenadas" puedan destruir el cáncer. Existen varios modos por los cuales se puede lograr que las propias células del paciente destruyan el cáncer.

En ciertos casos se extraen Células T Asesinas CD+8 o "linfocitos asesinos" de la sangre del paciente con cáncer, las cuales son preparadas con versiones modificadas de virus como el del resfrío o el VIH para "enseñarles" cómo reconocer el cáncer que afecta al paciente. Luego de obtener los linfocitos asesinos adiestrados, se clonan, se obtienen millones de copias, las que finalmente se inyectan en el paciente para que busquen a las células cancerosas y las destruyan.

En un reciente estudio en mujeres con cáncer de cuello de útero causado por el virus papiloma humano (VPH) se hizo algo diferente. Al estudiar las biopsias del tumor, los investigadores se dieron cuenta de que ciertos linfocitos asesinos eran más numerosos dentro del tumor. Al estudiar esos linfocitos, se vio que eran muy activos contra ciertas regiones del VPH (oncoproteínas E6 y E7) por lo que tenían la capacidad de destruir el tumor pero no aparecían en un número suficiente. Lo que hicieron entonces fue aislarlos y clonarlos y luego de obtener miles de millones de copias de esos linfocitos asesinos activos contra el VPH, los inyectaron a las pacientes. En tres de los nueve casos, el tumor desapareció por completo.

Estas técnicas son muy prometedoras porque, a diferencia de la quimioterapia o la radioterapia, estos tratamientos de inmunoterapia son tratamientos muy específicos, es decir, solo destruyen las células cancerosas, respetando las células sanas del cuerpo.

EN CONCLUSIÓN: UN FUTURO PROMETEDOR...

Ha pasado mucha agua bajo el puente desde que el presidente Richard Nixon le declarara la "guerra al cáncer" cuando el 24 de diciembre de 1971 firmó la Ley Nacional de Cáncer (*National Cancer Act*). Gracias a esa ley, que le dio un impulso enorme a la investigación del cáncer, se ha logrado que en los últimos dieciséis años, tanto la incidencia como la mortalidad por cáncer hayan disminuido progresivamente en los Estados Unidos.

Pero muchos investigadores consideran que los adelantos no han sido los suficientes y que es necesario mucho más dinero para financiar las investigaciones.

Estamos en un momento crucial en la lucha contra el cáncer. Las investigaciones nos están revelando los secretos celulares de las células cancerosas y estamos aprendiendo a diseñar medicamentos que se aprovechan de esos conocimientos. Pero recordemos que mientras lleguen esos tratamientos personalizados del futuro, la prevención y la detección precoz siguen siendo fundamentales en el control de una enfermedad que puede prevenirse o detectarse.

En su informe de 2003, el Instituto de Medicina de los Estados Unidos afirma que si aplicáramos lo que sabemos acerca de cómo prevenir el cáncer y aplicáramos las pruebas que ya tenemos para detectarlo, podríamos evitar sesenta mil casos y evitar cien mil muertes cada año solo en los Estados Unidos.

Epílogo

En un interesante artículo titulado "The Role of Genetic Information in Personalized Medicine" (El rol de la genética en la medicina personalizada) publicado en el número de otoño de 2013 de la revista *Perspectives in Medicine and Biology*, el autor Alex Gamma escribe sobre la medicina personalizada:

> Durante su historia de vida, el ser humano se ve afectado por un gran número de sucesos. Pensemos en ellos como los naipes de una baraja que determinan la historia personal de salud y enfermedad. Pongamos los naipes sobre la mesa: estilo de vida, educación, dieta, ejercicio, normas sociales, personalidad, proteínas, genes, metabolismo, membranas celulares, estructura de su cerebro, función de los órganos, bacterias de la flora intestinal, habilidades cognitivas, clima, gravedad, densidad de población, satisfacción laboral, condición social, ingreso económico, educación, entorno biosensorial dentro del útero, peso al nacer, infecciones, traumas de la infancia y muchos más. A priori, todos los naipes de la baraja son equivalentes, ninguno tiene una influencia categóricamente diferente o privilegiada en comparación con los otros. No hay un naipe comodín.

Con relación al riesgo de desarrollar algún tipo de cáncer en el trascurso de la vida, varios otros naipes pueden ser agregados a la baraja de

Alex Gamma: fumar cigarrillos, exponerse en demasía al sol, dejarse engordar, no hacerse exámenes médicos periódicos, no tener cuidado con las relaciones sexuales, no saber manejar el estrés, tomar bebidas muy calientes, exponerse descuidadamente a los rayos X y sustancias químicas en el trabajo, entre otros. Quien reciba alguno de esos naipes en el "juego de la vida" tendrá mayor susceptibilidad para desarrollar un cáncer. El "valor" de cada naipe para producir un cáncer dependerá de la susceptibilidad genética del que lo recibe. Es muy importante sin embargo, saber que todos los naipes tienen el mismo valor.

Es por eso que, sabiendo que uno de cada dos hombres y una de cada tres mujeres desarrollará cáncer en el trascurso de su vida, es muy importante hacer todo lo posible para evitar "jugar" con los naipes más peligrosos. Eso apunta a iniciar y mantener estilos de vida saludables que nos lleven a la prevención de la enfermedad. Alimentación sana, ejercicio diario, mantenimiento de un peso saludable, manejo del estrés, dormir las horas adecuadas, no exponerse al humo del cigarrillo y otros químicos, no exponerse en demasía al sol, evitar infecciones con los virus de las hepatitis B y C, vacunarse contra los virus de la hepatitis B y el VPH, hacerse exámenes periódicos para detectar temprano el cáncer, son algunas medidas preventivas que hemos descrito en este libro y que debemos practicar en nuestra vida diaria.

En la actualidad, muchos cánceres pueden prevenirse, otros pueden detectarse temprano y muchos otros pueden tratarse adecuadamente, lo que ha convertido al cáncer en la enfermedad crónica más tratable del ser humano. Y tal como lo hemos descrito en este libro, existen tratamientos paliativos muy efectivos para aliviar los síntomas que ocasiona la enfermedad en el final de la vida.

Vale repetir aquí lo que dice el informe mencionado al final del capítulo anterior, titulado "Fulfilling the Potential of Cancer Prevention and Early Detection" (Aprovechando el potencial de la prevención y la detección temprana del cáncer) publicado en agosto de 2003. En él, el Instituto de Medicina de los Estados Unidos concluyó que si "aplicáramos los conocimientos que ya tenemos" en la prevención del cáncer y si "usáramos los métodos de detección que ya tenemos", cada año podrían prevenirse cien mil casos de cáncer y evitar sesenta mil muertes por año solo en ese país.

¿Te imaginas que esas estadísticas se aplicaran en todos los hogares del mundo, incluyendo el tuyo...? Por eso dejo en tus manos toda la información que aporta este libro, para que tú, tanto si eres un paciente como si eres allegado a alguien que sufre de la enfermedad, cuentes con todas las herramientas posibles para saber cómo mejor sobrevivir el cáncer e, incluso más, prevenirlo.

Recursos
Dónde conseguir ayuda

Las siguientes son las organizaciones que brindan información importante y detallada sobre el cáncer, disponible en inglés y en español.

SOCIEDAD AMERICANA CONTRA EL CÁNCER

Es la organización voluntaria nacional con base en la comunidad que está dedicada a eliminar el cáncer a través de investigación, educación y servicio.

Línea telefónica gratuita: 1-800-227-2345 (1-800-ACS-2345). Esta línea de ayuda funciona las veinticuatro horas, siete días a la semana. Tiene especialistas que hablan español y están dispuestos a tomarse todo el tiempo que necesita la persona que llama. Puede ser consultada con cualquier pregunta relacionada al cáncer y pueden enviar materiales educativos gratuitos por correo. Tienen consejeros que pueden ayudar a los fumadores a dejar el cigarrillo y pueden dar información sobre las oficinas locales de la Sociedad Americana Contra el Cáncer, las cuales pueden conectarte con servicios locales financieros, de grupos de apoyo, etc.

Sitio web: www.cancer.org/espanol. Aquí encontrarás información detallada sobre todos los aspectos relacionados al cáncer, incluyendo las estadísticas más recientes con respecto a la enfermedad.

COALICIÓN NACIONAL PARA LA SUPERVIVENCIA DEL CÁNCER

Es una organización que aboga por los derechos de los supervivientes del cáncer en los Estados Unidos. Tienen un magnífico recurso en español para los supervivientes llamado "la caja de herramientas del superviviente del cáncer", el cual guía paso a paso en su recuperación a la persona con cáncer. La "caja de herramientas" puede ser descargada de Internet.

Línea telefónica gratuita: 1-877-622-7937 (1-877-NCCS-YES)

Sitio web: www.canceradvocacy.org

"Caja de herramientas" en español: www.canceradvocacy.org/resources /cancer-survival-toolbox/los-primeros-pasos-para-la-supervivencia-al -cancer/

INSTITUTO NACIONAL DEL CÁNCER DE LOS ESTADOS UNIDOS

Es parte de los Institutos Nacionales de Salud de los Estados Unidos y es la organización de investigación biomédica sobre el cáncer más grande del mundo. Una de sus dependencias, el Servicio de Información Médica, brinda información sobre al cáncer al público.

Línea telefónica gratuita: 1-800-422-6237 (1-800-4-CANCER). Esta línea de ayuda funciona de lunes a viernes en horas de oficina. Tiene especialistas que hablan español y pueden dar información sobre cualquier aspecto referente a la enfermedad. El servicio de información acerca de estudios clínicos es muy importante y pueden informar acerca del lugar cercano a tu domicilio en el que puedes encontrar el tipo de tratamiento que estás buscando. Pueden enviar información gratuita sobre el cáncer a través del correo. También brindan apoyo para las personas que desean dejar de fumar cigarrillos.

Sitio web: www.cancer.gov/espanol

CENTROS DE CÁNCER DESIGNADOS POR EL INSTITUTO NACIONAL DEL CÁNCER DE LOS ESTADOS UNIDOS

Estos centros cumplen con los criterios más rigurosos para desarrollar los programas multidisciplinarios de investigación del cáncer más avanzados del mundo. Asimismo, estos centros invierten importantes recursos en el desarrollo de programas de investigación, enseñanza e instalaciones que permiten enfoques de avanzada en la prevención, diagnóstico y tratamiento del cáncer. La designación del NCI (National Cancer Institute) no solo reconoce la excelencia del centro oncológico, sino que abre las puertas a una mayor financiación federal y a un mayor intercambio de información y recursos.

Existen sesenta y ocho centros de cáncer designados en los Estados Unidos, cuarenta y uno de los cuales son los llamados Centros Integrales de Cáncer (o *Comprehensive Cancer Centers* en inglés).

Sitio web: www.cancer.gov/researchandfunding/extramural/cancercenters

La siguiente es una lista de los sesenta y ocho centros de cáncer designados por el Instituto Nacional del Cáncer, incluyendo los cuarenta y un centros integrales.

Sitio web: www.cancer.gov/researchandfunding/extramural/cancercenters/ find-a-cancer-center

ALABAMA

UAB Comprehensive Cancer Center
(Centro Integral de Cáncer)
University of Alabama at Birmingham
1802 Sixth Avenue South
Birmingham, Alabama 35294
Número principal: (205) 975-8222
Número gratuito (desde los Estados Unidos): 1-800-822-0933
    (1-800-UAB-0933)

ARIZONA

Arizona Cancer Center
(Centro Integral de Cáncer)
University of Arizona
1515 North Campbell Avenue
Tucson, Arizona 85724
Número principal: (520) 694-2873
Número gratuito (desde los Estados Unidos): 1-800-524-5928

CALIFORNIA

Chao Family Comprehensive Cancer Center
(Centro Integral de Cáncer)
University of California, Irvine
101 The City Drive
Building 56, Rt. 81, Room 209
Orange, California 92868
Citas: (714) 456-8000
Información sobre médicos: 1-877-824-3627

City of Hope Comprehensive Cancer Center
(Centro Integral de Cáncer)
1500 East Duarte Road
Duarte, California 91010
Número principal: (626) 256-4673 (626-256-HOPE)
Pacientes nuevos: 1-800-826-4673

Jonsson Comprehensive Cancer Center
(Centro Integral de Cáncer)
University of California at Los Angeles
8-684 Factor Building
10833 Le Conte Avenue
Los Angeles, California 90095
Oficina administrativa: (310) 825-5268
UCLA Cancer Hotline: 1-888-662-8252

Salk Institute Cancer Center
(Laboratorio básico)
10010 North Torrey Pines Road
La Jolla, California 92037
Número principal: (858) 453-4100

Sanford-Burnham Medical Research Institute
(Laboratorio básico)
10901 North Torrey Pines Road
La Jolla, California 92037
Número principal: (858) 646-3100

Stanford Cancer Institute
(Centro de Cáncer)
Stanford University
Lorry Lokey Stem Cell Building
265 Campus Drive, Suite G2103
Stanford, California 94305
Información sobre médicos: (650) 498-6000
Número gratuito (desde los Estados Unidos): 1-877-668-7535

UC Davis Comprehensive Cancer Center
(Centro Integral de Cáncer)
University of California at Davis
4501 X Street, Suite 3003
Sacramento, California 95817
Información sobre médicos para nuevos pacientes: (916) 703-5210
Información general: (916) 734-5959

UC San Diego Moores Cancer Center
(Centro Integral de Cáncer)
University of California at San Diego
3855 Health Sciences Drive
La Jolla, California 92093
Citas: (858) 822-6100
Información general: 1-866-773-2703

UCSF Helen Diller Family Comprehensive Cancer Center
(Centro Integral de Cáncer)
University of California at San Francisco
1450 3rd Street, Box 0128
San Francisco, California 94115
Número principal: (415) 885-3693
Información internacional: 415-353-8489

USC Norris Comprehensive Cancer Center
(Centro Integral de Cáncer)
University of Southern California
1441 Eastlake Avenue
Los Angeles, California 90089
Información general: (323) 865-3000
Número gratuito (desde los Estados Unidos): 1-800-872-2273
   (1-800-USC-CARE)

COLORADO

University of Colorado Cancer Center
(Centro Integral de Cáncer)
13001 East 17th Place
Aurora, Colorado 80045
Cuidados para adultos con cáncer: (720) 848-0300
Cuidados para pacientes pediátricos con cáncer: (720) 777-6688

CONNECTICUT

Yale Cancer Center
(Centro Integral de Cáncer)
Yale University School of Medicine
333 Cedar Street
New Haven, Connecticut Box 208028
Cuidados para pacientes: (203) 785-4191
Número gratuito (desde los Estados Unidos): 1-866-925-3226 (1-866-YALE-
   CANCER)

DISTRICT OF COLUMBIA

Georgetown Lombardi Comprehensive Cancer Center
(Centro Integral de Cáncer)
Georgetown University
3970 Reservoir Road, NW
Washington, District of Columbia 20007
Citas: (202) 444-2223
Línea de información sobre el cáncer: (202) 444-4000

FLORIDA

Moffitt Cancer Center
(Centro Integral de Cáncer)
12902 Magnolia Drive
MCC-CEO
Tampa, Florida 33612
Número principal: (813) 745-4673 (813-745-HOPE)
Pacientes nuevos: 1-888-860-2778

GEORGIA

Winship Cancer Institute
(Centro de Cáncer)
Emory University
1365C Clifton Road
Atlanta, Georgia 30322
Número principal: (404) 778-1900

HAWAII

University of Hawaii Cancer Center
(Centro de Cáncer)
701 Ilalo Street
Suite 600
Honolulu, Hawaii 96813
Número principal: (808) 586-3010

ILLINOIS

Robert H. Lurie Comprehensive Cancer Center
(Centro Integral de Cáncer)
Northwestern University
303 East Superior Street
Chicago, Illinois 60611
Número principal: (312) 695-0990
Citas: 1-866-587-4322 (1-866-LURIE-CC)

The University of Chicago Comprehensive Cancer Center
(Centro Integral de Cáncer)
5841 South Maryland Avenue
MC1140
Chicago, Illinois 60637
Citas pediátricas: (773) 702-6808
Citas para adultos: 1-855-702-8222

INDIANA

Indiana University Melvin and Bren Simon Cancer Center
(Centro de Cáncer)
535 Barnhill Drive
Indianapolis, Indiana 46202
Número principal: (317) 944-5000
Citas: (317) 944-0920

Purdue University Center for Cancer Research
(Laboratorio básico)
Hansen Life Sciences Research Building
201 South University Street
West Lafayette, Indiana 47907
Número principal: (765) 494-9129

IOWA

Holden Comprehensive Cancer Center
(Centro Integral de Cáncer)
University of Iowa
200 Hawkins Drive
5970Z JPP
Iowa City, Iowa 52242
Citas: (319) 356-4200
Información sobre el cáncer: 1-800-237-1225

KANSAS

The University of Kansas Cancer Center
(Centro de Cáncer)
University of Kansas
3901 Rainbow Boulevard
Kansas City, Kansas 66160
Número principal: (913) 588-1227
Número gratuito (desde los Estados Unidos): 800-332-6048

KENTUCKY

Markey Cancer Center
(Centro de Cáncer)
University of Kentucky
CC140 Roach Building
800 Rose Street
Lexington, Kentucky 40536-0096
Número principal: (859) 257-4500
Número gratuito (desde los Estados Unidos): 1-866-340-4488

MAINE

The Jackson Laboratory Cancer Center
(Laboratorio básico)
600 Main Street
Bar Harbor, Maine 04609
Número principal: (207) 288-6000
Información al público: (207) 288-6051

MARYLAND

Sidney Kimmel Comprehensive Cancer Center
(Centro Integral de Cáncer)
Johns Hopkins University
401 North Broadway
Baltimore, Maryland 21231
Número principal: (410) 955-5222
Citas: (410) 955-8964

University of Maryland Marlene and Stewart Greenebaum Cancer Center
(Centro de Cáncer)
22 South Greene Street
Baltimore, Maryland 21201
Número principal: (410) 328-7904
Número gratuito (desde los Estados Unidos): 1-800-888-8823

MASSACHUSETTS

Dana-Farber/Harvard Cancer Center
(Centro Integral de Cáncer)
450 Brookline Avenue
Boston, Massachusetts 02215
Número principal: (617) 632-3000
Información en español: (617) 632-3673

David H. Koch Institute for Integrative Cancer Research at MIT
(Laboratorio básico)
Massachusetts Institute of Technology
77 Massachusetts Avenue, 76-158
Cambridge, Massachusetts 02139
Número principal: (617) 253-6403

MICHIGAN

The Barbara Ann Karmanos Cancer Institute
(Centro Integral de Cáncer)
Wayne State University School of Medicine
4100 John R
Detroit, Michigan 48201
Citas: 1-800-527-6266 (1-800-KARMANOS)

University of Michigan Comprehensive Cancer Center
(Centro Integral de Cáncer)
1500 East Medical Center Drive
Ann Arbor, Michigan 48109
Línea para respuestas sobre el cáncer: 1-800-865-1125

MINNESOTA

Masonic Cancer Center
(Centro Integral de Cáncer)
University of Minnesota
420 Delaware Street, S.E.
Minneapolis, Minnesota 55455
Línea para información sobre el cáncer: (612) 624-2620
Citas: (612) 672-7422

Mayo Clinic Cancer Center
(Centro Integral de Cáncer)
200 First Street, S.W.
Rochester, Minnesota 55905
Número principal: (507) 284-2511
Citas oncológicas: (507) 284-4137

MISSOURI

Alvin J. Siteman Cancer Center
(Centro Integral de Cáncer)
Washington University School of Medicine and Barnes-Jewish Hospital
660 South Euclid Avenue
Campus Box 8109
St. Louis, Missouri 63110
Número principal: (314) 747-7222
Número gratuito (desde los Estados Unidos): 1-800-600-3606

NEBRASKA

Fred and Pamela Buffett Cancer Center
(Centro de Cáncer)
University of Nebraska Medical Center
985950 Nebraska Medical Center
Omaha, Nebraska 68198
Número principal: (402) 559-6500
Citas: 1-800-922-0000

NEW HAMPSHIRE

Norris Cotton Cancer Center at Dartmouth
(Centro Integral de Cáncer)
Dartmouth-Hitchcock Medical Center
One Medical Center Drive
Lebanon, New Hampshire 03756
Administración: (603) 653-9000
Línea de ayuda: 1-800-639-6918

NEW JERSEY

The Cancer Institute of New Jersey
(Centro Integral de Cáncer)
Rutgers University
195 Little Albany Street
New Brunswick, New Jersey 08903
Número principal: (732) 235-2465
Citas: (732) 235-8515

NEW MEXICO

University of New Mexico Cancer Center
(Centro de Cáncer)
1201 Camino de Salud NE
Albuquerque, New Mexico 87131
Número principal: (505) 272-4946
En New Mexico: 1-800-432-6806

NEW YORK

Albert Einstein Cancer Center
(Centro de Cáncer)
Yeshiva University
1300 Morris Park Avenue
Bronx, New York 10461
Número principal: (718) 430-2302

Cold Spring Harbor Laboratory Cancer Center
(Laboratorio básico)
1 Bungtown Road
Cold Spring Harbor, New York 11724
Número principal: (516) 367-8800

Herbert Irving Comprehensive Cancer Center
(Centro Integral de Cáncer)
Columbia University
1130 St. Nicholas Avenue, Room 508
New York, New York 10032
Número principal: (212) 305-2500
Número gratuito (desde los Estados Unidos): 1-877-697-9355

Laura and Isaac Perlmutter Cancer Center at NYU Langone
(Centro de Cáncer)
NYU Langone Medical Center
550 First Avenue
1201 Smilow Building
New York, New York 10016
Número principal: (212) 731-6000
Citas: 1-888-769-8633

Memorial Sloan-Kettering Cancer Center
(Centro Integral de Cáncer)
1275 York Avenue
New York, New York 10065
General: (212) 639-2000
Citas pediátricas: (212) 639-5954

Roswell Park Cancer Institute
(Centro Integral de Cáncer)
Elm & Carlton Streets
Buffalo, New York 14263
Número principal: (716) 845-2300
Citas: 1-800-767-9355 (1-800-ROSWELL)

NORTH CAROLINA

Duke Cancer Institute
(Centro Integral de Cáncer)
Duke University Medical Center
Box 2714
2424 Erwin Road
Durham, North Carolina 27710
Citas: 1-888-275-3853 (1-888-ASK-DUKE)

The Comprehensive Cancer Center of Wake Forest University
(Centro Integral de Cáncer)
Medical Center Boulevard
Winston-Salem, North Carolina 27157
Número principal: (336) 716-7971
Citas: (336) 716-WAKE

UNC Lineberger Comprehensive Cancer Center
(Centro Integral de Cáncer)
450 West Drive, CB 7295
Chapel Hill, North Carolina 27599
Número principal: (919) 966-3036
Citas: 1-866-869-1856

OHIO

Case Comprehensive Cancer Center
(Centro Integral de Cáncer)
Case Western Reserve University
11100 Euclid Avenue, Wearn 151
Cleveland, Ohio 44106
Número principal: (216) 844-8797

The Ohio State University Comprehensive Cancer Center
(Centro Integral de Cáncer)
James Cancer Hospital and Solove Research Institute
300 West 10th Avenue, Suite 159
Columbus, Ohio 43210
Número principal: (614) 293-5066
Número gratuito (desde los Estados Unidos): 1-800-293-5066

OREGON

Knight Cancer Institute
(Centro de Cáncer)
Oregon Health and Science University
3181 S.W. Sam Jackson Park Road
Portland, Oregon 97239
Número principal: (503) 494-1617
Citas: (503) 494-8311

PENNSYLVANIA

Abramson Cancer Center
(Centro Integral de Cáncer)
University of Pennsylvania
3400 Spruce Street
Philadelphia, Pennsylvania 19104
Número principal: (215) 615-5858
Citas: 1-800-789-7366

Fox Chase Cancer Center
(Centro Integral de Cáncer)
333 Cottman Avenue
Philadelphia, Pennsylvania 19111
Citas: (215) 728-2570
Línea para información sobre el cáncer: 1-888-369-2427
   (1-888-FOX-CHASE)

Kimmel Cancer Center
(Centro de Cáncer)
Thomas Jefferson University
233 South 10th Street
Philadelphia, Pennsylvania 19107
Kimmel Cancer Center: (215) 503-4500
Número gratuito (desde los Estados Unidos): 1-888-955-1212

University of Pittsburgh Cancer Institute
(Centro Integral de Cáncer)
5150 Centre Avenue
Pittsburgh, Pennsylvania 15232
Número principal: (412) 647-2811

The Wistar Institute Cancer Center
(Laboratorio básico)
3601 Spruce Street
Philadelphia, Pennsylvania 19104
Número principal: (215) 898-3700

SOUTH CAROLINA

Hollings Cancer Center
(Centro de Cáncer)
Medical University of South Carolina
86 Jonathan Lucas Street
Charleston, South Carolina 29425
Número principal: (843) 792-0700
Línea de ayuda: 1-800-424-6872 (1-800-424-MUSC)

TENNESSEE

St. Jude Children's Research Hospital
(Centro Integral de Cáncer)
262 Danny Thomas Place
Memphis, Tennessee 38105
Información general: (901) 595-3300
Citas: 1-866-278-5833 (1-866-2STJUDE)

Vanderbilt-Ingram Cancer Center
(Centro Integral de Cáncer)
691 Preston Research Building
Nashville, Tennessee 37232
Número principal: (615) 936-8422 (615-936-VICC)
Número gratuito (desde los Estados Unidos): 1-877-936-8422
    (1-877-936-VICC)

TEXAS

Cancer Therapy & Research Center
(Centro de Cáncer)
University of Texas Health Science Center
7979 Wurzbach Road
Urschel Tower, Room U627
San Antonio, Texas 78229
Número principal: (210) 450-1000
Línea de información sobre el cáncer: 1-800-340-2872

Dan L. Duncan Cancer Center
(Centro de Cáncer)
Baylor College of Medicine
One Baylor Place
MS: BCM305
Houston, Texas 77030
Número principal: (713) 798-1354

Harold C. Simmons Cancer Center
(Centro de Cáncer)
University of Texas Southwestern Medical Center
2201 Inwood Road
Dallas, Texas 75390
Número principal: (214) 645-4673 (214-645-HOPE)
Número gratuito (desde los Estados Unidos): 1-866-460-4673
    (1-866-460-HOPE)

The University of Texas MD Anderson Cancer Center
(Centro Integral de Cáncer)
1515 Holcombe Boulevard, Unit 91
Houston, Texas 77030
Número principal: (713) 792-6161
Número gratuito (desde los Estados Unidos): 1-877-632-6789
   (1-877-MDA-6789)

UTAH

Huntsman Cancer Institute
(Centro de Cáncer)
University of Utah
2000 Circle of Hope
Salt Lake City, Utah 84112
Número local: (801) 585-0303
HCI Número principal: 1-877-585-0303

VIRGINIA

Massey Cancer Center
(Centro de Cáncer)
Virginia Commonwealth University
P.O. Box 980037
401 College Street
Richmond, Virginia 23298
Información general: (804) 828-0450
Pacientes nuevos: (804) 828-5116

University of Virginia Cancer Center
(Centro de Cáncer)
6171 West Complex
Charlottesville, Virginia 22908
Número principal: (434) 924-3627
Número gratuito (desde los Estados Unidos): 1-800-223-9173

WASHINGTON

Fred Hutchinson/University of Washington Cancer Consortium
(Centro Integral de Cáncer)
P.O. Box 19024, D1-060
Seattle, Washington 98109
SCCA—Pacientes nuevos: (206) 288-1024
SCCA Número principal: (206) 288-7222

WISCONSIN

University of Wisconsin Carbone Cancer Center
(Centro Integral de Cáncer)
George Wilding, M.D.
1111 Highland Avenue, Rm. 7057
Madison, Wisconsin 53705
Información general: (608) 263-8600
Cancer Connect: 1-800-622-8922

Agradecimientos

A mi familia por su paciencia en soportar mis múltiples ausencias de la casa y a mis pacientes por la inspiración que me brindan en cada encuentro con ellos.

A la Sociedad Americana Contra el Cáncer por la enorme variedad de materiales educativos para el público, muchos de los cuales han sido citados en este libro.

A los miles de oyentes de mis programas de radio y televidentes por su continuo aliento.

WITHDRAWN

14.95   2/5/15.